小児歯科学専門用語集

第2版

公益社団法人
日本小児歯科学会 編

Pediatric Dentistry Glossary 2019

The Japanese Society of Pediatric Dentistry

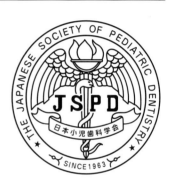

THE JAPANESE SOCIETY OF PEDIATRIC DENTISTRY
JSPD
日本小児歯科学会
SINCE 1963

医歯薬出版株式会社

This book was originally published in Japanese
under the title of :

SHŌNISHIKAGAKU SENMON YŌGOSYŪ
（Pediatric Dentistry Glossary 2019）

Editors：
The Japanese Society of Pediatric Dentistry

© 2008 1st ed.
© 2019 2nd ed.

ISHIYAKU PUBLISHERS, INC.
   7-10, Honkomagome 1 chome, Bunkyo-ku,
   Tokyo 113-8612, Japan

第2版の発刊に寄せて

　この度，医歯薬出版から日本小児歯科学会編『小児歯科学専門用語集 第2版』が刊行される運びとなりました．これまで，日本小児歯科学会では昭和52年に『1975年度日本小児歯科学会選定用語集原案』を作成し，また昭和61年8月には『1985年度日本小児歯科学会選定用語集』を発刊しています．その後20年以上を経て，平成20年5月に発刊された日本小児歯科学会編『小児歯科学専門用語集』は，当時の学術用語委員会（委員長：髙木裕三先生）のご尽力によりまとめられたもので，各用語の解説を掲載した専門用語集の初版となるものでした．そして，本書は初版の発刊から10年以上の歳月を経て編纂されましたが，その編集過程において『日本歯科医学会学術用語集 第2版』の発刊と重なったこともあり，日本歯科医学会の事業に協力しながらの作業が膨大な量となったことは想像に難くありません．今回の本書の発刊は，日本小児歯科学会学術用語委員会委員長の島村和宏先生をはじめ，委員の皆様のご尽力の賜であるといえます．

　日本における小児歯科学が学問的体系を確立してから約60年の歳月を経て，少子高齢化という社会環境の変貌と疾病構造の変化に伴い，社会の歯科医療へのニーズも変化してきました．小児歯科医療は過去40年間で齲蝕治療を中心とするものから，齲蝕の予防と健全な歯列・咬合の育成へと変化し，現在では，それに加えて口腔機能の発達支援を含む包括的な医療を担うべくその役割を大きく変化させています．その間，学術用語は教授要綱や歯科医師国家試験出題基準等の記載事項を反映した段階から，その後導入された歯学教育モデル・コア・カリキュラムやCBT，OSCE等共用試験に関する内容を含むものに発展しています．現在，医学や医療の発展に伴い，学術用語は多岐にわたっていますが，科学技術の進歩と情報化社会の中で，専門的学術用語は常に「一語一意」として適切に使用されなければなりません．その一方で「言葉」は生き物であると言われるように時代とともに変化しており，常に新たな用語も生まれています．小児歯科学専門用語についても，今後の時代の流れに沿って見直していく必要があります．

　今回，日本小児歯科学会が公益社団法人として初めて発刊することとなった『小児歯科学専門用語集第2版』は，学術団体として専門的学術用語に関する統一した見解を示すものであり，国民の健康と福祉に広く貢献するための役割を担うものでなければなりません．本書が，小児歯科専門医や小児歯科学会認定歯科衛生士を含めた学会会員のみならず，日常小児の診療に従事する歯科医師や医師，歯科衛生士，看護師から，保健師や保育士，さらに行政や教育関連職種，卒後臨床研修医や学部学生に至るまで，幅広く有効に活用していただけることを切に願っています．

　最後に，本書の刊行に際して，多大なご尽力とご協力をいただいた本学会学術用語委員会

委員の皆様と関連する全国小児歯科学講座の皆様，さらに医歯薬出版の関係者の皆様に敬意を表するとともに深甚なる感謝を捧げます.

令和元年（2019 年）　12 月

公益社団法人日本小児歯科学会
理事長　木本　茂成

第2版　序文

　日本小児歯科学会は1977年から，小児歯科学に関する用語集を学会選定用語集としてまとめ，1986年，2006年に発行し，学術発表あるいは教育現場の基準としてきました．

　さらに，「歯学教育モデル・コア・カリキュラム」の作成と，CBT（Computer Based Testing）やOSCE（Objective Structured Clinical Examination）の実施，あるいは歯科医師国家試験出題基準の改訂などの歯学教育改革を受けて，学術用語の整理とともに内容に関する標準化も要求されるようになってきたことから，2008年に『小児歯科学専門用語集』を出版しました．科学の進歩は日々続いており，学術用語もその数を増して内容の変化もみられます．そうした学術用語を理解しまとめることは，次世代教育のために必要不可欠であり，日常臨床における診断や治療に関わる共通認識を保つ上でも重要と考えられます．

　これまで蓄積されてきた学術用語について，あらためて整理する必要があることから，2013年より用語集の改訂作業に取りかかってまいりました．初版の方針を継承しながら，日常で使用することの少ない用語を削除し，新たに理解・普及が必要な用語を取り入れました．また，他分野での研究・教育状況ならびに他学会の学術用語集をもとに説明文の内容にも一部修正を加えました．執筆内容については，日本小児歯科学会理事会等でもご意見を頂戴し参考としながら，学術用語委員会で検討を行って最終稿といたしました．これらの手順については日本小児歯科学会理事会での議を経て進めさせていただきました．

　本書の発行は，小児歯科学の研究・教育・臨床に多忙ななか，執筆・編集などにご協力いただいた各位，ならびに刊行を担当していただいた医歯薬出版のご尽力の賜物であります．ご協力に対し深く感謝いたします．

　本書の編集は計画から発刊までの間に，歯科医師国家試験出題基準や『日本歯科医学会用語集』の改訂とも重なり，用語の選定や編集内容の変更が必要となり，予定以上の期間を要してしまいました．一方，まだまだ不都合な点も多々存在するかと思います．しかしながら，学術用語は時代とともに変遷するものという概念に立脚して，今後も修正あるいは変更を前提に，今回出版されたものをもとに学会内はもとより関係する他学会とも継続的に議論を重ねていくことを委員会一同，強く希望いたしております．

　2019年12月

『小児歯科学専門用語集』の発刊に寄せて

　このたび，日本小児歯科学会学術用語委員会を中心に全国の歯科大学ならびに歯学部の小児歯科学担当講座の協力のもとに『小児歯科学専門用語集』を出版する運びとなりました．この用語集は，日本歯科医学会の学術用語委員会が厳選した用語を母体とし，日本小児歯科学会の学術用語委員会（委員長：髙木裕三教授）を中心に小児歯科学に関連する用語を整理したものに簡明な解説を加えたものであります．

　わが国で小児歯科学の教育が始まってから，50 年が経とうとしています．この間，科学技術は日進月歩の発展を遂げ，使用される専門用語の増加とともに，その解釈や内容の変遷は目まぐるしいものがあります．しかし，情報化社会のなかで，学術情報のあいまいさや誤解は，情報の混乱をきたし誤った知識や技術を増幅させる危険性もあります．また，「歯科医学教授要綱の改訂」，「歯科医学教育モデル・コア・カリキュラムの改訂」，「歯科医師国家試験出題基準の改定」などにともない，専門用語の見直しが喫緊の課題となりました．

　そのため現在までに，日本歯科医学会の多くの専門分科会がそれぞれの専門用語集や教育用語集をすでに発刊されています．

　さらに歯科界は，医学・歯科医学教育の変革のみならず，人口動態や社会構造の変化にともなう疾病構造の変化，医療制度改革への対応など難問山積の時代を迎えています．このような時代背景に適切に対応し，国民の口腔の健康の維持・増進に寄与できる歯科医を養成することは，歯科医学教育の重要な役割であると考えます．

　とりわけ小児歯科学は，成長発育過程にある小児の口腔保健に関与する領域であり，健全な口腔の機能と構造の維持・増進，生活習慣の基盤形成などライフステージの初期段階を担い，学問的には学際領域の臨床歯学，臨床的には小児期の包括医療を担うものであります．

　本用語集が，学会会員の皆様のみならず，小児歯科学を学ぶ学生，小児の歯科医療に携わる歯科医ならびに小児歯科専門医，さらには小児歯科学の研究や教育に携わる方々など，多くの皆様のお役にたちますことを心から期待しています．

　最後になりましたが，本用語集の出版にあたり，多大なご尽力，ご協力を頂いた本学会の学術用語委員の方々，用語の解説の執筆にご協力頂いた小児歯科学担当講座の方々，さらに医歯薬出版の方々に深謝します．

　平成 20 年 5 月

有限責任中間法人日本小児歯科学会

理事長　土屋　友幸

序　文

　学術用語は科学に携わる者の共通言語であり，コミュニケーションの重要な手段になります．これらは科学の進歩のためだけでなく，次世代教育のための必須ツールでもあります．普通の言語は長い歴史を背景に，比較的恒常性が保たれたものになっていますが，学術用語は科学の進歩にともなう新しい用語の創造や，すでに存在するものの見直しなど，たえず変化するものであります．しかし一方，個々の用語は一定の基準にしたがい，内容を忠実に具現するもので，その分野の大多数が許容できるものでなくてはなりません．

　このような観点から，日本小児歯科学会は小児歯科学に関する用語集を学会選定用語集として 1977 年と 1986 年，2006 年に発行し，学術発表，あるいは教育現場の基準としてきました．これらの用語集の改訂・発行により，小児歯科学をめぐるこれまでの大きな変化に対応し，多大な貢献がなされてきたと思います．ところが，近年の歯学教育をめぐる改革，すなわち 2001 年の「歯学教育モデル・コア・カリキュラム」の作成と，それにもとづいた CBT（Computer Based Testing）や OSCE（Objective Structured Clinical Examination）の実施，あるいは歯科医師国家試験出題基準の改訂などでは，単に学術用語の整理だけでなく，内容に関する標準化も要求されるようになってきています．

　そこで，日本小児歯科学会学術用語委員会では，これらの状況に対応するため，2006 年に佐々龍二前委員長のもとに発行された選定用語集に掲載された用語について，内容の標準化をはかり，同時に『小児歯科学術用語集』の出版を行うこととし，2006 年度末より作業に取りかかってまいりました．本来であるなら 2006 年版選定用語集に掲載された約 3,000 語について，これらすべての内容の標準化をはかるべきではありますが，このなかには他分野と重複するものや類似語が多く含まれていることから，小児歯科学分野で使用頻度が高く，かつ小児歯科学に特徴的な性質の強いもの約 1,000 語を整理・抽出し，それぞれに 200 字前後の説明文を加えたものとしてまとめることとなりました．執筆は全国 29 歯科大学・歯学部の小児歯科学担当の講座・分野から推薦いただいた教員に依頼し，執筆内容については学術用語委員会で検討を行って，最終稿といたしました．これらの手順については日本小児歯科学会理事会での議を経て進めさせていただきました．

　本書の発行は，小児歯科学の研究・教育・臨床に多忙ななか，執筆・編集などにご協力いただいた各位，ならびに刊行を担当していただいた医歯薬出版のご尽力の賜物であります．ご協力に対し深く感謝いたします．

　本書の編集は計画から発刊まで 1 年半という大変短期間に進められたため，用語の抽出や説明文の検討などに十分な時間をかけたとは申せず，不都合な点も多々存在するかと思います．しかしながら，学術用語は時代とともに変遷するものという概念に立脚して，今後も修

正あるいは変更を前提に，今回出版されたものをもとに学会内で継続的に議論を重ねていただくことを委員会一同，強く希望いたしております．

平成 20 年 5 月

有限責任中間法人
日本小児歯科学会
学術用語委員会
委員長　髙木　裕三
委　員　朝田　芳信
　　　　井上美津子
　　　　大嶋　　隆
　　　　前田　隆秀
　　　　眞栁　秀昭
　　　　（五十音順）

学術用語委員会

島村	和宏	奥羽大学歯学部
清水	武彦	日本大学松戸歯学部
八若	保孝	北海道大学大学院歯学研究院
名和	弘幸	愛知学院大学歯学部
森川	和政	岩手医科大学歯学部
倉重	圭史	北海道医療大学歯学部
松本	弘紀	岩手県 歯の松本

平成 29 年以前　委員

野中	和明	前九州大学大学院歯学研究院
前田	隆秀	前日本大学松戸歯学部
渡部	茂	明海大学 PDI 浦安歯科診療所
飯沼	光生	朝日大学歯学部
丸山進一郎		アリスバンビーニ小児歯科

執筆者一覧 (五十音順)

朝田	芳信	鶴見大学歯学部
飯沼	光生	朝日大学歯学部
猪狩	和子	東北大学病院
井上美津子		昭和大学歯学部
大嶋	隆	関西女子短期大学歯科衛生学科
大野紘八郎		前鶴見大学歯学部
尾形	小霧	前岡山大学病院
苅部	洋行	日本歯科大学生命歯学部
木本	茂成	神奈川歯科大学
香西	克之	広島大学大学院医系科学研究科
島村	和宏	奥羽大学歯学部
下岡	正八	前日本歯科大学新潟生命歯学部
白川	哲夫	日本大学歯学部
鈴木	昭	鈴の木こども歯科
鈴木	康生	前奥羽大学歯学部
大東	希好	大阪歯科大学
髙木	裕三	前東京医科歯科大学大学院医歯学総合研究科
田口	洋	近畿厚生局医療課
田中	光郎	前岩手医科大学歯学部
田村	康夫	朝日大学
土屋	友幸	前愛知学院大学歯学部
野中	和明	前九州大学大学院歯学研究院
廣瀬	弥奈	北海道医療大学歯学部
藤原	卓	長崎大学生命医科学域（歯学系）
前田	隆秀	前日本大学松戸歯学部
牧	憲司	九州歯科大学
真柳	秀昭	前東北大学大学院歯学研究科
三留	雅人	せたなホワイト歯科
宮沢	裕夫	前松本歯科大学大学院歯学独立研究科
本川	渉	前福岡歯科大学
薬師寺	仁	東京歯科大学
山﨑	要一	鹿児島大学大学院医歯学総合研究科
八若	保孝	北海道大学大学院歯学研究院
渡部	茂	明海大学 PDI 浦安歯科診療所

凡　例

1．本用語集は，2013 年から 2019 年にかけて公益社団法人日本小児歯科学会学術用語委員会を中心として編集されたものである．本用語集に収載の用語は，教育・論文執筆・学会誌投稿などの際に第一選択肢として使用する用語であり，公益社団法人日本小児歯科学会の承認を得たものである．

2．本用語集では小児歯科学の教育・研究および臨床に必要と判断された用語について収録し，化学や物理学などの自然科学領域ならびに小児歯科学以外の歯学領域に属すると考えられる用語は対象外とした．

3．収載の用語 1,194 語は五十音順に配列し，通し番号を付した．

4．一単語についての解説は，①見出し用語，②用語の読み，③用語の英語表記，④同義語，⑤用語の定義・解説からなる．

5．「→」は参照先を示す．

6．使用漢字については，近年の漢字政策および新しい JIS 漢字などに鑑みて，いわゆる正字体を採用することとした．

　　例）「頬→頰」，「蝕→蝕」，「嚢→囊」，「填→塡」，「弯→彎」

7．索引には，用語番号を付した．索引として挙げた用語は，①見出し用語，②同義語，③英語表記，④解説文中で使用された歯科用語である．

8．人名に関しては基本的に欧文表記とした．

あ

1 Ar〔セファロ分析の〕 あーてぃきゅらーれ
Articulare

アーティキューレ．頭部エックス線規格写真における下顎枝（下顎関節突起）後縁と外頭蓋底（後頭骨基底部下縁）との交点をいう．

2 IQ あいきゅー →知能指数（820）

3 アクチバトール あくちばとーる
activator

アクチベータ，FKO ともよばれ，正常な筋機能が正しい歯列咬合発達を導くという考えのもとに考案された装置である．構造は金属の誘導線とレジン床からなる．構成咬合を採得して製作された装置を口腔内に装着することにより，咀嚼筋や口腔周囲筋の機能を賦活化させ，それを矯正力に変えて歯や下顎骨の移動および顎関節部の骨改造を期待する．

4 Adams のクラスプ あだむすのくらすぷ
Adams clasp

Schwartz のクラスプを改良して Adams が考案したワイヤークラスプで，2つのアローヘッドとバーから構成される．維持力が強く，孤立歯や萌出が不十分な歯にも適応ができるほか，特別なプライヤーを必要とせず，清掃性もよいなど利点が多い．

5 アデノイド顔貌 あでのいどがんぼう
adenoid face

アデノイド肥大が著しく，鼻閉塞を生じ，正常な鼻呼吸が障害されるために生じる特有の顔貌．代償的に口呼吸を余儀なくされ，自然な状態で口唇が閉じず，顔面筋の緊張が弱いため，間延びした顔貌を示す．

6 アトピー性皮膚炎 あとぴーせいひふえん
atopic dermatitis

湿疹とかゆみをともない，慢性的経過を特徴とする皮膚病変．特定部位（顔，手首など）に発症しやすい．アレルギー体質の小児に多いが，成人にもみられる．発症機序として，特定の食物，ハウスダストおよびダニなどに対するアレルギー反応が考えられている．治療としては食餌療法，原因物質の除去による生活環境の改善および薬物療法（ステロイド外用薬や抗ヒスタミン薬）がある．

7 アナフィラキシーショック
あなふぃらきしーしょっく
anaphylactic shock

Ⅰ型アレルギーの重症な全身反応である．IgE によって媒介される抗原刺激が標的細胞（肥満細胞）からの化学伝達物質の放出をもたらして，ショック状態をきたすもの．通常，抗原刺激から30分以内に口腔，口唇，顔面のしびれ，咽喉頭部の違和感，胸部圧迫感，心悸亢進，熱感あるいは冷汗などがみられ，さらに進んで顔面蒼白，脈波微弱，血圧低下，意識レベルの低下などがみられ，最悪の場合，死にいたることがある．

8 アフタ性口内炎 あふたせいこうないえん
aphthous stomatitis

口腔内に1個から数個の小潰瘍を生じる炎症性病変．ウイルス性疾患によるものが多く，口唇，頬，舌，歯肉，口蓋の粘膜に表在性に腫脹，発赤を生じる．周囲に紅暈を有する類円形の有痛性の小潰瘍で，潰瘍表面は灰白色の線維素性偽膜で被覆されている．1〜2週間で治癒するが，再発を繰り返すことが少なくない．

9 アベイラブルアーチレングス
あべいらぶるあーちれんぐす
available arch length

第一大臼歯間に必要な歯が排列できる歯列弓長径（歯槽基底長）．有効歯列弓長ともいう．

10 Apert 症候群 あぺーるしょうこうぐん
Apert syndrome

同義語 尖頭合指症Ⅰ型，短頭合指症Ⅰ型

先天性頭蓋骨癒合による尖頭（塔状頭蓋）と高度な合指趾，手・足・頸椎の骨癒合を示す遺伝性の先天奇形症候群である．知能は一般に正常である．遺伝様式は常染色体優性で新生突然変異とされている．頭部の所見は，冠状縫合の早期癒合により尖頭となり，頭蓋内圧は慢性的に高い．顔面の所見は，眼間開離，眼球突出，浅い眼窩，耳介低位，上顎骨低成長による反対咬合，狭口蓋がみられる．

11 アペキシフィケーション あぺきしふぃけーしょん
apexification

感染根管となった歯根未完成歯，あるいは抜髄法により歯根部歯髄のすべてを除去された歯根未完成歯に対して，水酸化カルシウム製剤による根管充填を行うと，根管充填材直下の根尖組織に歯周組織由来の硬組織が形成され，根尖部の硬組織性閉鎖が生じる．本来はこの治癒機転をアペキシフィケーションとよぶが，現在では，このような術式そのものをさすことが多い．

12 アペキソゲネーシス あぺきそげねーしす
apexogenesis

水酸化カルシウム製剤による生活歯髄切断法を施した歯根未完成歯においては，まず切断面にデンティンブリッジが形成される．ついで根管壁に配列する象牙芽細胞によって根管壁に象牙質の新生・添加が生じ，生活歯における生理的歯根形成と同様な経過をたどって，歯根が完成する．このような生活歯髄切断法後の歯根未完成歯の生理的歯根形成機転をアペキソゲネーシスとよぶ．

13 アレルギー反応 あれるぎーはんのう
allergic reaction

生体外から異物（抗原）の侵入があると，それを排除しようと免疫反応が起こるが，免疫応答が過剰になり，害をなす生体反応．これによって生じる疾患をアレルギー性疾患という．反応機序によりⅠ型からⅣ（またはⅤ）型に分類される．アナフィラキシーショック，気管支喘息，アレルギー性鼻炎，アトピー性皮膚炎，蕁麻疹および薬剤アレルギーなどは即時型過敏反応で，Ⅰ型アレルギー反応である．

14 Angle の分類 あんぐるのぶんるい
Angle classification

Angle が発表した不正咬合の分類法で，上顎第一大臼歯はつねに正常な位置にあるとして，上下顎第一大臼歯の近遠心的咬合関係によって永久歯列期の咬合をⅠ級（Class I），Ⅱ級1類（Class Ⅱ Division 1），Ⅱ級2類（Class Ⅱ Division 2），Ⅲ級（Class Ⅲ）に分類している．判定のために特別の器具を必要とせず簡便に分類できるため，広く世界中で認められた方法である．

15 鞍状型歯列弓 あんじょうがたしれつきゅう
saddle shaped dental arch

下顎骨の劣発育，第一大臼歯の異所萌出や乳臼歯隣接面齲蝕などによる第一大臼歯の著しい近心転位により，萌出余地不足となった小臼歯が舌側に萌出し，下顎歯列弓が鞍の断面のような形態をとること．

16 安静位空隙 あんせいいくうげき
free way space

下顎運動に関与する筋群をもっともリラックスした状態に保つときの上下顎歯間の間隙をいう．この際，上下顎の歯は接触せず，切歯部では2～3mmの間隙が認められる．

い

17 EMG 症候群 いーえむじーしょうこうぐん
→ Beckwith-Wiedemann 症候群（1043）

18 EBM いーびーえむ
evidence based medicine

科学的診断と根拠にもとづいた医療の意．勘や経験による医療ではなく，的確な検査や診察にもとづいて診断され，標準的な治療計画による医療が行われること．現代の医療は，治療内容やその治療により患者が得る利益や不利益などを十分に説明し，その説明に対する患者の同意にもとづいた医療が要求される．そのためには，EBM にもとづいたガイドラインが必要となる．

19 イオン導入法 いおんどうにゅうほう
iontophoresis

溶液中でイオン化または帯電している物質が電位差によって電極の方向に移動する現象（電気泳動）を医療に応用したもの．普通の貼薬方法では浸透しにくい硬組織や皮膚の疾患などで貼薬の効果を高めるために利用され，古くは麻酔薬，根管治療薬の貼付に応用された．

20 萎縮 いしゅく
atrophy

一度正常な大きさまで発育した組織や臓器の内容が減少し，機能が低下した状態をいう．個々の細胞の大きさの減少や細胞間物質の容積の減少による萎縮を単純萎縮，細胞数の減少によるものを数的萎縮という．また萎縮と同時に変性を生じた場合は変性萎縮という．

21 異常嚥下癖 いじょうえんげへき
swallowing habit

正常な嚥下は，通常，上下顎の歯が接触し，舌は歯列の後方に位置した状態で行われる．それに対し，嚥下時に舌が突出し上下顎歯列間に舌が介在し，上下顎の歯が接触しないまま嚥下が行われる状態を異常嚥下という．正常な嚥下時には側頭筋，咬筋の収縮がみられるが，異常嚥下癖がみられる場合には，口輪筋，オトガイ筋，頬筋の収縮をともなうのが特徴である．異常嚥下癖が継続すると歯列・咬合の異常を起こしやすい．

22 異所萌出 いしょほうしゅつ
ectopic eruption

歯は正常の場合にはほぼ歯列弓上の一定の位置に萌出する．しかし，顎骨の発育と歯の大きさの不調和，過剰歯胚の存在，歯胚の位置異常，乳歯の晩期残存，先行乳歯の外傷，あるいは含歯性嚢胞などの因子によって，歯の萌出経路が阻害された場合には，歯の萌出位置が異常となる．正常咬合の形成に有害となりかねない萌出位置異常を異所萌出という．好発部位は，上顎中切歯，犬歯，および第一大臼歯である．このうち，上顎第一大臼歯の異所萌出は，上顎の歯槽基底の大きさと歯の大きさの不調和に起因する場合が多い．

23 イスムス〔Ⅱ級窩洞の〕 いすむす
isthmus

Ⅱ級窩洞における咬合面から隣接面への移行部に相当する狭窄部．固有咬合面が頬舌的に狭窄している乳臼歯，とくに下顎第一乳臼歯では狭くなりがちであるが，可及的に幅を確保しないと充填物の破折につながりやすい．頬舌咬頭頂間距離の1/3～1/2の幅を目安とする．

24　1型糖尿病　いちがたとうにょうびょう
　diabetes mellitus type 1, insulin dependent
　diabetes mellitus（IDDM）

　インスリンは膵臓のβ細胞から血液中に分泌されるホルモンで血糖値を低下させる作用を有する.糖尿病のうち,β細胞に破壊をもたらす病変で,身体外部からのインスリン投与を必要とするタイプ.若年者に多く,口渇,多飲,多尿などの症状が急性に起きる.インスリン依存型糖尿病（IDDM）とよばれていた.

25　苺舌　いちごぜつ
　strawberry tongue

　猩紅熱に罹患した場合にみられる特徴的な舌の状態.発病初期では,舌は白苔に覆われ苺にミルクをかけたようにみえ,白苺舌といわれる.その後,赤く腫脹した乳頭が現れ,あたかも赤い苺のようにみえ,この状態を苺舌という.苺舌は,腸チフス,急性熱性皮膚粘膜リンパ節症候群およびレンサ球菌感染症でもみられることがある.

26　一次口蓋　いちじこうがい
　primary palate
[同義語]原始口蓋

　口腔と鼻腔を隔てる最初の隔壁となる.原始口腔の前方部の口蓋のこと.前頭鼻突起（隆起）の下方部の両側に鼻板が形成され,鼻板周辺の間葉が増殖して内側鼻突起および外側鼻突起になる.その後,左右の内側鼻突起と上顎突起が癒合する.内側鼻突起も癒合して上顎の顎間部が形成され,ここから一次口蓋などが発生する.またその後の発生で一次口蓋より上唇の一部,切歯骨（顎前骨）および上顎切歯が形成される.

27　一般型〔Scammonの発育曲線の〕　いっぱんがた
　general type

　Scammonの発育曲線の1つで,身長に代表される.出生直後から乳幼児期まで急速に発達し,その後はしだいに緩やかになり,第二次性徴が出現しはじめる思春期にふたたび発育のスパートがみられ成人のレベルに達する.この曲線はS字状を描くのでシグモイド曲線とよぶ.下顎の発育はこのパターンを示す.例:骨格,筋肉,呼吸器,消化器,動脈.

28　遺伝形質　いでんけいしつ
　hereditary trait

　遺伝原理によって世代から世代へと伝えられる形質であり,遺伝子によって規定されている生物各個体に固有の性質（特性）のこと.

29　遺伝子　いでんし
　gene

　生物の遺伝形質を決定する細胞内構造単位であり,その本体はDNAである.DNAは染色体を構成し,真核生物では核,ミトコンドリア内にある.遺伝子は自己複製し,細胞分裂にともない子孫細胞に正確に分配される.

30　医療面接　いりょうめんせつ
　medical interview

　従来行われていた問診という患者の主訴と病状病歴などの情報収集だけでなく,患者を心身ともに理解するためにあらゆる情報を収集し,患者の情動面へ対応しながら患者とラポールの形成を行い,医療に関する患者教育と治療への動機づけのために行う患者とのコミュニケーション法をいう.

31　インフォームドコンセント　いんふぉーむどこんせんと
　informed consent

　患者に情報を与え（説明）,納得のうえで同意を得ること.病院の診療方針をはじめ,患者情報収集,診断および治療方針の決定など医療に必要な行為に対して行われる.

32　インプリンティング　いんぷりんてぃんぐ
　imprinting

　オーストラリアの動物行動学者Lorenzが飼育していたハイイロガンの雛の行動から名づけた現象で「刷り込み」ともいう.卵から孵化した雛が最初にみた声を出す動物を親鳥と思い込み,後追いをする現象.動物の生涯のある時期に特定の物事が一瞬で覚え込まれ（刷り込み）長時間持続するという.後天的ではあるが学習というよりは本能行動の範疇であると結論づけた.この現象から派生して,最初の体験（味覚など）が生涯にわたり影響する事象をインプリンティングとよぶ.

33　インレー修復　いんれーしゅうふく
　inlay restoration

　歯冠修復法の1つで,直接法と間接法がある.歯に形成された窩洞を印象採得し,口腔外で窩洞に適合する修復物（インレー）を製作し,窩洞内にセメントを用いて合着する間接法が一般的に用いられている.インレーには金属を鋳造して製作するメタルインレー,陶材を焼成して製作する陶材インレー,合成樹脂を重合して製作するレジンインレーなどがある.

う

34　ウイルス性肝炎　ういるすせいかんえん
　virus hepatitis

　肝炎ウイルスによる肝臓の炎症性疾患をさす.病態により,急性に発症する急性肝炎,肝臓の炎症が一定期間以上持続する慢性肝炎,および急性肝炎が劇症化した劇症肝炎に分けられる.また,原因ウイルスによりA型,B型,C型,D型,E型,F型,

G 型，TT 型に分類され，日本での肝炎のほとんどは A 型，B 型，C 型である．おもな感染経路は A 型，E 型は汚染された飲食物，B 型は血液媒介・親子（垂直感染）・性行為（水平感染），C 型はウイルスの混入した血液を介したもの（輸血や集団予防接種の注射針の回し射ち，刺青など）である．

35 齲窩 うか
    carious cavity
　齲蝕によって生じた歯の実質欠損部をさす．齲窩が比較的小さい場合は，無症状もしくは自覚症状は比較的軽く，齲蝕を除去後に充塡処置によって治療されることが多い．一方，大きな齲窩が生じれば，自覚症状が重度になり，齲蝕を除去した後，覆髄法や抜髄法などの歯髄処置を必要とすることがある．

36 齲歯 うし
    decayed tooth
　齲蝕を有する歯をさす．通常，齲蝕の進行度によって，CO（白濁のみであり実質欠損はなし），C_1（エナメル質までの齲蝕），C_2（象牙質までの齲蝕），C_3（歯髄に到達した齲蝕），C_4（歯冠崩壊）に分類される．

37 齲蝕 うしょく
    dental caries
　口腔細菌であるミュータンスレンサ球菌が，ショ糖から合成する粘着性で不溶性のグルカン（グルコースポリマー）を介して歯面に付着した後，歯垢を形成し，歯垢内部に蓄積した糖質の代謝産物である酸により，エナメル質，象牙質，あるいはセメント質といった硬組織を溶解させる疾患のことである．歯周疾患と並んで歯科の二大疾患の1つである．

38 齲蝕活動性試験 うしょくかつどうせいしけん
    caries activity test
　齲蝕の進行速度を齲蝕活動性といい，一定時間に発生する齲蝕の数と大きさで示される．一般にこの齲蝕活動性は，齲蝕の現症を調べることにより知ることができる．しかし，齲蝕の発生していない個人や，齲蝕の発生状況がわからない患者のために，齲蝕活動性を調べる試験法が開発されている．唾液中のミュータンスレンサ球菌数を調べるキットなどがその1例である．

39 齲蝕感受性試験 うしょくかんじゅせいしけん
    caries susceptibility test
　個人における齲蝕のなりやすさを齲蝕感受性といい，齲蝕病因の宿主因子を調べることにより示される．唾液緩衝能や唾液分泌能がこの範疇に入るが，齲蝕の現症との相関が低く，齲蝕を予知する試験としては利用されていない．

40 齲蝕好発部位 うしょくこうはつぶい
    predilection sites of dental caries
　歯面のうち齲蝕が生じやすい領域のことを示す．咬合面，隣接面，および歯頸部が三大好発部位として知られている．これらの部位は，自浄作用がおよびにくく，歯垢が形成されやすい不潔域でもある．乳歯列期における齲蝕好発部位は，まず上顎切歯唇面，ついで上顎切歯隣接面から臼歯咬合面，さらに臼歯隣接面へと，増齢とともに変化する．

41 齲蝕誘発性 うしょくゆうはつせい
    cariogenicity
　齲蝕を生じさせる能力をさす．たとえば，齲蝕誘発性細菌とは，実験動物で齲蝕を誘発することが認められた細菌をいう．食品では，含まれるショ糖の量が大きく影響するが，ショ糖以外の糖質量，食品の物理的性状や粘着性にも左右される．

42 齲蝕予防 うしょくよぼう
    dental caries prevention
　齲蝕は細菌・食餌・宿主の3つの病原因子が重なることにより発生する．このため，これらの因子を阻害することにより齲蝕予防が可能となる．歯面清掃とショ糖の摂取制限は細菌因子と食餌因子を阻害し，フッ化物塗布や小窩裂溝填塞は宿主因子を減弱させることにより，齲蝕予防に導く．

43 齲蝕罹患型 うしょくりかんがた
    caries attack pattern
　厚生労働省による健康診査時の乳歯齲蝕罹患状態の分類法で，上下顎の全乳歯を前歯部と臼歯部の6つの部分に分け，これらの齲蝕罹患状態によって，O 型，A 型，B 型，C1 型，C2 型に分類する．当初，3歳児歯科健康診査のために開発され，用いられているが，後に実施されるようになった1歳6か月児歯科健康診査では，齲蝕のない児をリスクの有無によって O_1 型と O_2 型に分類したものが用いられている．この罹患型分類に沿って齲蝕感受性や予後を判定し，保護者の指導を行うとされている．

44 齲蝕罹患率 うしょくりかんりつ
    caries incidence rate
　被験者中で齲歯を有している人の割合を示す齲蝕罹患者率と，被験歯中で齲歯の割合を示す齲蝕罹患歯率とがあり，ともにパーセントで示される．齲歯には，未処置の齲歯だけでなく，齲蝕が原因で喪失した歯と処置を施した歯が含まれている．

45 運動発達 うんどうはったつ
    development of movements
　下等動物の単純運動から高等動物であるヒトのみが行う二足歩行まで，発達は段階的に進む．ヒトについては，新生児の口・手・足の部分的運動からハイハイを経由して二足歩行まで，感覚神経と運動神

経の統合と筋肉の協調により発達する．発達の原則は全身では頭尾方向（中枢の頭部から末端の足），四肢については近遠方向（体幹から末梢部），運動パターンについては未分化な粗大運動から大脳皮質支配の微細運動へと移行する．粗大運動とは，座る，歩くなど身体の大運動をいい，微細運動とは手指を使う運動をいう．

46 運動療法 うんどうりょうほう
motorpathy
なんらかの原因で運動機能の低下や障害が発生したときに，その機能の回復と増進あるいは障害・疾病の予防のために行う治療法で，自力による運動（自動的運動療法），自力に徒手や機器外力で補助する運動（自動介助運動），外力による運動（他動的運動療法）などがある．

え

47 永久歯萌出期 えいきゅうしほうしゅつき
eruption stage of permanent teeth
歯列・咬合の発育段階で，永久歯が萌出する時期をさす．Hellman の歯齢ではⅡC 期からⅣC 期に相当する．永久歯が最初に萌出する時期は 6 歳前後であり，下顎中切歯，あるいは下顎第一大臼歯から萌出することが多い．この時期以降が永久歯萌出期となる．

48 永久歯列 えいきゅうしれつ
permanent dentition
すべての歯が永久歯である歯列をさす．先行する乳歯のすべてが脱落し，後継永久歯との交換が完了するのが 12 歳ころで，それ以後が永久歯列となる．

49 永久歯列期 えいきゅうしれつき
permanent dentition period
歯列・咬合の発育段階で，乳歯から永久歯への歯の交換が完了した時点以後をさす．歯列上に永久歯のみが存在する時期．日本人の平均では，第二小臼歯の萌出時期である男児 11 歳 4 か月，女児 10 歳 9 か月以降となる．

50 AIDS えいず →後天性免疫不全症候群（374）

51 栄養障害型表皮水疱症
えいようしょうがいがたひょうひすいほうしょう
epidermolysis bullosa dystrophica
栄養障害性表皮水疱症ともいう．表皮水疱症は軽微な機械的刺激で皮膚の外表部（表皮・真皮）や口腔粘膜に水疱やびらんを形成する先天性の遺伝疾患であり，水疱の形成部位と遺伝形式により，①単純型（常染色体優性），②接合部型（常染色体劣性），③優性栄養障害型，④劣性栄養障害型の 4 型に大別される．優性栄養障害型は加齢とともに症状が軽減する．劣性栄養障害型では指趾の癒着や爪の萎縮や

喪失，頭髪の脱毛やエナメル質の形成不全を生じるが，中胚葉由来の象牙質には異常はみられない．

52 栄養状態 えいようじょうたい
nutritional status
栄養状態を評価する方法は直接評価と間接評価に分けることができ，直接評価には，食事調査による摂取栄養素量，身体計測，生化学的検査，臨床症状からの評価がある．また，間接評価には食糧需給表，家計調査，国民健康・栄養調査，人口動態統計などからの評価がある．栄養状態がよいと評価できるのは，栄養所要量を過不足なく摂取できている状態をさす．日本では栄養所要量は充足しており，過剰摂取が問題である．

53 栄養所要量 えいようしょようりょう
dietary allowance
国民が健康で能率よく生活を送るために 1 日に摂取することが望ましいエネルギーおよび各種の栄養素（エネルギー，タンパク質，カルシウム，鉄，ビタミン A，B_1，B_2，C，D，ナイアシン）について示したもの．日本人平均 1 人 1 日あたりのエネルギー所要量は 2,000 kcal で，乳児においては生後 6 か月までは 110〜120 kcal/kg である．

54 ANB 角〔セファロ分析の〕 えーえぬびーかく
ANB angle
頭部エックス線規格写真における SNA 角（SN 平面と，ナジオン〜A 点を結んだ直線のなす角度）と SNB 角（SN 平面と，ナジオン〜B 点を結んだ直線のなす角度）との差をいう．上下顎の相対的な前後的位置関係を評価し，差が大きいほど上下顎歯槽基底間の前後的ずれが大きい．

55 A 点〔セファロ分析の〕 えーてん
point A
頭部エックス線規格写真における上顎歯槽基底部の最前出点をいう．前鼻棘（ANS）とプロスチオン（上顎中切歯間歯槽突起最前点）との間の最深点をとる．

56 A-B 平面角〔セファロ分析の〕
えーびーへいめんかく
A-B plane angle
頭部エックス線規格写真における上下顎の歯槽基底部点の A 点，B 点を結んだ直線と顔面平面とのなす角度をいう．側貌における上下顎歯槽基底部の相対的前後関係をみることから，SNA 角，SNB 角，上顎突出度（angle of convexity）とも関係づけて評価する．

57 疫学 えきがく
epidemiology
「人間集団内の健康事象の分布に関する法則性を見出す科学」（山本），「人間疾病の生態学」（Paul）

などの定義があるが，疫学の内容は，環境や社会，人間集団を対象とし，健康にかかわりをもつ疾病，異常，障害などあらゆる事象を対象とする学問である．このため社会の発展や疾病構造の変化にともない疫学の内容は流動的に変化し，概念も拡大される．また，多要因疾病発生説のもとに，宿主，病因，環境の3要因の相互的関連性をとらえていく特徴を有している．

58 SN平面〔セファロ分析の〕えすえぬへいめん
Sella-Nasion plane

側面頭部エックス線規格写真の分析法に用いる頭蓋基底の基準平面の1つであり，トルコ鞍の中心（S）とナジオン（N）を結んだ直線から得られる平面である．

59 S字状曲線 えすじじょうきょくせん
→シグモイド曲線（467）

60 S-PRGフィラー えすぴーあーるじーふぃらー
S-PRG filler

PRG（Pre-Reacted Glass-ionomer）技術を応用したフィラーのこと．高い物理的強度を有しながらも，グラスアイオノマーセメントに匹敵する高いフッ素徐放性があり，その他にストロンチウムイオンやホウ酸イオンなども徐放する．コンポジットレジンや小窩裂溝填塞材に応用されている．

61 壊疽性歯髄炎 えそせいしずいえん
gangrenous pulpitis

感染性歯髄炎の1つで，歯髄の大半が壊疽に陥り根管内容物は強い壊疽臭を発する．歯冠崩壊が大きく，髄腔内は食物残渣や融解壊死した歯髄組織で満たされているが，根管内に根尖近くまで探針を挿入すると疼痛があり，歯髄の一部は生存している．歯冠は不透明な灰色に変色していることが多い．本症には，抜髄法ならびに感染根管治療が適応される．

62 エックス線検査 えっくすせんけんさ
x-ray examination

エックス線の物体透過性を利用し，人体内部構造を透過エックス線の強度変化が濃淡と線の変化として表現された写真あるいは蛍光板を読影することで検査すること．とくに歯科の分野においては，エックス線フィルムに硬組織被写体の状態を映し出し検査する臨床検査法の1つ．エックス線検査には間接撮影法，造影撮影法，断層撮影法，コンピュータ断層撮影法などがある．

63 エックス線透過領域 えっくすせんとうかりょういき
radiolucent area

もっとも一般的なエックス線写真では，エックス線照射装置とフィルムの間に体を置き，焼きつけて画像化する．エックス線は感光板を黒く変色させるため，体がエックス線を通過させた部分では黒く写

り，体がエックス線を阻止した場合には，その部分が白く写る．通常の診療では，前者の黒く写った部分を「明るい」，後者の白い部分を「暗い」と表現するが，これはすなわち，肺炎や腫瘍などでは，エックス線透過度が低くなってフィルムに白い影を落とすところからきた表現である．エックス線の透過度が高い組織としては皮膚や空気（肺），筋肉などがある．

64 エックス線不透過領域 えっくすせんふとうかりょういき
radiopaque finding

エックス線の透過度が低い組織としては，骨や歯がある．これらの組織をより明瞭に描き出すために入れる造影剤がある．

65 Edwards症候群 えどわーずしょうこうぐん
→18トリソミー症候群（548）

66 エナメル質 えなめるしつ
enamel

歯冠象牙質表面を覆う硬組織で，外胚葉に起源をもつ．生体でもっとも硬い組織である．リン酸カルシウムを主成分とする無機結晶が全体の94〜98%を占め，無色で重屈折性を示す．組織学的にはエナメル小柱および小柱間質から構成される．

67 エナメル質基質 えなめるしつきしつ
enamel matrix

エナメル質を構成する有機性成分をいう．エナメル質の形成はエナメル芽細胞がエナメル質基質と水と少量の無機結晶からなるエナメル質を分泌することから始まる．ついで，エナメル質基質の主成分であるアメロゲニンと水が脱却され，無機結晶に置き換わることでエナメル質の石灰化が進行し，完成する．当初約70%を占めた水分とエナメル質基質は，完成したエナメル質では3%程度に減少する．

68 エナメル質形成 えなめるしつけいせい
amelogenesis

エナメル質はエナメル芽細胞により形成される．形成の第一段階では分泌期エナメル芽細胞がエナメル質基質と水，少量の無機結晶からなるエナメル質を分泌する．ついで，このエナメル質から成熟期エナメル芽細胞がアメロゲニンと水を脱却し，無機結晶に置換することでエナメル質の石灰化が進行し，完成する．

69 エナメル質形成不全症 えなめるしつけいせいふぜんしょう
amelogenesis imperfecta

エナメル質の形成が遺伝的要因によって原発性に障害される一連の疾患．遺伝性エナメル質形成不全症ともいう．遺伝性の全身系疾患の一症状として発生するものは除外している．臨床症状の発現型に

よって形成不全型と石灰化不全型，成熟不全型の3つに分類されるが，それぞれに複数の亜型がある．形成不全型はエナメル質の形成量（厚み），石灰化不全型はエナメル質の二次以降の石灰化，成熟不全型はエナメル質の高次石灰化がそれぞれ障害されて発生すると考えられている．

70 エナメル質減形成 えなめるしつげんけいせい
enamel hypoplasia

エナメル質形成不全ともいう．外傷や炎症などの局所的な障害因子，あるいは全身代謝障害や一般の栄養障害，ビタミン欠乏（とくにビタミンD），内分泌障害，感染（とくに先天性梅毒）などの全身的障害因子によって生じたエナメル質の形成障害をいう．障害の原因と加わった時期，期間によって石灰化不全から実質欠損までのさまざまな臨床症状を示す．

71 エナメル質石灰化不全 えなめるしつせっかいかふぜん
enamel hypocalcification

エナメル芽細胞から分泌されたエナメル質が，なんらかの原因で二次石灰化あるいはそれ以降の石灰化の過程が障害され，石灰化不全となった状態をいう．局所的や全身的，あるいは先天的や後天的原因によって発生するが，エナメル質石灰化不全歯とよぶ場合は遺伝的要因以外の原因によってエナメル質が石灰化不全となった歯をさすことが多い．

72 エナメル小皮 えなめるしょうひ →歯小皮（486）

73 エナメル上皮腫 えなめるじょうひしゅ
ameloblastoma

歯原性上皮性腫瘍で，腫瘍実質は歯胚上皮に類似し，大小の囊胞を形成することが多い．発生は20〜30歳代の人に多く，性差はない．好発部位は下顎臼歯部，とくに第三大臼歯部で，全体の3/4を占める．エックス線写真では境界明瞭な単胞性または多胞性の透過像を示す．治療は腫瘍摘出術，あるいは腫瘍を含めた顎骨切除を行うが，若年者の囊胞性エナメル上皮腫では開窓術も行う．

74 エナメル-象牙境 えなめるぞうげきょう
dentinoenamel junction

エナメル質と象牙質の境界のこと．同部を研磨標本において観察すると，直線状でなく，貝殻を並べたような形態であり，貝殻の凸面は象牙質側に向いている．エナメル質を脱灰することで象牙質表面には小窩がみられ，この小窩にエナメル質の突起が嵌合することでエナメル質と象牙質が固定される．この境界にはエナメル質に向かって放散する叢状または馬尾状の構造が多数観察され，エナメル叢といわれる．

75 エプーリス えぷーりす
epulis

歯肉部に発生した良性の限局性腫瘤に対する総括的臨床名である．歯槽骨，歯根膜を基部として歯肉に発生する．多くは局所の炎症性刺激により発症し，上顎の唇側歯冠乳頭部に好発する．発育は緩慢である．組織学的には炎症性のもの（肉芽腫性エプーリス，線維性エプーリス，血管拡張性エプーリス，巨細胞性エプーリス，骨形成性エプーリスの一部）と腫瘍性のもの（線維腫性エプーリスと骨形成性エプーリスの一部）に分類される．

76 FH平面 えふえいちへいめん
→フランクフルト平面（1032）

77 FC歯髄切断法 えふしーしずいせつだんほう
formocresol pulpotomy
同義語 FC断髄法

等量のユージノール液とホルモクレゾール液（Buckley処方）とを酸化亜鉛粉末で混和した糊剤（FC糊剤）を歯髄切断糊剤として用いる歯髄切断法．術式は，生活歯髄切断法と同様であるが，ホルモクレゾールの作用によって残置した歯根部歯髄は凝固壊死するため，処置後は失活歯髄切断法に近い治癒機転をたどる．ユージノールとホルモクレゾールの等量液を綿球に浸潤させ，切断面に5分間作用させたあとFC糊剤を貼薬する1回法と，ユージノール・ホルモクレゾール綿球を貼薬・仮封し，2〜3日後にFC糊剤を貼薬する2回法とがある．

78 FC断髄法 えふしーだんずいほう →FC歯髄切断法（77）

79 Epstein真珠 えぷすたいんしんじゅ
Epstein pearl
同義語 上皮真珠

乳幼児の口蓋正中線または上顎正中部歯槽粘膜上に認められる直径1〜3mmの白色の隆起をいう．胎生期の口蓋突起の癒合に際し封入された遺残上皮（非歯原性）によるもので，乳幼児の成長とともに自然消失するため，治療は不要である．→歯肉囊胞（530）

80 Epstein囊胞 えぷすたいんのうほう →歯肉囊胞（530）

81 MRI えむあーるあい
magnetic resonance imaging

核磁気共鳴画像法のこと．核磁気共鳴（nuclear magnetic resonance，NMR）現象を利用して，生体内の情報を画像化する方法．断層画像という点ではエックス線CTと一見よく似た画像が得られるが，CTとはまったく異なる物質の物理的性質に着目した撮影法であるゆえに，CTで得られない情報が多く得られる．とくに歯科では，顎関節の軟骨を

え

撮影することができるのが利点である.

82 MI えむあい

minimal intervention

同義語 ミニマルインターベンション

　最小限の侵襲. 新しい齲蝕治療の概念として, 2000 年に国際歯科連盟より提唱された. ①初期齲蝕の再石灰化, ②齲蝕原因菌の除去, ③齲窩への最小限の外科的介入, ④欠陥修復物の補修, ⑤齲蝕管理, の5つの原則があげられている.

83 MFT えむえふてぃー →筋機能療法 (268)

84 MOD 窩洞 えむおーでぃーかどう

mesioocclusodistal cavity

　窩洞形成の形態を略語で示したもので, M は患歯の近心面, O は咬合面, D は遠心面を含む窩洞を形成したことを意味し, 近心面, 咬合面, 遠心面を含む窩洞のこと.

85 MTA えむてぃーえー

mineral trioxide aggregate

　酸化カルシウムが主成分で酸化ビスマスや二酸化ケイ素などを含むセメント. 逆根管充塡材料として開発されたが, その後, 封鎖性や硬組織形成能力が良好なため直接覆髄剤や穿孔部封鎖材料, アペキシフィケーションにも応用されている.

86 MTM えむてぃーえむ

minor tooth movement

　歯の小移動もしくは歯の限局矯正をいう. MTM は, 歯周治療, 補綴治療, 口腔外科, 小児歯科などの領域でも行われ, 混合歯列期における早期の予防的な矯正治療や成人の咬合改善に矯正治療を導入して行う方法である. MTM は, 主として歯槽性の移動であり, 治療目的とその限界をよく理解し, 症例を選択することが必要である.

87 Ellis-van Creveld 症候群
えりすゔぁんくれべるとしょうこうぐん

Ellis-van Creveld syndrome

　著しく短い四肢をともなう小人症で多指, 心奇形を主徴とする常染色体劣性遺伝性疾患で, Ellis と van Creveld によって命名された. 本症候群は軟骨外胚葉異形成症あるいは中・外胚葉異形成症ともよばれる. 歯科的には萌出遅延, 先天性欠如歯, 歯の形態異常ならびに舌小帯異常があり, 重度の心奇形が多いことに留意しなくてはならない.

88 Ellis の分類 えりすのぶんるい

Ellis's classification

　乳前歯および永久前歯の外傷について Ellis が提唱した分類で, 小児歯科領域では頻用されている. 乳前歯の外傷と永久前歯の外傷に大別され, 永久前歯の外傷は8クラスに分類されている. なお, 1970 年までは, 乳前歯の外傷は9番目のクラスとして分類されていた. この分類は, 前歯の外傷に対する治療法と明確に関連しているのが特徴である.

89 嚥下 えんげ

swallowing

　口腔内に摂取した食物を食塊形成した後に, 咽頭および食道を経て胃のなかに送り込むこと. 嚥下は3相 (口腔相, 咽頭相, 食道相) からなる. 第1相は食塊が口腔から咽頭まで送られる時期, 第2相は咽頭に入った食塊が反射的に嚥下されて食道に入る時期, 第3相は食塊が食道を通過して胃のなかに入るまでの時期をいう. このうち口腔相は随意的に行われるが, 咽頭相および食道相は反射的に行われる. 嚥下反射の中枢は延髄にある.

90 嚥下運動 えんげうんどう

swallowing movement

　食塊が口腔から咽頭, 食道を経て胃に送り込まれる運動. 嚥下運動はきわめて複雑な過程を経て行われ, 多くの筋群の協調が必要である. 嚥下運動は3相に分けられる. 第1相では口腔底の挙上によって舌背が硬口蓋を前から後ろへ圧していき, 食塊は舌の上から後方へ送られる. このとき舌根は後下方に下がり食塊は咽頭に向かう. 第2相では食塊を咽頭から食道へ進める運動と鼻腔, 口腔, 咽頭腔への通路を閉鎖する運動とがある. 第3相では食塊が食道内に入ると喉頭はもとの位置に下降し, 食道の入口は閉じる.

91 嚥下障害 えんげしょうがい

disphagia

　口腔から食道にいたる嚥下過程の障害で, 腫瘍や炎症など嚥下器官 (口腔, 舌, 咽頭, 喉頭, 食道) の構造に原因があって起こる器質的障害と, 嚥下器官を動かす神経, 筋肉の異常によって起こる機能的障害とに分類される. その他, 認知症・心身症, うつ病など心理的な原因が関与している場合もある.

92 嚥下反射 えんげはんしゃ

swallowing reflex

　嚥下に際して, 食塊が口腔から舌によって中咽頭に送り込まれる (随意運動) ときに誘発される不随意運動で, 多くの筋肉が協調運動することにより, 咽頭から食道への食塊の移動が行われる.

93 遠心階段型 えんしんかいだんがた

distal step type

　ターミナルプレーンの型の1つで, 下顎第二乳臼歯の遠心面が上顎第二乳臼歯の遠心面より遠心に位置しているものをいう. 遠心階段型のターミナルプレーンでは, 上顎第一大臼歯の近心頬側咬頭が下顎第一大臼歯の近心頬側咬頭より近心側で咬合する. このため, 将来, 下顎遠心咬合に移行する可能性が高い.

94 遠心咬合 えんしんこうごう
distocclusion

一般的には，下顎遠心咬合をいう．乳歯列ではターミナルプレーンが遠心階段型のものをさし，永久歯列では Angle の不正咬合分類のⅡ級をさす．下顎歯列弓が上顎歯列弓に対し相対的に遠心に咬合する．

95 円錐歯 えんすいし
cone-shaped tooth
同義語 栓状歯

歯冠が円錐状をなしている歯をいう．上顎の永久側切歯や正中過剰歯に多くみられるほか，先天異常である外胚葉異形成症にもみられる．歯の退化形を示す発育異常である．

お

96 黄色歯 おうしょくし
yellow teeth

歯の石灰化期にテトラサイクリン系抗菌薬を服用した場合に，歯が黄色から灰褐色に変色したものをいう．歯においては骨にみられるリモデリングがないため半永久的に着色が持続し，紫外線の影響で徐々に色調が濃くなる．

97 横走隆線 おうそうりゅうせん
transverse ridge

咬合面を横切る2つの三角隆線が結合したもの．大臼歯・小臼歯でみられる．三角隆線は臼歯の咬頭頂から咬合面の中心方向へ下っている隆線で，隆線の両側の傾斜が三角形の2辺に似ているのでこの名がある．頬側と舌側の三角隆線がつながると横走隆線が形成される．

98 黄疸 おうだん
jaundice

病気や疾患にともなう症状の1つ．身体にビリルビンが過剰にあることで眼球や皮膚といった組織や体液が黄染する状態である．臨床的には潜在性黄疸（高ビリルビン血症），亜黄疸，顕性黄疸に分けられる．病因では生理的黄疸と病的黄疸（直接ビリルビン優位性黄疸，間接ビリルビン優位性黄疸，体質性黄疸）に分けられる．一般に自覚症状は乏しい．診断学では黄疸は1つの徴候としてとらえられている．

99 横断的研究 おうだんてきけんきゅう
cross-sectional study
同義語 断面研究

成長発育の研究方法の1つ．調査対象とする形質について，集団を一度だけ調査測定し，その結果を性，年齢などの条件別に平均値を算出し，その形質の発育過程を追跡する方法をいう．同一個体や同一集団を追跡調査する縦断的研究に比べて，比較的短時間で結果を得ることができるが，経時的な発育変化を正確に把握することはできない．

100 横断的資料 おうだんてきしりょう
cross-sectional material
同義語 断面資料

成長発育研究で，ある形質について集団を調査測定し，各対象の成績を性，年齢，地域などの条件別に集めて平均値を求め，その形質の時間的変異（発育過程）を知る目的で収集する資料をいう．横断的資料を用いる研究（横断的研究）は，比較的短時間で調査研究できるが，同一個体や同一集団の追跡調査とは異なり，経時的な発育変化を正確に把握することはできない．

101 嘔吐 おうと
vomiting

胃内容物が急激に口外に吐き出されることであり，食道，胃，横隔膜などによる一連の反射運動によって行われる．嘔吐は延髄の背外側網様体に存在する嘔吐中枢を刺激することで起こる．嘔吐に関与する中枢伝達経路には，少なくとも，①アセチルコリン受容体，②ドパミン受容体，③ヒスタミン受容体，④セロトニン受容体の4種類の神経伝達受容体が存在する．

102 OHI おーえいちあい
oral hygiene index

Greene と Vermillion が提唱した歯垢と歯石の両者の付着を評価することによって歯口清掃状態を表す指数である．歯垢指数（DI：Debris Index）と歯石指数（CI：Calculus Index）から構成され，第三大臼歯を除く全顎を6群に分割し，各群の DI と CI の最高値を代表値として用い，DI と CI を算出して，その和を OHI とする．

103 OHI-S おーえいちあいえす
oral hygiene index-simplified

Greene と Vermillion が提唱した簡易型口腔衛生指数で，OHI を簡略化したもの．被験歯を限定して，歯垢指数（DI-S）と歯石指数（CI-S）を評価し，両者の和を OHI-S とする．

104 OFD 症候群 おーえふでぃーしょうこうぐん
oral-facial-digital syndrome

頬小帯異常，分葉舌，歯槽堤裂ならびに鼻翼低形成，不規則な指の短縮を主徴とする遺伝性疾患である．歯科的には，頬小帯ならびに舌小帯異常などの小帯異常と先天性欠如歯などがある．

105 オーディオアナルゲジア おーでぃおあなるげじあ
audio analgesia
同義語 聴覚減痛法

Gardner と Licklider によって開発された鎮静減

痛法の1つ．聴覚刺激に恐怖を示す小児に，ヘッドホンなどで音楽を聞かせることで，心理的緊張を軽減させるとともに，エンジンやタービンの回転音や切削音，バキュームなどの吸引音などの音刺激を遮蔽することを目的としている．また，刺激に対する患者の注意力を分散させ，舌や口唇，頬などの筋肉の緊張をやわらげるなどのリラクゼーション効果もある．

106 オーバージェット おーばーじぇっと
overjet
上顎切歯切縁あるいは舌面と，下顎切歯切縁あるいは唇面の水平的距離をいう．日本人小児の乳歯列においては，3mm 以内を正常咬合の基準としている．乳歯列の場合，一般に永久歯列に比べてオーバージェットは小さく，またオーバージェットは咬耗によって減少し，切端咬合を呈することがある．

107 オーバーバイト おーばーばいと
overbite
咬頭嵌合位で上下顎切歯の切縁間の垂直的距離をいう．日本人小児の乳歯列においては，下顎乳中切歯切縁から歯冠長の2/3までを正常咬合の基準としている．乳歯列完成前は，上顎乳中切歯が下顎乳切歯をほとんど覆うような過蓋のものが多いが，乳歯列完成後は発育につれ，しだいにオーバーバイトは減少する．

108 OPI おーぴーあい
occlusal plaque index
咬合面歯垢指数の意で，完全萌出した小臼歯・大臼歯の咬合面で測定する．判定基準は，咬合面に染め出された歯垢がなく，小窩裂溝の内容物が点あるいは線状に染まるのみのものを「0」とし，咬合面の1/3未満の面積が染め出された歯垢で被覆されるものを「1」，被覆部分が2/3未満を「2」，2/3以上を「3」と分類する．OPIの評価方法は，各歯のスコアの合計を測定歯数で除した個人のOPIと各個人のOPIの合計を測定人数で除したグループのOPIがある．

109 恐れ おそれ
fear
環境からくる刺激に圧倒されて，危険を予感するときに感じる感情．恐れの感情は生後6か月ころに出現し，年齢とともに恐れの対象やその表現が変化していく．2歳ころまでは聴覚的なもの，3歳を過ぎると視覚的なものに恐怖を示しやすい．4歳児がもっとも恐怖心が強く，5歳では弱まる．6歳以上になると想像力が発達するため，主観的な想像上の，あるいは予期された危険に対する恐怖が強くなる．

110 オトガイ孔 おとがいこう
mental foramen
下顎体の外面で，第二小臼歯部直下の下顎骨体中央部に存在する左右一対の楕円形の小孔である．下顎管の分枝であるオトガイ管が屈曲して後上方に向かってオトガイ孔で開口する．下歯槽動・静脈・神経がオトガイ孔から出てくる．特発性三叉神経痛の診断に利用される Valleix の3圧痛点の1つである．

111 小野の回帰方程式 おののかいきほうていしき
Ono regression equation
日本人の経年歯列模型にもとづいた，永久4切歯から未萌出永久側方歯群の歯冠近遠心幅径の総和を推定する回帰方程式である．男女別に下顎4切歯から上下顎それぞれの側方歯群の大きさを推定する場合，上顎4切歯から上顎側方歯群のみの大きさを推定する場合の6種の式がある．

112 オパール様象牙質 おぱーるようぞうげしつ
opalescent dentin
象牙質形成不全症患者の歯にみられる灰褐色に着色した象牙質をいう．ほぼ正常であるエナメル質を通して，オパールのような半透明な光沢を放つ歯として観察される．組織学的には，象牙細管が整列する正常象牙質とは異なり，象牙細管が不整な象牙質からなり，露出すると咬耗の進行が著しい．

113 オペラント条件づけ法
おぺらんとじょうけんづけほう
operant conditioning
Skinner は環境の変化によって変容する行動をオペラント行動と名づけたが，そのオペラント行動を種々の強化因子を用いてコントロールする方法．オペラント行動は小児自身が自発的に行う行動であり，条件づけを実施する術者は，その行動が維持されたり増強されるような環境や状況をつくりだし，管理しなければならない．

114 オルソパントモグラフ法
おるそぱんともぐらふほう
orthopantomography
1枚のエックス線フィルムに上顎洞，鼻腔，顎関節，歯槽骨，歯などの口腔領域全体のエックス線画像を得ることができるパノラマエックス線撮影法である．ただし，頸椎も撮影されるため前歯部ではやや不鮮明である．この撮影法は，歯周疾患，外傷，過剰歯，欠如歯，埋伏歯，嚢胞，口腔領域の骨に発生する癌などの検査に用いられる．

115 Or〔セファロ分析の〕 おるびたーれ
Orbitale
オルビターレ．頭部エックス線規格写真における左右側の眼窩骨縁の最下点の中点をいう．

か

116 灰褐色歯 かいかっしょくし

gray-brown teeth

歯の着色は，歯の形成中の沈着，歯質の形成不全，歯髄内の出血や歯髄壊死，金属などの外因などによって生じるが，その程度によってさまざまな色調を呈する．灰褐色はおおむね中等度の着色の表現として用いられる．

117 壊血病 かいけつびょう

scurvy

ビタミンC欠乏症ともいう．ビタミンCの欠乏によるコラーゲン形成の障害にともなう出血傾向を主症状とする．徐々に発症し，全身倦怠，脱力，食欲不振などのほかに，皮膚乾燥，毛嚢角化およびその周囲の紫斑状出血が起こる．

118 開咬 かいこう

open bite

上下顎歯列弓の垂直的咬合関係の異常で，咬頭嵌合位において前歯部や臼歯部の上下顎歯の間に空隙のある状態をいう．原因は種々あるが習癖との関係が多く，その他に顎，歯列弓の形態異常，内分泌異常があげられる．

119 開口器 かいこうき

mouth gag

顎間に挿入し，顎を一定の開口位に保持させる器具．抑制的対応時や患者が長時間開口を保持できない場合などに用いる．開口器の種類には，バイトブロック，ホワイトヘッドエニングス開口器，ハイステル開口器，万能開口器などがある．

120 開口障害 かいこうしょうがい

trismus

開口時の顎運動に制限があることをいう．顎関節，顎骨，筋肉，口腔軟組織，神経（中枢性のものを含む）などに発生した各種の異常が原因となりうる．小児では，顎骨骨膜炎や急性限局性口腔底炎において炎症が咀嚼筋に波及したとき，顎関節症で関節円板の干渉があるとき，筋性の開口制限があるときなどに起こることが多い．

121 開始期 かいしき

initiation stage

種々の歯は，ある一定の時期に発生を開始する．開始期では，上皮と外胚葉性間葉との相互作用により，口腔上皮の一部が肥厚し歯堤とよばれる組織を形成する．歯原性上皮細胞は歯堤に沿って一定の部位でおのおのの乳歯の位置を規定しながら急速に増殖し，それぞれがその下層にある間葉のなかへと増殖することで歯胚が形成される．

122 外傷歯 がいしょうし

traumatized tooth

機械的な外力により損傷を受けた歯のこと．歯の外傷は，破折性外傷と脱臼性外傷の2つに大別できる．破折性外傷は硬組織の損傷をさし，エナメル質の亀裂，歯冠破折，歯冠-歯根破折，歯根破折に細分類される．脱臼性外傷は歯根膜の損傷をさし，振盪・亜脱臼，挺出，転位（側方性脱臼），脱離，陥入（埋入）に細分類される．

123 外傷性歯肉炎 がいしょうせいしにくえん

traumatic gingivitis

不正咬合，外傷性咬合など過度な咬合力によって引き起こされる歯肉炎である．歯肉が腫脹，発赤し，ブラッシング時に出血がみられる．重症の場合は，歯の動揺と歯肉の退縮が起こり，歯槽骨の吸収がみられる．混合歯列期において切端咬合や反対咬合の下顎前歯では歯肉退縮を生じやすいため，咬合誘導により不正咬合を改善する必要がある．

124 外歯瘻 がいしろう

external dental fistula

齲蝕に継発する根尖病巣や辺縁性歯周炎などの化膿性疾患によって膿瘍を形成し，切開または自壊によって膿の排膿路として瘻が形成される歯瘻のうち，瘻孔が口腔外にあるものを外歯瘻という．瘻孔が口腔にあるものは内歯瘻という．その発生部位により頬瘻，オトガイ瘻，眼角瘻などとよばれる．→歯瘻（618），内歯瘻（891），瘻孔（1185）

125 開窓術〔歯の〕 かいそうじゅつ

fenestration

歯の萌出遅延症例に対して，歯冠上部歯肉を切除し，歯冠を露出させることにより当該歯の萌出を促す術式をいう．

126 回転〔歯軸の〕 かいてん

rotation

歯の萌出異常の1つ．萌出部位や萌出方向の異常ではなく，長軸の捻転した歯をいう．

127 外胚葉 がいはいよう

ectoderm

受精卵の発生が進んだ初期胚の段階で現れる三胚葉のうち，外側に現れるものをいう．外胚葉由来の細胞には，神経細胞や表皮細胞がある．表皮や髪，エナメル質などが形成される．→中胚葉（829），内胚葉（893）

128 外胚葉異形成症 がいはいようけいせいしょう

ectodermal dysplasia

いくつかの型があり，なかでもX染色体連鎖無汗型外胚葉異形成症がもっとも一般的で，男性にのみ現れ，多数歯の先天性欠如を呈する．常染色体優性の型では男女に同じように現れ，症状はX染色

体連鎖型とほぼ同様である．無汗型外胚葉異形成症では，発汗による体温の調節が困難なため，正常体温を維持することが難しい．

129 潰瘍 かいよう
ulcer
粘膜，皮膚面における限局性の一定の深さを有する組織欠損をいう．一般に粘膜では粘膜筋板より深部，皮膚では真皮より深部におよぶ組織欠損をいい，これより浅い欠損はびらん（erosion）という．原因として外傷，炎症，循環障害，物理的障害，体液による消化，栄養神経障害，腫瘍，化学薬品による腐食がある．

130 潰瘍性口内炎 かいようせいこうないえん
ulcerative stomatitis
口腔粘膜に潰瘍の形成がみられる口内炎の総称．全身的に衰弱のある小児の発熱性疾患の際にみられることが多い．アフタ性口内炎などに二次感染を起こし，多数の潰瘍を生じる．潰瘍部は疼痛が強く，口臭，流涎，嚥下痛，食欲不振，所属リンパ節の腫脹と疼痛，発熱などのある場合が多い．

131 Kaup 指数 かうぷしすう
Kaup index
成長過程の身体発育を評価するパラメータの1つである．身長・体重を組み合わせた指数であり，乳幼児に適用される．Kaup 指数＝体重（g）/身長（cm）^{2}×10 から算出され，22 以上を太り過ぎ，22〜18 を肥満傾向，18〜15 を正常，15〜13 をやせ型と判定する．

132 窩縁 かえん
cavity margin
窩洞形成により生じる窩壁と残存歯質とが接する部をいう．前歯部（切歯，犬歯）では切縁，近心縁，遠心縁，歯頸縁の4縁に区別し，臼歯部では咬合縁，近心縁，遠心縁，歯頸縁の4縁に区別される．辺縁の構成で切縁は唇面と舌面，近心縁は唇面（舌面）と近心面，遠心縁は唇面（舌面）と遠心面，咬合縁は咬合面と各歯面が合わさってつくられる．歯頸縁は歯頸線に一致する．

133 窩縁斜面 かえんしゃめん
marginal bevel
窩洞形成により生じる窩壁と残存歯質とが接する部を窩縁といい，縁端強さの大きい修復材を用いる際に窩縁の破折を防ぐために健全象牙質に裏打ちされたエナメル質窩壁に設けられる斜面（ベベル）を窩縁斜面という．この斜面は歯表面よりエナメル質の1/3部に形成される．窩縁部エナメル質の保護，辺縁封鎖の補正，修復材の収縮および浮きあがりの補償などの目的で付与される．

134 火焔状母斑 かえんじょうぼはん
→ポートワイン母斑（1076）

135 過蓋咬合 かがいこうごう
deep overbite
咬頭嵌合位において上下顎前歯部の被蓋が過剰に深い状態のものをいう．乳歯列，混合歯列，永久歯列のいずれの時期にもみられる．被蓋が大きいと正面からは上顎前歯で下顎前歯がほとんど被覆されてみえる．また下顎切歯切縁が上顎切歯歯頸部口蓋粘膜に接触することもある．

136 下顎安静位 かがくあんせいい
rest position of mandible
上体を起こして安静にしているときの下顎位である．フランクフルト平面が水平になるような自然な頭位のときに，下顎骨や周囲軟組織の重さに対し，咀嚼筋や口腔周囲筋，舌骨上下筋群が互いに均衡的な最小の活動状態で，ほかのどの位置よりも長時間疲労せずに保持できる下顎位と考えられている．通常，上下顎歯は離開しており，切歯部において咬頭嵌合位より2〜3mm下方の位置とされる．

137 下顎下縁平面角 かがくかえんへいめんかく
mandibular plane angle
頭部エックス線規格写真におけるフランクフルト平面と下顎下縁平面（mandibular plane：Me から下顎隅角部に引かれた接線）とのなす角度をいう．

138 下顎顔面異骨症 かがくがんめんいこつしょう
mandibulofacial dysostosis
→ Treacher Collins 症候群（890）

139 下顎後縁平面 かがくこうえんへいめん
→下顎枝後縁平面（146）

140 下顎孔伝達麻酔 かがくこうでんたつますい
conduction anesthesia for mandibular nerve
下顎の乳歯や永久歯において，臼歯部の歯科処置時に用いられる麻酔法．浸潤麻酔では効果が得られない場合や，多数歯を同時に治療したい場合などに用いられる．下歯槽神経が入る下顎孔周辺に局所麻酔薬を注射することにより，その神経支配領域の麻酔を行う．少ない麻酔液で確実な効果を得ることができる．口内法が一般的であるが，小児の場合，下顎孔の位置が解剖学的に成人と異なるので注意が必要である．

141 下顎骨 かがくこつ
mandible
顔面頭蓋の下部をつくる強大な単一の骨で，上顎骨，口蓋骨などとともに口腔の基礎骨格を形成する．左右の顎関節において下顎頭が側頭骨と可動的に結合する．弓なりに曲がった扁平板状の下顎体とその後端から上方に直立する板状の下顎枝とからなる．

142 下顎骨過成長 かがくこつかせいちょう
mandibular hypertrophy

下顎骨体長や下顎枝長の本来の長さが正常範囲を超えて成長した状態をいう．その成長方向には3型がある．①後方回転（swing back type）：ANB が増加し，SN-Pog が減少する．②前方方向（forward type）：SN-Pog の増加は顕著であるが SN-Md の変化が少ない．③反時計方向（counter clockwise rotation）：SN-Pog がやや増加し SN-Md が減少し，下顎枝における後顔面高が増加した状態．側貌は下顔面部が上顔面，中顔面より前方へ突出したいわゆるコンケイブ型顔形（concave type face）を呈する．

143 下顎骨骨折 かがくこつこっせつ
mandibular fracture

下顎骨骨折の原因はけんかや事故が多い．骨折部位はオトガイ正中部，下顎角部，関節突起の順に多い．受傷前の咬合に戻すことができれば，骨折は整復される．骨転位が小さい場合は非観血的整復術を，骨転位が大きい場合は顎間固定と観血的整復術を行う．

144 下顎骨体 かがくこつたい
corpus mandibular

下顎骨の中央体部を占め，後方に向かって開いた放物線の形をしており，ほぼ垂直に立つ厚い骨板である．上縁とその周囲を歯槽部，下縁を下顎底という．上縁は下顎歯の歯根を収める歯槽が並び，全体として歯槽弓を形づくる．下顎枝内面中央には下顎孔があり，下顎管が始まり下顎体の中央で二分し，外側管はオトガイ孔で外側に開き，内側管は切歯付近に終わる．顎二腹筋，顎舌骨筋などの咀嚼筋とつながる．

145 下顎枝高 かがくしこう
Tragion-Gonion

頭蓋における人類学的計測法での計測部位の1つで，頭部エックス線規格写真における下顎頭上縁（トラギオン）から下顎角部（ゴニオン）までの垂直的長さ（距離）を表す．

146 下顎枝後縁平面 かがくしこうえんへいめん
ramus plane
同義語 下顎後縁平面

頭部エックス線規格写真における Ar（アーティキュラーレ）から下顎枝後縁に引かれた接線（左右2本の接線の二等分線）をいう．

147 下顎前突 かがくぜんとつ →反対咬合（977）

148 下顎頭 かがくとう
mandibular condyle
同義語 顆頭

下顎骨関節突起の膨らんだ関節部分をさす．上方からみて長楕円形，側方からは指頭状の形態をとり，頂上はなだらかな山形をなすが，ときに平坦，凹面のことがある．その頂上から前縁にかけては関節機能面であり，線維性軟骨で覆われる．

149 過カルシウム血症 かかるしうむけっしょう
hypercalcemia

血清総カルシウム濃度，または血清イオン化カルシウム濃度が標準値より上昇した場合をいう．原因として，原発性または副甲状腺機能亢進症，甲状腺機能亢進症，ビタミンD中毒，骨転移を示す悪性腫瘍，サルコイドーシスなどがある．多尿と多飲が特徴である．

150 過換気症候群 かかんきしょうこうぐん
hyperventilation syndrome

発作性過呼吸を繰り返し，呼吸循環症状，神経症状などの多彩な症状を呈する機能性疾患である．発作時には，胸痛，四肢または全身のしびれ，テタニー型の強直性痙攣をともなった極度の不安状態になる．紙袋を口と鼻に当ててそのなかで呼吸させること（ペーパーバック再呼吸法）で，数分程度で発作は消退する．

151 顎外固定 がくがいこてい
extraoral anchorage

歯や顎に矯正力を加えて移動するときに，その固定源を口腔外に求める方法．顎内固定，顎間固定に比べ非常に強固な固定源である．代表的な装置にヘッドギアやチンキャップ，上顎前方牽引装置などがある．

152 顎外固定装置 がくがいこていそうち
extraoral appliance

顎外固定に用いる装置の総称である．上下顎の前後または水平的顎間関係に著しい不調和を有する症例に対し，顎骨の成長発育が旺盛な乳歯列期や混合歯列期に直接外力を作用させ，人為的に上下顎骨の成長を抑制または促進し，上下顎間関係の改善をはかることを目的とする．本装置にはヘッドギアやチンキャップ，上顎前方牽引装置などが含まれる．

153 角化症 かくかしょう
hyperkeratosis

角化の異常が疾患の本態であり，角化増殖あるいは蓄積をきたし，肉眼的に角化肥厚や鱗屑を主徴とする疾患をいう．角化細胞の異常な増殖による角質の過剰生成（乾癬など）と，角化増殖は正常であるが角質剥離遅延による角質の蓄積（尋常性魚鱗癬など）がある．多くは遺伝性であるが，非遺伝性のものもある．

154 顎下腺 がくかせん
submandibular gland

三大唾液腺の1つで，ほぼ扁平の卵円形に近い形

態をなし，いわゆる口腔底をなす顎舌骨筋の下面で，下顎底と顎二腹筋の前・後腹の3辺からなる顎下三角の窩にあるが，ときにはこの窩からはみ出している場合もある．表面は外膜によって覆われているが，周囲組織との結合はゆるく限局性であるため，被膜の剝離も容易である．腺表面は平滑で小葉間結合組織はわずかであるが，小葉形成は明らかである．顎下腺からの唾液の排泄管は顎下腺管で，腺の後端から発し，顎舌骨筋の後縁からその上面に出て舌下腺の上内面を前進し，舌下小丘に開口する．ときに大舌下腺管と合流することもある．

155 顎間空隙 がくかんくうげき
intermaxillary space
　新生児において前方部の上下歯槽堤間にみられる空隙であり，乳切歯部に相当する歯槽堤縁は哺乳時に乳首が入りやすいようにアーチ状に彎曲している．通常，歯槽堤間には舌が介入しているが，乳切歯の萌出にともなう歯槽堤の膨隆により消失する．歯列の生理的空隙の有無や切歯の被蓋状態，将来の咬合形態との関連はないとされている．

156 顎関節 がくかんせつ
temporomandibular joint
　側頭骨の下顎窩と下顎頭および関節結節の間にある関節をさす．頭蓋における唯一の可動関節で，左右が一対となって動く共動関節である．これに関節包とそれを補強する関節靱帯，下顎窩と下顎頭間に介在する線維軟骨性関節円板によって構成され，さらに咀嚼筋の働きによって機能が営まれる．

157 顎関節音 がくかんせつおん
clicking, creptitus
同義語 顎関節雑音
　顎関節症の主要症状の1つで，音質の違うクリックとクレピタスがあり，それぞれ発生機序が異なる．クリックはカクカク，ガクガクと表現される関節音で，開口時に前方に転位していた関節円板が復位する際に発生する．クレピタスはザラザラ，ミシミシと表現される音で，関節円板穿孔，下顎頭や側頭骨の関節面が不整である場合に発生する．

158 顎関節雑音 がくかんせつざつおん
→顎関節音（157）

159 顎関節症 がくかんせつしょう
temporomandibular disorders
　顎関節や咀嚼筋の疼痛，関節（雑）音，開口障害ないし顎運動異常を主症状とする症状の包括的診断名（日本顎関節学会，2018）．病態は咀嚼筋痛障害（Ⅰ型），顎関節痛障害（Ⅱ型），顎関節円板障害（Ⅲ型）および変形性顎関節症（Ⅳ型）である．小児期の顎関節症は，増齢にともない発症頻度が増加することや，症状が発現・消退を繰り返す特徴を有する

ことから，一度症状がみられた場合には継続した管理が必要である．関節部への負担を避け安静をはかるなど家庭療法が第一選択となることが多い．

160 学習障害 がくしゅうしょうがい
learning disorder, learning disavility（LD）
同義語 特異的学習症
　知的発達の遅れではなく，特定の能力（他者の話を聞くまたは話す，文字の読み書き，計算や推論など）の習得や使用が著しく困難な発達障害で，男児に多い．口腔所見に特徴はない．歯科的対応では視覚素材の使用が有効である．

161 殻状歯 かくじょうし
shell tooth
　Rushton により，象牙質形成不全症および象牙質異形成症と異なる遺伝性の象牙質形成異常として報告された．エックス線写真では象牙質が著しく薄く，歯髄腔が大きい．したがって，歯が殻状の硬組織で覆われているようにみえることから殻状歯とよんだ．Shields は本症でも萌出後の時間経過とともに歯髄腔が狭窄してくることから，象牙質形成不全症のⅢ型として分類している．常染色体優性遺伝と考えられている．

162 顎態診断法 がくたいしんだんほう
gnathostatic diagnosis
　Simon によって提唱された不正咬合の診断法の1つである．3平面診断法ともよばれる．人類学的方法を導入して顔面の計測の基準となるフランクフルト平面，正中矢状平面，眼窩平面の3平面を設定し，顔面の構造と歯列弓の位置関係を三次元的に分析する．フランクフルト平面は歯，歯列の垂直発育の過不足を判定する基準となり，正中矢状平面は，歯列弓の狭窄および開大を判定する基準となる．また，眼窩平面は，歯列の前突および後退を判定する基準となる．

163 拡大スクリュー かくだいすくりゅー
→拡大ねじ（164）

164 拡大ねじ かくだいねじ
expansion screw
同義語 拡大スクリュー
　狭窄した顎または歯列弓を側方に拡大する装置において，拡大機構を担う中心的部品である．可撤式床装置に用いられる拡大ねじは，傾斜移動により歯列弓を側方や前方に拡大したり，個々の歯を移動する作用をもつ．固定装置に用いられる拡大ねじは，上顎両側の第一小臼歯と第一大臼歯のバンドにろう着され，迅速で的確な歯列弓の側方拡大作用をもつ．

165 顎態模型 がくたいもけい
gnathostatic model
基準化された口腔模型の1つである．歯，歯列弓，

咬合状態のみでなく，歯や歯列弓と顔面との位置関係をみることができ，Simon の顎態診断法に用いられる．平行模型に比べると頭蓋に対する上下顎の関係，上顎骨基底に対する下顎骨基底の位置的関係，あるいは上下顎の基底と歯列弓との関係など多くの情報が得られる点で有利だが，調整には労力と時間，技術を要する．現在は平行模型が一般的で，顎態模型はあまり用いられなくなった．

166 顎態模型調整器 がくたいもけいちょうせいき
gnathostat
顎態診断法に必要な3平面（フランクフルト平面，正中矢状平面，眼窩平面）を基準として顎態模型を製作するために使用される装置．本装置は顔面と歯列弓の三次元的な位置関係を再現し，顎態模型の基底面とフランクフルト平面が平行になるように調整する目安となる．

167 学童期 がくどうき
school age
満6歳から12歳までの期間をいう．小学校在学の期間に相当する．身体的成長や精神的発達の高度化が生じる時期で，歯科的には混合歯列期にあたる．

168 獲得被膜 かくとくひまく →ペリクル（1045）

169 獲得免疫 かくとくめんえき
acquired immunity
同義語 後天免疫
食細胞を中心とした非特異的防御機構により排除できない病原性微生物に対する特異的防御機構のことをさす．抗原や抗原提示細胞がTリンパ球やBリンパ球へ働きかけることにより，抗原に対して特異的な抗体を産生し，次回からの抗原侵入に対してもすみやかに攻撃することができる免疫系である．

170 角度的計測法 かくどてきけいそくほう
angular measurement
同義語 角度的分析法
側面頭部エックス線規格写真における顎顔面頭蓋の形態的評価では，設定した各点をもとに角度的計測や長さ的計測（距離的計測）および図形的計測が行われる．角度的計測では，一般にDowns法（フランクフルト平面を基準平面），Northwestern法（S-N平面を基準平面）が用いられている．計測項目として，骨格型（歯と歯槽突起にかかわるものを含まない顎顔面部の骨格の評価）に属するものと咬合型（上下顎の歯の相互の位置関係，歯と顎顔面の骨格との位置関係の評価）に属するものがある．

171 角度的分析法 かくどてきぶんせきほう
→角度的計測法（170）

172 顎内固定 がくないこてい
intermaxillary anchorage
固定源となる部位からみた分類の1つであり，移動の対象となる歯や歯群と，装置の足場となってこれに対抗する歯や歯群が同一顎内にある場合をいう．舌側弧線装置の補助弾線による力で前歯を移動する際に，複根歯で歯根表面積が大きい同一顎内の大臼歯を固定源として用いる場合がこれにあたる．

173 隔壁 かくへき
matrix
同義語 マトリックス
Ⅱ級窩洞やMOD窩洞などの側方開放型の複雑窩洞に，コンポジットレジンなどの成形修復材を填塞する際に，形態付与のために用いる金属製あるいはプラスチック製ストリップスをいう．マトリックスバンドのみで用いる方法（Tバンドやイージーマトリックス）とマトリックスバンドとマトリックスリテーナーを併用する方法がある．

174 家系図 かけいず
pedigree
特異的な形質を有する患者（発端者）の家系的要因を明らかにするために，配偶者，両親，子ども，同胞，祖父母ならびに親族などの血縁関係を縦・横の直線などで系統的に表現した図表をいう．家系図に使用するおもな記号や数字は一般に一定しているが，表現様式や診査基準は研究者により異なることがある．

175 鵞口瘡 がこうそう thrush
→口腔カンジダ症（332）

176 過剰結節 かじょうけっせつ
supernumerary tuberculum
歯冠部に存在する，通常は認められない結節．切歯結節，犬歯結節，Carabelli結節，プロトスタイリッド，臼傍結節，臼後結節などがある．中心結節を含める場合もあるが，これは成因と発生場所からすると異常咬頭に含めるほうが妥当である．

177 過剰歯 かじょうし
supernumerary teeth
ヒトの歯は歯種によりその数が決まっているが，定数以上に存在する歯をいう．原因はいまだに不明とされている．過剰歯の形態は，正常に近いものから円錐形をしたものまで種々みられ，口腔内に萌出するものと，萌出せず埋伏するものがある．上顎正中部に1本のみ存在する過剰歯は，正中歯とよぶことがある．下顎切歯部の過剰歯はまれである．小臼歯部の過剰歯は下顎で多くみられる．大臼歯部の過剰歯は比較的多くみられ，第三大臼歯の後方にあるものを臼後歯，上顎第二・第三大臼歯の近心頬側にあるものを臼傍歯とよぶ．

178 下唇小帯 かしんしょうたい
lower labial frenulum
下唇内面の粘膜が正中線上で唇側歯肉粘膜境へ向

かうところで縦走する一条のヒダのこと．一般的に上唇小帯に比べ発育が悪い．

179 **下垂体性小人症** かすいたいせいこびとしょう
pituitary dwarfism
　現在では成長ホルモン分泌不全性低身長症とよばれる内分泌疾患である．成長ホルモン分泌不全による低身長で，原因別に器質性・遺伝性・特発性に分類される．器質性はほかの下垂体ホルモンの分泌不全を合併していることが多く，成長ホルモンに加えそれらのホルモンの適切な補充が必要である．

180 **仮性露髄** かせいろずい
pseudoexposure of pulp
　歯髄と口腔が直接交通している状態ではなく，歯髄の一部を軟化象牙質（感染象牙質）が覆っていて，一見露髄がないようにみえるが，エキスカベータなどで軟化象牙質を静かに除去していくと露髄が起こるような歯髄の状態をいう．→不顕性露髄（1015）

181 **家族歴** かぞくれき
family history
　医療面接において，患者の両親，祖父母，同胞，配偶者，子ども，親族などについて，その健康状態，罹患した疾患，死因，死亡年齢などを聴取し，記載したもの．聴取するおもな疾患としては，神経疾患，血液疾患，心臓血管系疾患，アレルギー性疾患，悪性腫瘍，糖尿病，結核，性病，奇形などがある．

182 **片麻痺** かたまひ
hemiplegia
　身体の片側にみられる麻痺で，一側の上下肢の機能障害であり，ときには顔面筋を含む．片麻痺は先天異常にともなうもの以外に，後天的な脳血管障害によっても起こりやすい．

183 **学校保健法** がっこうほけんほう
school health low
　学校保健は，幼児，児童，生徒，学生および教職員の健康と安全に関する教育活動である．具体的には保健教育，保健管理，学校安全，学校体育，学校給食などが含まれる．このように学校保健は，ほかの国では児童を対象とする公衆衛生保健体系のなかに組み込まれているところもあるが，わが国では学校教育のなかに保健の問題が組み込まれている．学校保健は，保健教育，保健管理，保健組織活動で構成され，学校保健法は，健康診断，環境管理，生活管理などを包括する保健管理のなかで規定されている．このなかで歯や口腔に関する部分を学校歯科保健（school dental health）という．

184 **顎骨骨折** がっこつこっせつ
fracture of jaw
　下顎骨骨折は前歯部，下顎角部，下顎頸部が多く，上顎骨骨折は，骨折線の位置によって Le Fort Ⅰ，

Ⅱ，Ⅲ型に分類される．また上顎骨骨折と合併して頬骨および頬骨弓骨折が発現することもある．治療法として，徒手整復や歯牙結紮法，顎間固定，線副子，床副子固定法などの非観血的整復・固定法や，プレート，メッシュトレーなどを骨折線上にあてて固定する観血的整復法が適用される．

185 **顎骨骨膜炎** がっこつこつまくえん
periostitis of the jaws
　炎症の中心がおもに顎骨骨膜に存在するものをいう．歯性の細菌感染症や，外傷，抜歯創からの感染などにより発症する．急性顎骨骨膜炎は，発熱，所属リンパ節の腫大・圧痛，また開口障害，嚥下障害がみられることもある．原因歯の咬合痛および打診痛，原因歯付近の歯肉から歯肉頬移行部および相当する顔面皮膚に著明な発赤，腫脹が出現する．慢性顎骨骨膜炎は，全身および口腔内外に急性症状は認められないが，原因歯周辺歯肉および歯肉頬移行部にしばしば瘻孔の存在と同部からの排膿を認める．急性，慢性ともエックス線像にて原因歯の根尖部に透過像を認めることが多い．

186 **褐色歯** かっしょくし
brown teeth
　歯の着色は，歯の形成中の沈着，歯質の形成不全，歯髄内の出血や歯髄壊死，金属などの外因などによって生じるが，その程度によってさまざまな色調を呈する．褐色は比較的程度の高い着色の表現として用いられる．

187 **可撤保隙装置** かてつほげきそうち
removable space maintainer
　乳歯列期および混合歯列期の，1歯から多数歯にわたる乳歯，あるいは永久歯の早期喪失例に用いられる着脱可能な保隙装置をいう．欠損部に人工歯を組み入れることで，咀嚼機能の回復，垂直保隙，審美性の回復が可能となる．

188 **顆頭** かとう　→下顎頭（148）

189 **窩洞外形** かどうがいけい
contour line
　窩洞の範囲を示す線を窩洞外形線といい，窩洞形成後の窩縁にあたる．この窩洞外形の原則は罹患歯質が除去されたあと，齲窩の大きさや位置，遊離エナメル質の除去，予防拡大，咬頭や隆線の保存，円滑な曲線，審美的な外形，修復物の種類などを考慮して設定される．

190 **窩洞形成** かどうけいせい
cavity preparation
　齲蝕や破折などによる歯の実質欠損に対して，その修復に必要な外形，保持，抵抗，便宜および窩縁形態を付与して歯質を削除形成することをいう．臨床上の配慮として，歯髄の保護と温存を前提に，歯

質の削除量を最小限にとどめ，なおかつ病的歯質の完全除去が原則となる．

191 過敏性体質 かびんせいたいしつ
hypersensitive constitution

宿主にとって有害なものにとどまらず，無害，または有用な寄生体以外の異物に対して免疫系が攻撃し，これにともない自己の組織や細胞を傷害してしまう体質のことをさす．予防と治療は抗原である微生物や異物との接触を避けること，リンパ球の抑制やエフェクター活性の制御があげられる．

192 歌舞伎症候群 かぶきしょうこうぐん
Kabuki syndrome
同義語 歌舞伎メイキャップ症候群

主徴は歌舞伎のメイキャップに似た特有な顔貌，とくに切れ長の眼瞼裂と下眼瞼外側1/3の外反，骨格異常，特異な皮膚紋理，精神発達遅滞，低身長，易感染性である．歯科的には高口蓋，歯列不正，ときに口蓋裂，欠如歯などがある．

193 歌舞伎メイキャップ症候群 かぶきめいきゃっぷしょうこうぐん
→歌舞伎症候群（192）

194 窩壁 かへき
cavity wall
窩洞形成によってできる窩洞の内壁をいう．

195 ガマ腫 がましゅ
ranula

舌下腺，口腔底の小唾液腺，あるいは顎下腺からの唾液の流出障害によって生じる囊胞．一般に片側性の口腔底の腫脹を示し，舌下型（舌下腺）が多く，まれに顎下型（顎下腺）や舌下−顎下型（舌下腺−顎下腺）がみられる．

196 Carabelli 結節 からべりーけっせつ
Carabelli tubercle

上顎第一大臼歯の舌側近心咬頭の口蓋側にみられる過剰結節である．上顎の第二乳臼歯や第二大臼歯にもみられることがある．下顎にはみられない．

197 顆粒球減少症 かりゅうきゅうげんしょうしょう
→好中球減少症（372）

198 カルシウム代謝 かるしうむたいしゃ
calcium metabolism

生体内に摂取されたカルシウムは腸管から吸収され，糞便，尿中に排出される．腸管から血液中に入ったカルシウムは全身を循環し，そのほとんどが歯や骨に移行，貯蔵される．腎臓で大量のカルシウムが血液中から糸球体濾液中に移行するが，大部分は尿細管で再吸収される．生体は血中のカルシウム濃度を一定に維持するための内分泌系を備えており，血中のカルシウムが低下すると，副甲状腺ホルモン（parathyroid hormone，PTH）が血中カルシウム

を増加させ，ビタミン D_3（1,25-dihydroxycholecalciferol）も PTH とともに血中のカルシウムを増加させる．一方，血中カルシウムが増加すると，カルシトニン（calcitonin）が骨からのカルシウム放出を抑制し，血中カルシウムを減少させる．

199 カルボキシレートセメント かるぼきしれーとせめんと
carboxylate cement

インレーやクラウンの合着に用いられる歯科用セメントである．粉末は酸化亜鉛，液はポリアクリル酸の水溶液で，ポリアクリル酸のカルボキシル基が水に接触・解離してカルボキシルイオンとなり，酸化亜鉛の亜鉛イオンとキレート結合して架橋構造を形成し硬化する．リン酸亜鉛セメントに比較して，引張強度は約2倍，圧縮強度は約1/2，接着強度は5〜8倍，被膜厚さと硬化時間はほぼ同程度である．

200 川崎病 かわさきびょう
Kawasaki disease
同義語 急性熱性皮膚粘膜リンパ節症候群

川崎富作により報告された乳幼児の急性熱性発疹性疾患である．6つの主要症状（①発熱，②四肢の硬性浮腫，③不定形発疹，④結膜充血，⑤口唇紅潮・苺舌，⑥頸部リンパ節腫脹）のうち5つ以上，もしくは4つの症状と経過中冠状動脈瘤が確認された場合，川崎病（急性熱性皮膚粘膜リンパ節症候群）と診断できる．発症は1歳にピークがあり，4歳未満が80%を占め，男児に多い．

201 簡易防湿 かんいぼうしつ
simple exclusion of moisture

治療時の施術野の乾燥状態を保つため，円筒状の綿花やガーゼを用いた簡便な防湿法をいう．ラバーダム防湿法に比べて防湿効果は不完全で，歯内療法時の無菌操作も不十分であり，洗浄液や消毒液の口腔への飛散，漏洩，あるいは汚染物質や手用器具の口腔内への落下による誤嚥や誤飲などの事故防止に対する効果も不十分である．

202 眼窩平面 がんかへいめん
orbital plane

両眼点を通りフランクフルト平面に垂直な仮想平面．眼点とは，生体において，正面前方を向いたときの瞳孔の直下で，眼窩下縁と交わる点である．フランクフルト平面，正中矢状平面とともに顎態模型を製作するときの基準面となる．

203 含歯性囊胞 がんしせいのうほう
dentigerous cyst
同義語 濾胞性歯囊胞

エナメル組織の形成完了後に，エナメル器に囊胞化が起こって発生するものをいう．正常な永久歯に発現し，種類は中心性，側方性，多房性がある．発

現頻度は中心性がもっとも多い．上顎では前歯部の埋伏過剰歯と切歯，下顎では第三大臼歯と小臼歯に多くみられる．治療は，囊胞の完全摘出が原則であるが，小児では開窓術と埋伏歯の萌出誘導を行う．

204 眼耳平面 がんじへいめん
→フランクフルト平面（1032）

205 環状齲蝕 かんじょううしょく
circular caries
同義語 輪状齲蝕
齲蝕の発生部位に着目した分類の1つであり，多くは切歯の歯頸部が唇側から隣接面・舌側まで連続して帯状に侵される齲蝕のことをいう．口腔清掃の不良や不適切な食生活に起因することが多い．

206 冠状縫合 かんじょうほうごう
coronal suture
頭蓋冠を構成する骨のうち，前頭骨と左右の頭頂骨とを連結する縫合をいう．頭蓋冠の前方部を冠状に走行するために冠状縫合とよばれる．女性の髪飾りのカチューシャの装着部にほぼ一致する．前頭骨と頭頂骨の結合部は互いにノコギリの歯がかみ合ったようになり，鋸状縫合に分類される．

207 間食 かんしょく
intermediate meals
3度の食事以外に食品・飲料を摂取することをいう．幼児の場合，身体のわりに多くの栄養を必要とするため，通常，1日の所要エネルギーの10〜15％を，1日1〜2回，食事時間との間隔を考慮して与える．小児においては，間食の回数は齲蝕の発生と明確に関連するため，齲蝕予防のための食事指導の際には，間食に対する指導が重要になる．

208 間接覆髄法 かんせつふくずいほう
indirect pulp capping
歯髄保存療法の1つである．歯の切削や歯冠破折によって露出した健全象牙質面を通じて歯髄に加わる外来刺激を物理的に遮断するとともに，露出象牙質面に応用した間接覆髄剤の物理的刺激による歯髄傷害の鎮静化をはかる処置である．この処置は，さらに直下の髄腔壁に修復象牙質の新生・添加を促し，歯髄を保護することになる．暫間的間接覆髄法との違いに注意．→暫間的間接覆髄法（454）

209 感染根管治療 かんせんこんかんちりょう
infected root canal treatment
歯髄感染が進展し，根管壁象牙質細管内にまで細菌が侵入した感染性歯髄炎や，感染が根尖孔外まで波及した根尖性歯周炎に罹患した患歯に対する処置をいう．感染した根管壁象牙質を器械的ならびに化学的に除去（根管拡大）し，根管消毒を行うことによって根管内を無菌状態に保つとともに，根尖部歯周組織の消炎を施した後，根管充填材で根管を封鎖

し，患歯の保存をはかる治療をいう．生理的歯根吸収がみられる乳歯では，歯根吸収が根尖1/3を超えた歯根吸収期の感染根管乳歯では，良好な予後が期待できないことがある．→根管治療（425）

210 感染性心疾患 かんせんせいしんしっかん
infective heart disease
後天性心疾患で，心臓への細菌性感染や，ウイルス，真菌などの微生物による非細菌性感染によって引き起こされる心疾患のことをさす．感染は外科処置や歯科処置によって口腔内微生物が血液中に侵入することから生じ，治療が遅れると重篤な全身症状を起こす．予防や早期治療には抗菌薬を用いる．

211 感染性心内膜炎 かんせんせいしんないまくえん
infective endocarditis
菌血症をきたし，心内膜に感染病巣を生じ，心症状以外にも多彩な全身症状を呈する重篤な疾患である．従来，細菌性心内膜炎とよばれていたが，起炎物質として，細菌以外に真菌，ウイルスによるものもあるため，感染性心内膜炎となった．先天性心疾患を有する患者が，抜歯やその他の歯科治療を受けたときに発症することによるものが多い．そのため，歯科治療前に抗菌薬の予防投与を必要とする．

212 陥入〔歯の〕 かんにゅう
intrusion
外傷による歯の歯槽骨内への転位で，歯槽窩の破折をともなう．上顎乳切歯の外傷に多く，歯冠の1/3程度のものからまったくみえなくなるまで陥入することもある．乳歯の場合は数か月の間に自然にもとの位置に戻ることが多く，処置としては経過観察を行う．しかし，陥入が著しく，後継永久歯胚の歯囊内に達している場合は，永久歯への影響を考慮して抜歯することもある．幼若永久歯の陥入では，自然復位することは少なく，必ず整復・固定しなければならない．

213 顔面角 がんめんかく
facial angle
頭部エックス線規格写真におけるフランクフルト平面と顔面平面とのなす角度をいう．顔面の側貌を評価するのに用い，下顎オトガイ部の突出度を表している．

214 顔面規格写真 がんめんきかくしゃしん
oriented facial photograph
顔面頭蓋の成長発育を評価するために，一定の規格で撮影した顔面の写真．被写体を一定の位置に固定し，フィルム面から一定の距離を保ちながら撮影する．通常，フランクフルト平面を床面と平行に保ちながら，正貌（正面像），左右側貌（側面像），45度斜位を撮影する．一般に正貌では，顔面の形状や左右の対称性を評価し，側貌では額部から鼻根部，

鼻尖，オトガイ部へいたるプロフィールのバランスと上下口唇の形状を評価する．

215　顔面頭蓋　がんめんとうがい
facial bones

　脳頭蓋とともに頭蓋を構成する．頭蓋底を境として，脳頭蓋の下部にあり，8種（鼻骨，頰骨，上顎骨，下顎骨，涙骨，鋤骨，口蓋骨，下鼻甲介）14個の顔面骨で構成され，顔面を形づくる．脳頭蓋が神経型の成長を示すのに対し，顔面頭蓋は出生後の成長発育が著しく，顔面頭蓋と脳頭蓋の容積比を比較すると，出生時の1：8から，成人では1：2となる．

216　顔面平面　がんめんへいめん
facial plane

　頭部エックス線規格写真におけるN（前頭鼻骨縫合部最前点）とPog（下顎下縁平面と直交する直線がオトガイ部隆起外縁と接する点）とを結んだ直線をいう．

き

217　既往歴　きおうれき
anamnesis

　患者が過去に罹患した疾患をはじめとするすべての健康状態に関する資料のこと．小児患者の医療面接で聴取すべき項目は，出生時の状態，栄養および発育状態，アレルギーの有無，過去にかかった感染症や全身疾患ならびに常用薬剤などがある．

218　気管内異物　きかんないいぶつ
tracheal foreign body

　気管内に入り，停滞した異物をさす．異物としては，玩具，食品（ゼリー，餅）あるいは嘔吐物が多い．最悪の場合，気道が閉塞状態となり換気が行えず窒息死にいたることがある．抜歯にあたって，抜去歯が気管内に迷入したり，インレー，クラウンなどの補綴物が気管内に迷入することがある．これらの気管内異物では換気が可能であるため見過ごされ，重篤な炎症を惹起することがある．気管内異物が疑われたならば，胸部エックス線，CT，あるいはMRI検査で確認する必要がある．

219　奇形　きけい
malformation
同義語　変形

　出生時に認められる身体構造の形態上の異常な発育状態の総称をいう．肉眼形態に限局するという考えと，染色体異常などの細胞レベルにおける異常も含めるべきとする考えがある．一般に高齢出産になるほど奇形の発現頻度は高くなる．また，奇形の発現時期としては胎生初期の器官発生期（3～12週）に多い．原因としては放射線などの物理的作用，種々の薬剤，母体の感染症などや，さらに遺伝的素因も

関係しているものと考えられている．

220　偽性副甲状腺機能低下症
　ぎせいふくこうじょうせんきのうていかしょう
pseudohypoparathyroidism
同義語　骨多発性線維性異栄養症

　本症は副甲状腺ホルモンに対する標的組織の先天性不応症にともなう低カルシウム血症，高リン血症ならびに特徴的な身体的，骨エックス線学的所見を示し，Albrightによって報告された．しかし，身体的特徴を有しながらホルモン不応症と電解質異常を欠く症例やその逆もあるが，表現型の違いとして，Albright遺伝性骨異栄養症候群の統一呼称がある．歯科的には，低カルシウム血症性テタニーがみられ，重篤なエナメル質減形成ならびに象牙質の形成障害がみられる．本症では第4，5指短縮をともなうものがあり，それらの指の中手骨指骨関節部の突出がみられないものをAlbright徴候という．

221　基底結節　きていけっせつ
basal tubercle

　前歯の歯冠舌側面の歯頸線上の膨隆をさす．単純な豊隆状のものから，突起状のものまで形態はさまざまである．大きなものは対合歯と干渉して不正咬合の原因となることもある．またこの結節と舌側面との間にできる小窩や裂溝は，清掃不十分になりやすく齲蝕が発生する可能性が高いので注意が必要である．

222　基底細胞母斑症候群
　きていさいぼうぼはんしょうこうぐん
basal cell nervus syndrome
同義語　類母斑基底細胞癌症候群

　基底細胞母斑，歯原性角化囊胞，骨格異常，頭蓋内石灰化を特徴とする症候群で常染色体優性遺伝様式をとる．多彩な臨床症状を示すが，歯原性角化囊胞は80％以上の症例にみられ，上下顎骨内に多数の囊胞がみられるのが特徴である．

223　機能的顎矯正法　きのうてきがくきょうせいほう
functional jaw orthopedics

　AndresenとHauplにより発表された顎矯正法で，その発祥の地からノルウェー法ともよばれている．本法はワイヤーやゴムの弾性を利用する矯正法と概念が異なり，使用される装置は機能的矯正装置とよばれ，この装置自体には矯正力はない．機能的矯正装置は，口腔内である程度可動性があり，構成咬合によって生じる舌や口腔周囲筋の力が，歯や歯周組織あるいは顎に加わることにより，水平的，垂直的な歯の移動や下顎位の変化が起こり不正咬合が改善される．

224 機能的矯正装置 きのうてききょうせいそうち
functional appliance

ワイヤーやゴム様材料の弾力を矯正力として使用せず，口輪筋，頬筋をはじめとする口腔周囲筋や舌の機能力を矯正力として利用する装置である．弾性材料を使った歯の移動様式を採っていないため，その装置自体では矯正力は生じず，構成咬合により口腔周囲筋に機能力を与えることで矯正力が生じる．機能的装置としては，アクチバトール（アクチベータ，FKO），バイオネーター，Bimler の可撤式装置，咬合斜面板，切歯斜面板，リップバンパー，オーラルスクリーンなどがある．

225 偽膜 ぎまく
pseudomembrane

凝固壊死に陥った粘膜にフィブリンが析出し，白血球浸潤が加わって膜様になったもの．代表的なものに *Candida albicans* による舌，食道の偽膜，ジフテリア菌感染による咽頭，気管の偽膜，細菌性赤痢における大腸粘膜の偽膜がある．

226 逆生 ぎゃくせい
inversion

歯の萌出方向が口腔側以外に向かっていること．

227 逆生歯 ぎゃくせいし
inverted teeth

顎骨内で萌出方向が口腔側以外の歯をさす．歯胚の位置異常が原因である．上顎正中過剰歯にもっとも多い．上顎では中切歯，側切歯，犬歯などにみられ，埋伏していることが多い．まれに鼻腔や上顎洞内へ萌出する．下顎では第三大臼歯に多く，下顎枝の上方に逆生の状態で長期間存在していることがある．埋伏逆生歯により上顎前歯部の歯列不正や隣在歯の歯根吸収を生じる場合もあるので，抜歯が適応である．

228 QOL きゅーおーえる
quality of life

「生活の質」の意で，QOL の向上を求めて，高度の医療技術の提供，十分な医療設備，診療情報の開示，医師の説明責任，良好な人間関係など患者の医療への要求も多岐にわたるようになってきた．また，予防への関心も高まり，生活習慣の改善や高齢化にともなう介護や在宅医療などへの対応がせまられている．

229 救急処置 きゅうきゅうしょち
emergency treatment

意識障害，呼吸停止，心停止あるいはそれに近い状態に陥った人に対して，人工呼吸や循環の補助あるいは薬物投与などを行って救命する一連の処置をいう．小児では成人と異なり，心原性の心肺停止よりも，気道閉塞や呼吸不全から呼吸停止となって心停止となることが多い．したがって，酸素を供給することを念頭に，気道確保と換気をすみやかに行えば救命率は向上する．異物による気道閉塞には，背部叩打または胸部突き上げ法（Heimlich 法）を行う．

230 臼後歯 きゅうごし
distomolar

上下顎の第三大臼歯の遠心に出現する過剰歯で，第四大臼歯ともいわれる．臼後歯は歯堤の遊離端の増殖や歯胚の分裂によるものといわれている．結節状や縮小形を示すことが多く，第三大臼歯の遠心面と癒合して臼後結節となることもある．

231 休止型齲蝕 きゅうしがたうしょく
arrested caries

齲蝕の進行状態に着目した分類の1つであり，慢性齲蝕のうち齲蝕の進行がほとんど止まっているものをいう．多くは象牙質齲蝕に対して用いられ，休止型の場合，着色を認めるものの，鋭利な器具で除去しようとしても簡単には除去できない硬化した状態である．

232 臼歯部交叉咬合 きゅうしぶこうさこうごう
posterior cross bite

上下顎の歯列弓が側方（頬舌）的に交叉し，臼歯部が逆被蓋で反対咬合の状態のものをいう．臼歯部交叉咬合では上下顎正中の不一致，片側の臼歯部反対咬合がみられる．乳歯列や混合歯列にみられる歯槽性の臼歯部交叉咬合では，歯の萌出方向や萌出位置のずれから歯列弓形態が左右非対称となり，上下顎の歯列の大きさ（歯列弓幅）の不調和が原因となることが多い．その場合，上顎歯列がやや小さい状態で，左右側いずれかの片側性交叉咬合となる．

233 吸指癖 きゅうしへき
finger sucking habit

指しゃぶりともいう．吸指癖は乳児期では一般にみられ，胎児でもすでにみられることから，吸啜と関係した生理的なものと考えられている．吸指癖は，1〜2歳を過ぎると定着しやすくなり習慣化するが，3歳を過ぎるとしだいに減少し，5歳ではごく一部にのみみられる．口腔への影響は，吸指癖の期間，頻度，吸う強さ，時間により異なり，4歳ころまでに止めれば歯列・咬合への影響は少ない．4歳を過ぎても吸指癖がみられる場合には，咬合誘導上，止めさせていく対応が望ましい．

234 吸収期 きゅうしゅうき
period of resorption

後継永久歯胚の成長により，乳歯歯根に破骨細胞による生理的吸収が生じる．歯根吸収の進行にともない動揺が著明になり，最終的に乳歯は脱落する．この乳歯歯根の生理的吸収が生じている時期を吸収

期という．すなわち，歯根安定期の後の時期である．
吸収期では，歯根吸収にともない歯髄組織の変性が
生じる．具体的には，歯根吸収が1/2程度で，吸
収面の近くで歯髄組織の減少と線維の増加，象牙芽
細胞の一部消失が起こる．さらに破骨細胞による吸
収が歯髄腔におよぶと歯髄組織は肉芽様組織に変化
する．吸収期における歯髄処置には適応症が存在し，
抜髄法は歯根吸収が1/3程度まで，生活歯髄切断
法は1/2程度までにしか適応できないため，歯髄
処置を行う際にはエックス線写真による確認が必要
である．

235 吸収組織 きゅうしゅうそしき
  resorbring tissue
　乳歯歯根に後継永久歯胚が接近すると，両者間の
組織は肉芽組織様の吸収能をもつ組織に変化する．
この組織を吸収組織とよび，3層からなる．乳歯歯
根に接する表層部では多数の破骨細胞が認められ，
その下層部は毛細管に富む結合組織であり，深層部
は線維性組織で構成されている．

236 吸唇癖 きゅうしんへき
  lip sucking
　口唇を吸引する癖をいい，下口唇を吸引すること
が多い．幼児期前半に比較的みられやすい．下口唇
の吸唇癖の歯列・咬合への影響としては，上顎前歯
の唇側傾斜，下顎前歯の舌側傾斜が生じやすい．そ
れにともない上顎前突や前歯部開咬がみられること
もある．

237 急性齲蝕 きゅうせいうしょく
  acute caries
　齲蝕の進行速度に着目した分類の1つで，進行が
速いのが特徴である．乳歯や幼若永久歯の齲蝕，あ
るいは高齢者に認められる根面齲蝕はこの分類に入
ることが多い．軟化象牙質は湿潤に富み，修復象牙
質を形成することはほとんどない．急性歯髄炎を併
発することがある．

238 急性炎症 きゅうせいえんしょう
  acute inflammation
　炎症は細胞や組織に加えられた侵襲に対する生体
応答の表現であり，防衛・再生・修復の諸反応と免
疫応答の総和である．炎症は一般に臨床的に急性症
状を示す滲出性炎から慢性炎症を示す増殖炎症に移
行する．急性炎症では血管反応が主であり，血漿成
分や好中球を主体とする細胞成分の滲出が生じる．

239 急性顎骨骨髄炎 きゅうせいがっこつこつずいえん
  acute mandibular osteomyelitis
　炎症がおもに顎骨骨髄に存在し，全身および口腔
内外に急性症状がみられるものをいう．歯槽骨炎，
智歯周囲炎などの歯性の炎症が骨髄に波及して発症
するほか，骨折などによる骨髄への直達感染や抜歯

創からの感染などによって発症することもある．激
しい疼痛，発熱，下顎リンパ節の腫大・圧痛，頬部・
歯肉におけるびまん性の腫脹，原因歯により近心の
数歯が打診に対して敏感になる弓倉症状，下顎骨で
は，オトガイ神経の知覚異常，ついで知覚鈍麻ある
いは麻痺をきたす Vincent 症状がみられることがあ
る．

240 急性化膿性歯根膜炎
  きゅうせいかのうせいしこんまくえん
  acute suppurative periodontitis
　辺縁性と根尖性のものがある．小児期では齲蝕の
放置により歯髄炎から続発する根尖性のものがほと
んどである．炎症が歯根膜に限局し化膿巣を形成し
た状態で，自発痛と打診痛が強く，挺出感をともな
う．周囲歯肉の発赤，腫脹，圧痛，さらに所属リン
パ節の腫脹・圧痛があり，発熱や不眠を訴えること
もある．歯髄は壊疽の状態が多く，エックス線写真
では歯根膜腔の拡大が認められる．

241 急性化膿性歯髄炎 きゅうせいかのうせいしずいえん
  acute suppurative pulpitis
　感染性歯髄炎の1つで，急性齲蝕による感染が歯
髄に波及して発症し，拍動性の強い自発痛がある．
温熱刺激で疼痛を発する．齲窩には多量の軟化象牙
質が認められるが，肉眼的には露髄は認められない．
修復物が存在すると，患歯を明示できないこともあ
る．炎症が根尖部にまで波及すると，打診痛を訴え
る．炎症が歯髄全体におよんだびまん型性（蜂窩織
炎型）と髄腔を穿通させ排膿させることによって臨
床症状の寛解をはかれる限局性（膿瘍型）とがある．
本症は，ただちに処置する場合は抜髄法が適応とな
る．

242 急性骨髄性白血病
  きゅうせいこつずいせいはっけつびょう
  acute myelogenous leukemia
　小児の白血病の80%が急性リンパ性白血病
（ALL）で，残りの20%が急性骨髄性白血病（AML）
である．急性骨髄性白血病の長期生存率は30〜
40%と低いが，治療法の開発などにより生存率は
増加傾向を示す．→白血病（962）

243 急性根尖性歯周炎
  きゅうせいこんせんせいししゅうえん
  acute apical periodontitis
　根尖部歯周組織の急性炎症性病変で，病変の進行
にともない周囲の歯槽骨，骨膜，歯肉などに波及す
る．齲蝕などを起因として根管からの感染が根尖周
囲組織に波及し発症する．初期は軽い挺出感を示す
程度であるが，炎症が進行するにつれて，歯の動揺
と激しい疼痛（自発痛，咬合痛，打診痛）を認め，
ときに歯肉や顔面の腫脹をともなうこともある．

エックス線像は正常に近い像を示すか，または患歯に限局しないびまん性の透過像を示す.

244 急性耳下腺炎 きゅうせいじかせんえん
acute parotitis

口腔の清掃不良，脱水状態の持続，重症全身疾患などが誘因になり，感染が耳下腺の排泄管を上行し起こる耳下腺の急性炎症. 腫脹，疼痛，発熱，排泄管からの膿汁流出があり，局所の皮膚発赤，浮腫，顎運動障害をきたし，最終的には膿瘍形成，内外瘻孔形成をみる.

245 急性歯槽骨炎 きゅうせいしそうこつえん
acute alveolar osteitis

多くは齲蝕に継発する化膿性根尖性歯周炎が歯槽骨に波及した急性炎症であるが，歯周病から併発する辺縁性の場合もある. 症状は自発痛が顕著であり，打診痛も著しい. 原因歯の挺出感や動揺も顕著である. さらに，周囲歯肉の発赤，腫脹も認められる. 通常，37〜38℃の発熱がみられる. 所属リンパ節の腫脹，圧痛を認めるが，開口障害は認めない.

246 急性漿液性歯髄炎
きゅうせいしょうえきせいしずいえん
→急性単純性歯髄炎（247）

247 急性単純性歯髄炎
きゅうせいたんじゅんせいしずいえん
acute simple pulpitis
同義語 急性漿液性歯髄炎

非感染性歯髄炎で，病理組織学的には急性漿液性歯髄炎である. 歯質の欠損は浅く，齲窩と歯髄腔との間には健全象牙質が存在する. 齲蝕，外傷，歯の切削刺激などが原因で発症する. 冷刺激に対し一過性の疼痛を訴え，患歯を特定できることが多い. 本症では，まず歯髄鎮静法を施し，不快症状の消退後に修復を行う. 不快症状が除去できない場合のみ，歯髄除去療法を施す.

248 急性熱性疾患 きゅうせいねつせいしっかん
acute febrile disease

小児における頻度の高い急性熱性疾患には，生後3か月未満児の発熱，病巣不明熱，高熱性ウイルス性疾患（ヘルペス性歯肉口内炎，ヘルパンギーナ，麻疹など）と川崎病（急性熱性皮膚粘膜リンパ節症候群）がある.

249 急性熱性皮膚粘膜リンパ節症候群
きゅうせいねつせいひふねんまくりんぱせつしょうこうぐん
mucocutaneous lymph node syndrome
→川崎病（200）

250 急性リンパ性白血病
きゅうせいりんぱせいはっけつびょう
acute lymphatic leukemia

小児白血病症例の約80％を占める. 2〜6歳に発症のピークがあり，Down 症候群など，ある種の染色体異常をもつ小児でより多くみられる. 病因は不明であるが，おもにリンパ系幼若細胞が骨髄中で腫瘍性に増殖し，正常造血能の急激な抑制（高度の血小板減少と顆粒球減少）を主症状とする. 現在では，生存率も改善されてきている.

251 急性リンパ節炎 きゅうせいりんぱせつえん
acute lymphadenitis

細菌や毒素などがリンパ管を通ってリンパ節に達することにより生じる急性炎症で，多くはリンパ節所属領域の炎症に継発する. 急性増殖性リンパ節炎と急性化膿性リンパ節炎に分類されるが，後者の場合は自発痛や圧痛が激烈で，リンパ節周囲炎をともない皮膚の発赤や膿瘍形成をみることがある. 歯性の炎症が原因の場合は，頸部リンパ節のなかでも頸下リンパ節やオトガイ下リンパ節に生じることが多い.

252 吸啜反射 きゅうせつはんしゃ
sucking reflex

乳児が哺乳を行う際の口の動きを吸啜という. 吸啜様の動きは胎児期からみられ，出生時には新生児固有の反射（原始反射）として，口唇・探索反射や吸啜反射が備わっている. 吸啜反射では口腔内に取り込んだ乳首を舌で口蓋中央の吸啜窩に押しつけ，蠕動様の舌の動きで乳汁をしぼり出す. この反射は生後6か月ころまでに消失する.

253 鳩尾形 きゅうびけい
dovetail form

インレー製作時，インレーの保持・維持をよくするため窩洞に付与する保持形態である. その形態が鳩の尾っぽのような形をしていることから命名された. 乳前歯のコンポジットレジン修復時の窩洞形成で保持形態としてつけることもある.

254 臼傍結節 きゅうぼうけっせつ
paramolar cusp

乳臼歯，大臼歯の近心頰側部に出現する異常結節で，第二大臼歯に多くみられる. なお，第三大臼歯の遠心側にみられる結節は臼後結節という.

255 臼傍歯 きゅうぼうし
paramolar

上顎第二大臼歯あるいは第三大臼歯の近心頰側部にみられる過剰歯. 臼歯の近心頰側部に癒着したものを臼傍結節という.

256 Kuhn の貧血帯 きゅーんのひんけつたい
Kuhnanemic zome

局所麻酔直後にまれに顔面部に発現する境界明瞭な貧血帯をさす. 通常20〜30分で自然に消失するが，まれに皮下出血斑や黄斑をみるが瘢痕は残さない. 局所麻酔部位の血管の損傷や攣縮と考えられて

257 頬骨上顎縫合 きょうこつじょうがくほうごう
zygomaticomaxillary suture

頬骨下内面と上顎骨頬骨突起を連結する縫合をいい，頬骨弓内にみられる．前頭上顎縫合，頬骨上顎縫合，頬骨側頭縫合，翼突口蓋縫合の4つの縫合は互いに平行に存在し，脳頭蓋底に対して横断方向に直交しているので，上顎は前下方に発育するといわれる．

258 頬骨側頭縫合 きょうこつそくとうほうごう
zygomaticotemporal suture

頬骨側頭突起と側頭骨頬骨突起の連結する縫合をいい，頬骨弓内にみられる．前頭上顎縫合，頬骨上顎縫合，頬骨側頭縫合，翼突口蓋縫合の4つの縫合は互いに平行に存在し，脳頭蓋底に対して横断方向に直交しているので，上顎は前下方に発育するといわれる．

259 狭窄型歯列弓 きょうさくがたしれつきゅう
contracted dental arch

歯列弓の左右臼歯間距離が狭いものをいう．顎骨自体の幅が狭いものと，臼歯が舌側転位しているものとがある．上顎では，口蓋が深くなるものが多い．

260 胸式呼吸 きょうしきこきゅう
thoracic respiration

換気は延髄および橋にある呼吸中枢により調節されている．呼吸法には，肋骨を広げたり閉じたりする「胸式呼吸」と，腹を出したり引っ込めたりすることにより横隔膜を上下させる「腹式呼吸」がある．一般的に，女性には胸式呼吸が多く，男性には腹式呼吸が多いといわれている．腹式呼吸のほうが，精神安定，血圧上昇抑制，脳の活性化などの効果が高いといわれている．乳幼児では胸郭を形成する肋骨筋の成長が未熟なため腹式呼吸が主である．

261 頬小帯 きょうしょうたい
buccal frenulum

頬粘膜と歯槽粘膜の間に走るヒダのことで，通常，犬歯から第一小臼歯までの間に1〜3条存在する．口角部の運動により移動するため，義歯製作に際して床縁の設計に注意が必要である．

262 頬部蜂窩織炎 きょうぶほうかしきえん
phlegmon of the cheek

頬部隙を中心に，頬の筋間疎生結合組織に生じるびまん性化膿性炎のこと．頬部膿瘍と同様に歯性顎骨炎と上顎洞炎がおもな原因である．全身状態として高度の発熱，悪寒戦慄がみられ，頬部全体に高度の腫脹と強い自発痛，圧痛を認めるが波動は触れない．

263 局所麻酔 きょくしょますい
local anesthesia

当該治療部の知覚神経を麻痺させることによって，疼痛感覚をなくす麻酔．歯科治療に協力的にし，疼痛によって生じる体動を抑制して，円滑な診療を可能にする．局所麻酔は，表面麻酔，浸潤麻酔，伝達麻酔に分類される．小児の歯科治療は無痛で行うことが求められることから，痛みを可及的にともなわない局所麻酔の施行は必須である．

264 局所麻酔薬 きょくしょますいやく
local anesthetics

投与された部位に存在する知覚神経を可逆的に麻痺させる薬剤で，一般歯科治療でもっとも使用頻度が高い．具備条件としては，局所刺激が少なく，全身的毒性が低く安全域が広いこと，麻酔効果の発現が速く，効果的な持続時間が得られることがあげられる．局所麻酔薬にはエステル型とアミド型があるが，エステル型はアレルギーを起こしやすいことから，アミド型が用いられている．臨床で多用されているおもなアミド型局所麻酔薬は，リドカインとプロピトカインである．

265 巨舌症 きょぜつしょう
macroglossia

口腔容積に比べて相対的に舌の容積が異常に大きい場合をいう．血管腫やリンパ管腫などの後天的な原因によって発生する場合と，Down症候群やBeckwith-Wiedeman症候群のような遺伝的な要因によって発生するものがある．多くが開咬などの歯列不正を誘発する．なお，Beckwith-Wiedeman症候群では増齢とともに口腔容積が増大し，相対的に巨舌症が改善，解消することもある．

266 巨大歯 きょだいし
macrodontia

歯冠の大きさが異常に大きいものをいい，とくに数値による定義はない．一方，歯冠の大きさが異常に小さいものを矮小歯という．乳歯で大きさの異常である巨大歯，矮小歯を確認することはまれである．

267 距離的計測法 きょりてきけいそくほう
linear measurement

頭部エックス線規格写真やスタディモデルを用いた分析において，各計測点や基準平面における距離を計測し，分析を行う方法．頭部エックス線規格写真分析は，一定の基準点，基準平面を頭部エックス線規格写真上に設定し，角度的あるいは距離的計測を行って，それらを形態的に把握しようとする方法である．治療方針決定の補助，治療結果の判定，成長発育の研究，形態学的研究などに利用されている．

き

268 筋機能療法 きんきのうりょうほう
myofunctional therapy（MFT）
同義語 MFT

口腔周囲筋のアンバランスや異常な嚥下の行動様式が種々の不正咬合を促進する要因であることから，筋機能を改善するために計画された治療法である．実際には，舌癖や口呼吸，口唇閉鎖不全や異常嚥下癖などをともなう口腔筋機能の異常に対して，行動療法的アプローチをはじめとして筋機能訓練や発音治療を行う．

269 菌交代現象 きんこうたいげんしょう
microbial substitution

生体内の常在菌が，正常時にはごく少数しか存在しない菌によって置き換えられてしまう現象をいう．感染症の治療のために用いた抗菌薬によって，目的とする病原菌を減少させるだけではなく，感受性の常在菌をも減少させ，非感受性菌あるいは耐性菌が増加することにより起こる．この現象により，新たな病気が引き起こされることがある．

270 筋ジストロフィー きんじすとろふぃー
muscular dystrophy

さまざまな原因で筋細胞死をきたす遺伝性疾患の総称をさす．多くは筋細胞膜に関連したタンパク質の欠損あるいは異常で発症する．もっとも頻度が高いのは Duchenne 型筋ジストロフィーで，欧米の調査では，人口10万人あたり2.8人と報告されている．ほかのジストロフィー症はこれよりはるかに出現頻度が低い．

271 近心階段型 きんしんかいだんがた
mesial step type

乳歯列が咬頭嵌合位にあるときの上下顎第二乳臼歯の遠心面の近遠心的位置関係をターミナルプレーンとよび，3つの型（垂直型，近心階段型，遠心階段型）に分類される．上顎第二乳臼歯の遠心面に対して下顎第二乳臼歯の遠心面が近心位にあるものを近心階段型といい，第一大臼歯萌出後はⅠ級またはⅢ級の咬合関係になる．

272 近心咬合 きんしんこうごう
mesioclusion

下顎歯列弓が上顎歯列弓に対し，相対的に近心に咬合するもの．乳歯列ではターミナルプレーンが近心階段型のものをさし，永久歯列では Angle の不正咬合分類のⅢ級をさす．片側性と両側性がある．下顎歯列弓が上顎歯列弓に対し近心位をとるため，切歯が反対咬合になることが多い．

273 金属冠 きんぞくかん
metal crown

齲蝕やその他の原因で歯冠が広範囲に崩壊した場合に，歯冠全体を金属で被覆し，機能と形態の回復

とともに，齲蝕の再発を防止する修復物である．生活歯・失活歯のいずれにも適応されるが，審美的な配慮から主として大臼歯部に応用される．一般的にはすべてを鋳造によって製作する全部鋳造冠であるが金属平板を鋳型に圧接してつくる乳歯用既製金属冠などがある．維持力に優れ，破損の心配が少なく，適合が良好である．欠点は審美性に劣ることである．

274 筋突起 きんとっき
coronoid process

下顎枝上端にあり，関節突起の前方に位置する突起．筋突起の前縁は凸面で，下顎枝の前縁と連続している．後縁は凹面で，下顎切痕の前縁をつくる．外側面はなめらかで，側頭筋や咬筋が停止する．内側面には側頭筋が停止し，隆線が頂点近くから，一番後方にある大臼歯の内側に向かって前下方へ走る．この隆線と前縁との間の三角形の溝を臼後三角といい，その上部には側頭筋が停止し，下部は頬筋の一部の起始となる．

く

275 空隙型歯列 くうげきがたしれつ
→空隙歯列（276）

276 空隙歯列 くうげきしれつ
spaced arch
同義語 空隙型歯列

歯間に空隙がみられる歯列弓をいう．顎の大きさに対し歯が小さい場合にみられる．その他，舌が大きい場合，弄舌癖，歯数不足などがある．乳歯列では生理的といえるが，永久歯列では不正咬合に分類される．

277 空隙喪失 くうげきそうしつ
space loss

乳歯や永久歯を早期喪失すると，隣在歯や対合歯の傾斜，挺出，移動などによって喪失部位の空隙が失われることをいう．また，喪失部位を近遠心的，垂直的に空間を保つことを保隙という．

278 偶発露髄 ぐうはつろずい
accidental pulp exposure

窩洞や支台歯形成時に誤って歯髄を穿孔し（歯髄の器械的損傷），髄角部を露出させてしまうことをいう．臨床上，直接損傷を受けた部分を除いては汚染されておらず，感染していないと思われることから，ただちに歯髄を保護する必要がある．

279 Gn〔セファロ分析の〕 ぐなちおん
Gnathion

グナチオン．頭部エックス線規格写真における顔面平面と下顎下縁平面がなす角の二等分線がオトガイ部骨縁と交わる点をいう．

280 クモ状指趾症 くもじょうしししょう

Archnodactylia → Marfan 症候群（1100）

281 Klinefelter 症候群
くらいんふぇるたーしょうこうぐん

Klinefelter syndrome

基本染色体構成を 47, XXY とする性染色体異常. X 染色体を 2 個以上，Y 染色体を 1 個以上もつ男性性線機能不全と定義される. 基本病態は，第二次性徴発育不全であり，頻度は男児 600〜1,000 人に 1 人と推定される. 身体的奇形はみられず，外性器は男性型で精巣が小さい. 特徴となる臨床症状や検査所見を思春期以降に認めるため，小児期での発見は困難である. 生命予後は良好である.

282 クラウンディスタルシュー保隙装置
くらうんでぃすたるしゅーほげきそうち

crown distal shoe space maintainer
→ディスタルシュー保隙装置（859）

283 クラウンループ保隙装置
くらうんるーぷほげきそうち

crown loop space maintainer

喪失乳歯の空隙を確保し，後継永久歯を正しい位置に誘導するために用いる乳歯冠にループ状のワイヤーをろう着した装置. 喪失乳歯の隣在歯にこの装置の乳歯冠を装着することにより，空隙の確保を行う.

284 グラスアイオノマーセメント
ぐらすあいおのまーせめんと

glass ionomer cement

ポリアクリル酸，イタコン酸の共重合体の水溶液とアルミノシリケートガラスなどの粉末との反応により硬化するセメント. 合着用，充塡用，および成分中にフッ化カルシウムを含みフッ素徐放性があることから小窩裂溝塡塞用が市販され，現在では化学硬化型と光硬化型とがある. 化学硬化型の硬化機構は液中の水素イオン H^+ がアルミノシリケートガラスの表面を侵食し，その表面の Ca^{2+} と Al^{3+} と置換し，遊離後に液中のポリカルボキシレートイオン COO^- とキレート結合してゲル化して硬化する. この反応には約 30 分かかるため，臨床ではセメント表面の保護（硬化前脱水による劣化防止）のため，バーニッシュなどの塗布を行う. また，光硬化型は練和後ポリアクリル酸とフルオロアルミノシリケートガラス間で酸-塩基反応が始まり，光照射を行うことで硬化が促進される. カルボキシレートセメントに比較して，引張強度は約 2/3, 圧縮強度は約 2 倍，被膜厚さはやや厚く，硬化時間は約 1/2（一次硬化）で，接着強度はほぼ同程度である.

285 Crouzon 症候群 くるーぞんしょうこうぐん

Crouzon syndrome
同義語 頭蓋顔面異骨症

頭蓋縫合早期癒合，顔面中央形成不全および眼球突出を三主徴とする頭蓋顔面の奇形症候群であり，特異な顔貌を示す. 上顎骨の低形成により，歯列弓狭窄や歯列不正がみられ，相対的下顎前突を呈する.

286 くる病 くるびょう

rickets

ビタミン D 欠乏のために，腸管において，カルシウム，リンの吸収が障害され，腎臓においてもリンの再吸収が障害されるために起こる石灰化障害で，成長過程における小児の骨発育障害を呈する病態をいう. 多くは，低出生体重児や肝・腎疾患に続発する. 四肢や手首，足首が肥厚し，長管骨が曲がり，歯の発育の遅延などがみられる. ビタミン D の投与が有効である.

287 クレチン症 くれちんしょう

cretinism
同義語 先天性甲状腺機能低下症

甲状腺自体に原因がある場合と，下垂体前葉ホルモンの 1 つである甲状腺刺激ホルモン（TSH）欠乏により，甲状腺機能低下が生じる場合とがある. 出生時体重は正常だが，しだいに発育の遅れを生じる. 眼瞼が腫れぼったく，鼻が低く，巨舌のため閉口がむずかしい特徴があり，クレチン顔貌といわれている.

け

288 経口投与 けいこうとうよ

oral administration

薬物の投与方法の 1 つで，小児，とくに乳幼児では協力を得られる投与方法には制約があり，経口投与が原則となる. 経口投与の際の剤形には，錠剤，散剤，顆粒，カプセル，水剤，シロップ剤などの種類がある. 一般的に乳幼児では液剤が与えやすい. 5 歳未満の小児に対する錠剤，カプセルなどの固形剤投与は，誤嚥の危険があるため避けたほうがよい. また小児用の薬剤は，味を補正したり，香料を入れたりして，飲みやすいように調製されている.

289 傾斜移動 けいしゃいどう

tipping movement

歯冠に近遠心あるいは唇舌・頬舌方向の力を加えたときに起こる歯根の根尖側 1/3 を支点として傾斜するような歯の移動様式. このとき，移動方向の歯頸部歯根膜と反対方向の根尖部歯根膜に圧迫帯が生じ，これと逆の部位に牽引帯が生じる.

290 形成充塡 けいせいじゅうてん →成形修復（674）

291 形成不全歯 けいせいふぜんし
hypoplastic teeth

歯の発生過程で局所的あるいは全身的な原因により歯の形成が不完全になった場合を形成不全歯，あるいは減形成歯といい，器官原基は存在するが，発育が不十分な状態の歯をさす．まれに遺伝，感染，栄養および内分泌障害，中毒，外傷，放射線などが原因としてあげられるが，多くの場合は原因不明である．例として線状エナメル質減形成などがある．

292 形態学的分類 けいたいがくてきぶんるい
morphologic classification

生物やそれを構成する器官について，形態学的特徴を基準にして分類したもの．歯の発育過程では歯胚の形態学的特徴から蕾状期，帽状期，鐘状期，歯冠形成期，歯根形成期などに分類されている．

293 形態年齢 けいたいねんれい
morphological age

成長とともに変化する身体各部の形態的形質を生体計測値から求め，それらを基準として推し量った生理的年齢をいう．たとえば，身長に対する頭部の比は，新生児が4：1，4歳ころが5：1，6歳ころが6：1，25歳ころが8：1となる．そこで，この比から生理的年齢を評価する．

294 形態分化 けいたいぶんか
morphodifferentiation

ある系・器官の発生過程で，形態的に特殊化が進行し，特異性が確立される過程をいう．歯の発育では，将来の歯の形とおおよその大きさ（輪郭）が決められていく過程が形態分化である．

295 形態分化期 けいたいぶんかき
morphodifferentiation stage

歯の発育過程において，歯冠の形成端では内エナメル上皮が細胞分裂しながら歯頸部に向かって増殖する．増殖の方向によって将来の歯冠の外形とおおよその大きさが決まる．歯頸部ではHertwig上皮鞘がこの役割を果たす．このように，内エナメル上皮あるいはHertwig上皮鞘の細胞が分裂・増殖して将来の歯の輪郭を定める時期を形態分化期とよぶ．歯の発育過程の機能的，生理的分類の1つである．

296 系統的脱感作法 けいとうてきだつかんさほう
systematic desensitization technique

ある物体，場所，状況などに対する過剰で不合理な恐れへの治療法．患者が恐怖の対象としているものを順次みせていき，恐怖や不安を最低限に保ちながら消去する方法で，まず何に恐怖を感じており，その強さはどのくらいなのかを小児の様子や保護者との対話のなかから明らかにする必要がある．代表的な方法として，Tell-Show-Do（TSD）法がある．

297 経年資料 けいねんしりょう
longitudinal material
同義語 累年資料

同一個体あるいは集団を経時的に調べた資料をいう．個体間の成長発育における変異が把握でき，個体内の特殊な発育パターンの連続資料を追跡分析することができることなどの特徴があげられる．歯科矯正学における，口腔内写真，顔面写真，顎態模型，エックス線写真（頭部規格写真，パノラマ，デンタル）などは経年資料として用いられることが多い．しかし資料の採取に際しては，時間と経費がかかること，調査対象者の転居や協力の欠如などにより中断しやすいという欠点を有している．

298 経年的研究 けいねんてきけんきゅう
longitudinal study

成長研究法の1つで，経年的研究あるいは縦断的研究ともいう．ある形質について一定の期間，同一の個体に対し，適切な間隔で一定の調査を繰り返して得られた資料をもとに発育を研究する方法である．この方法の長所は，各個体の成長発育を正確に分析できる点であるが，資料の収集に長い年月を要すること，調査対象とする個体の脱落が生じやすく，多数の症例を集めるのが困難な欠点がある．脱落した調査資料に同年齢の新たな調査個体を加えて測定を続ける混合縦断的研究とよばれる方法もある．

299 痙攣 けいれん
spasm

全身の筋肉または筋群の発作性収縮をいう．強直性（または緊張性）痙攣と間代性痙攣がある．前者は複数の筋肉が同時に収縮し，伸筋の張力によって四肢が伸展し頸と背を後方に反らせる．後者は拮抗筋が交互に収縮する．おもに中枢神経系の異常，伝染病，中毒，内分泌異常などにおいてみられる．

300 血圧 けつあつ
blood pressure

動脈にかかる圧力の意味で，通常は上腕動脈圧をさす．血圧は，心臓の収縮期に最高値（収縮期血圧，最高血圧），拡張時に最低値（拡張期血圧，最低血圧）をとる．成人男子の標準値は，最高血圧120 mmHg/最低血圧80 mmHg，乳児はそれぞれ80～90 mmHg/60 mmHg，幼児90～100 mmHg/60～65 mmHg，学童100～110 mmHg/60～70 mmHgである．なお，両者の平均を平均血圧，差を脈圧という．最高血圧が140 mmHg以上または最低血圧が90 mmHg以上を高血圧とよぶ．

301 血液疾患 けつえきしっかん
blood disease

血液成分に異常が生じて発症する疾患の総称．小児期にみられる代表的なものとしては，赤血球の減

少をきたす貧血，白血球の減少をきたす好中球減少症，血小板が減少し出血傾向を呈する特発性血小板減少性紫斑病，造血幹細胞の欠陥によって発症する再生不良性貧血，血液凝固系に異常をきたし出血傾向を呈する血友病などがある．

302 血管腫 けっかんしゅ
hemangioma

組織の発育異常による過誤腫的性質の腫瘍である．好発部位は舌，口唇，頬粘膜で，幼児期から40歳以降まで認められる．臨床的には隆起性で軟らかく，その大きさや広がりは多様である．色調はうっ血の程度や組織内での病変の深さなどにより赤色から青紫色まで多様であるが，圧迫すると退色する．口腔では，毛細血管腫と海綿状血管腫が多く，必要に応じて全摘出，梱包療法，凍結外科，レーザー外科などで対応する．

303 結合性骨化 けつごうせいこつか
→膜性骨化（1094）

304 血腫 けっしゅ
hematoma

血管が損傷されて血液が組織内や組織間隙に一塊となって限局性に貯留し，腫瘤状を呈したものをいう．外傷，打撲，術後の後出血などに起因することが多い．

305 血友病 けつゆうびょう
hemophilia

伴性劣性遺伝性の先天性凝固障害で第VIII因子活性低下の血友病Aと第IX因子活性低下の血友病Bがある．伴性劣性遺伝性であることから男子だけに発症し，発症頻度は男子10,000に1人で，血友病Aと血友病Bの比率は約5：1である．血液検査所見としては，血小板数，出血時間，毛細血管抵抗値は正常で，凝固時間が延長する．内因系の凝固障害のために部分トロンボプラスチン時間が延長することが多いが，トロンビン時間，プロトロンビン時間に異常は認めない．歯科治療において伝達麻酔は禁忌である．

306 解熱鎮痛薬 げねつちんつうやく
analgesic antipyretics

疼痛や発熱を軽減する薬剤．解熱薬はほとんどが鎮痛作用もあるので解熱鎮痛薬として分類される．現在，小児で解熱鎮痛薬の第一選択として使用されるのは，アセトアミノフェンである．アセチルサリチル酸は，Reye症候群との関連性が指摘されており使用すべきでない．また成人で用いられる非ステロイド性抗炎症薬（NSAIDs）についても，小児に対してはイブプロフェン以外は使用しない．

307 ケミカルサージェリー けみかるさーじぇりー
chemical surgery

生活歯髄切断法における切断面の処理法．歯髄を機械的に切断した後，薬品を利用して化学的に表層を一層除去し，切断面を整える方法．一般的には有機質溶解作用を有する次亜塩素酸ナトリウムなどが用いられる．和製造語で，国際的には用いられていない．

308 研究模型 けんきゅうもけい
→スタディモデル（663）

309 言語障害 げんごしょうがい
disturbance of speech

言葉による情報伝達が不完全な状態をいう．構音障害，音声障害，話し言葉のリズム障害（吃音，早口），言語発達遅滞などがある．また，疾病に付随して生じる失語症（言語中枢の障害），聴覚障害（難聴）などがある．

310 言語聴覚士 げんごちょうかくし
speech therapist

聴覚障害のため言葉がわからない，聞こえるが発声発音に問題がある，言葉そのものの理解が困難など，言語聴覚障害の機能回復に携わり，言語・聴覚のリハビリテーションを援助し，コミュニケーションの回復をサポートする専門職．検査や訓練を行い，医師（歯科医師）の指示のもとに嚥下訓練や人工内耳の調整を行う．

311 言語発達 げんごはったつ
development of speech and language

言語の機能として表出，よびかけおよび表現があり，表現による他者とのコミュニケーションは精神発達のなかで重要なものの1つである．ヒトの言語には音声言語と文字言語があり，前者では発音の習得が，後者では文字の習得が不可欠である．いずれもコミュニケーション手段として，音響学的，生理学的，思考的な過程が関与する．

312 犬歯間距離 けんしかんきょり
intercanine width

両側犬歯咬頭頂間距離もしくは両側乳犬歯口蓋（舌）側歯頸部最下点間距離．歯列弓前方部の両側乳犬歯間幅径は，乳歯列期にわずかに増加する．とくに，下顎両側乳犬歯間幅径は3歳と6歳とでは差がみられ，歯列弓の幅が増加して，永久切歯の萌出余地を確保する．

313 原始口蓋 げんしこうがい →一次口蓋（26）

314 現症 げんしょう
present status

現病によって，患者が現在示している所見や症状をいう．病気の診断にとってもっとも重要な情報である．問診や視診，触診，温度診，理学的検査など

によって正確に把握する必要がある．さらにエックス線検査，臨床検査などの所見を含めて総合的に診察することが大切である．

315 現病歴 げんびょうれき
history of present illness
　現病の発病から現在までの経過を記録すること．いつ，どこが，どんなふうに発病し，どんな経過をたどってきたかの情報を患者や家族から聴取する．聴取に際しては，部位，発症状況（先天的か後天的か，今回が初発か以前にもあったか，徐々にか突発的か，原因や誘因の有無など），症状の変化（症状の進行が速いか遅いか，増悪しているか軽快しているか，局所にとどまっているか，全身への影響の有無など），現在の自覚症状などの情報を系統的，経時的に整理し，確認しながら聞き漏らしたことなどは質問，補足して記録する．このような医療面接は，患者情報の的確な判断に不可欠であり，患者と十分なコミュニケーションをとることが重要である．

こ

316 抗炎症作用 こうえんしょうさよう
anti-inflammatory action
　物理・化学的，生物学的諸要因による組織障害の結果，毛細血管透過性亢進を基礎病変とした発赤，発熱，腫脹，疼痛，機能障害などの炎症症状を抑える作用のこと．抗炎症作用を有する薬物を抗炎症薬とよぶ．歯科臨床上，歯痛，歯科炎症性疾患，抜歯後疼痛などに，対症療法的に鎮痛，浮腫抑制などを目的として使用され，抗菌薬とともに使用頻度のきわめて高い薬物である．

317 口蓋 こうがい
palate
　固有口腔の上壁であると同時に鼻腔底をなす．硬口蓋と軟口蓋からなり，前者は口蓋前方部2/3を占めており，内部で骨口蓋がその支柱をなしている．後者は口蓋後方部1/3を占める．軟口蓋とその上面を合わせて口蓋帆とよび，おもに横紋筋によって構成されており，骨性の支柱がないために軟らかく，嚥下時や発声時に後鼻孔をふさぐ弁としての働きをする．口蓋裂児では鼻咽腔閉鎖機能不全が生じ，嚥下機能障害や開鼻声の原因となる．→硬口蓋（343），軟口蓋（902）

318 口蓋垂 こうがいすい
uvula
　軟口蓋後端の自由縁の正中部に存在する虫垂様の突起で，なかには口蓋垂筋が存在する．口蓋垂の両側から舌根部と咽頭後壁に向かって走る弓状の遊離部，すなわち口蓋舌弓と口蓋咽頭弓に移行する．口蓋垂は，胎生12週ころに癒合を完了するが，癒合

不全や中胚葉組織の移入不全が起こると口蓋垂裂となる．

319 口蓋棚 こうがいだな　→口蓋突起（320）
320 口蓋突起 こうがいとっき
palatine process
同義語 口蓋棚，口蓋板
　一次口蓋が形成された後，上顎突起の内側縁にほぼ垂直に舌の両側を下方に伸びるヒダ様の突起ができる．これを口蓋突起という．一次口腔が拡大し，舌が下方に移動すると，下を向いていた口蓋突起は水平位をとり，左右の口蓋突起および一次口蓋が癒合して，二次口蓋をつくり，鼻腔と口腔を隔てることになる．

321 口蓋板 こうがいばん　→口蓋突起（320）
322 口蓋平面 こうがいへいめん
palatal plane
　側面頭部エックス線規格写真の角度分析に際して基準となる平面の1つ．側面頭部エックス線規格写真上で口蓋骨最前方部の前鼻棘（ANS）と最後方部の後鼻棘（PNS）を結ぶ直線で表される平面である．一般的には上顎骨は成長にともなって口蓋平面に平行に下降する．フランクフルト平面とほぼ平行である．

323 口蓋裂 こうがいれつ
cleft palate
　二次口蓋形成時の癒合不全によって，上顎が裂けている状態のことをいう．歯槽，硬口蓋および軟口蓋の全域にわたり裂がみられる完全口蓋裂と，口蓋垂より前方へ口蓋正中の部分的に裂がみられる不完全口蓋裂とがある．また片側の口蓋と鼻中隔のみが癒合し，他側の口蓋との間に裂が生じる片側性口蓋裂と，両側の口蓋が鼻中隔と癒合しないで生じる両側性口蓋裂がある．

324 口角炎 こうかくえん
angular cheilosis
同義語 口角潰瘍，口角亀裂，口角口唇炎，
　　　　口角びらん症
　口角部に亀裂様のびらん，潰瘍を形成し，痂皮もしくは炎症症状を呈するもの．小児の場合は細菌感染（ブドウ球菌）が多く，成人の場合は真菌症（カンジダ症）が多いとされる．糖尿病，鉄欠乏性貧血，悪性貧血，ビタミンB_2欠乏症など，全身疾患の部分症状としても発症する．口角部より皮膚に向かって割創を呈し，創面はびらんとなって周囲に発赤をみることが多い．

325 口角潰瘍 こうかくかいよう　→口角炎（324）
326 口角亀裂 こうかくきれつ　→口角炎（324）
327 口角口唇炎 こうかくこうしんえん
　　　　　　　→口角炎（324）

328 口角びらん症 こうかくびらんしょう
→口角炎（324）

329 抗菌薬 こうきんやく
antibiotics

　微生物によってつくられ，ほかの微生物の発育を阻止する物質を抗生物質（antibiotics）とよぶが，この抗生物質と完全に人工的に合成された抗菌性物質（キノロン系，サルファ剤など）をあわせて抗菌薬とよぶ．小児における抗菌薬の使用には，発育にともなう特有の生理機能の変化を十分に考慮する必要がある．

330 口腔衛生 こうくうえいせい
oral hygiene

　歯科疾患を予防し，歯と口腔の健康と機能の維持増進をはかることで，最終的に全身の健康の維持，疾病の予防をはかろうとするものである．歯科医学は個々人の口腔衛生を考えるのみならず，多くの人々を対象とする公衆衛生にも貢献する必要がある．

331 口腔衛生指導 こうくうえいせいしどう
oral hygiene consultation

　狭義にはブラッシング，フロッシングなどによる歯口の清掃法を指導すること．広義には患児の歯口清掃状態，日常の生活習慣，生活環境などを十分に把握し，その個人にふさわしい指導を行うことによって，その口腔衛生状態を改善すること．

332 口腔カンジダ症 こうくうかんじだしょう
oral candidiasis
同義語 鵞口瘡

　真菌の一種である *Candida albicans* による口腔内の感染症で，白色あるいは乳白色，乳かす様の点状，帯状，斑状などの偽膜を形成する．主として乳幼児，老年者にみられるが，各年齢層にみられ，頰粘膜，舌，口蓋，口唇粘膜などに好発する．まずは原因疾患を治療し誘因を除去し，ヨード剤，ピオクタニンブルー，臭化ドミフェン製剤などによる含嗽・塗布や，アムホテリシン B，ナイスタチン，フルシトシンなどを局所あるいは全身に使用して治療する．

333 口腔乾燥症 こうくうかんそうしょう
xerostomia

　唾液分泌量の減少によって口腔が著しく乾燥する状態をいう．唾液腺腫瘍，慢性炎症，Sjögren 症候群，Mikulicz 症候群，放射線障害，唾液腺管の通過障害を起こす疾病や損傷が原因としてあげられる．また，分泌機構に影響する原因には，全身疾患，薬物および情動的要因がある．症状は，単なる乾燥感から，灼熱感，疼痛閾値の低下，粘膜の出血，易感染性，発赤，びらん，潰瘍形成または萎縮をきたすこ

ともある．唾液の分泌障害は，齲蝕多発，義歯の脱離，会話・摂食・嚥下困難などを招く．治療としては，原因の探求とその除去に努める一方，対症的に食事の改善，唾液分泌刺激，人工唾液の使用，合併症の治療，口腔衛生指導を行う．

334 口腔習癖 こうくうしゅうへき
oral habits

　日常の生活のなかで無意識に行っている口腔に関連した習慣的行動をいう．通常，成長発達期にある小児では，口腔の形態成長や機能発達に障害をおよぼすことが多いので，不良習癖とよばれることもある．習癖はその原因が単に口腔周囲にとどまらず小児の心理的問題や性格とも関連し，さらには乳幼児期の行動がそのまま残っている場合もある．それゆえ，習癖の診断，治療に際しては慎重な対応が望まれる．

335 口腔診査 こうくうしんさ
oral examination

　健康診断や歯科診療時に行う口腔領域の診察や検査の総称である．口腔診査によって，①歯・歯列・咬合および軟組織の状態，②顎・舌および口唇の運動機能，③口腔衛生状態の情報を得て，診断および治療方針の立案に用いる．診察方法には視診や触診，温度診，打診があり，検査方法にはエックス線診，齲蝕活動性試験，唾液緩衝能検査などがある．言語能力や認知能力が不十分な低年齢の小児の診査では，正確な情報を得るために保護者への質問が不可欠である．

336 口腔清掃 こうくうせいそう
mouth cleaning

　ブラッシング，フロッシングなどによる歯口の清掃を意味する．歯科の二大疾患である齲蝕と歯周病のおもな原因は，歯の表面に形成されるバイオフィルムである歯垢であり，それを取り除くプラークコントロールは歯科疾患予防の基本である．近年では，老人の誤嚥性肺炎を予防する観点からも，舌苔の除去を含む口腔清掃の重要性が再認識されている．

337 口腔清掃不良 こうくうせいそうふりょう
poor oral hygiene

　ブラッシング，フロッシングなどによる歯口の清掃が不十分であることを意味する．口腔清掃の重要性は多くの人々のコンセンサスになってはいるが，食後の清掃を十分な時間をかけて行うことは容易なことではなく，この口腔清掃不良にどのように対応するかが歯科（小児歯科）の課題といえる．

338 口腔底炎 こうくうていえん
inflammation of the mouth floor

　細菌の混合感染により口腔底部の舌下隙，オトガイ下隙，顎下隙に生じる急性炎症．抜歯後の炎症や

慢性化膿性歯根膜炎，扁桃腺炎，唾液腺炎，リンパ節炎などに継発する．高熱，口腔底部の腫脹，発赤，疼痛，口腔底からの排膿などの症状が現れる．

339 口腔底蜂窩織炎　こうくうていほうかしきえん
phlegmon of the mouth floor

ルードビッヒアンギーナ（Ludwig's angina）ともよばれる．急性化膿性口腔底炎で病勢の進行が速く，びまん性に周囲に拡大する傾向が強い．高熱を発し，患部はびまん性に腫脹し，発赤，熱感，圧痛をともなって急速に進行拡大する．顎下隙よりさらに後下方の咽頭部に波及し，浮腫をきたすと呼吸困難を生じる．さらに悪化すると，血栓性静脈炎や敗血症を起こすこともある．→蜂窩織炎（1058）

340 後継永久歯　こうけいえいきゅうし
succedaneous teeth

ヒトの歯は，一生に1回生えかわる二生歯性である．最初に生える歯を乳歯とよび，これにかわって後から生えるものを後継永久歯といい，加生歯である第一大臼歯，第二大臼歯，第三大臼歯は含まれない．後継永久歯は，第二小臼歯を除いて歯冠近遠心幅径がその先行乳歯よりも大きく，色調も乳歯に比較して帯黄色で，歯根も長い．

341 抗痙攣薬　こうけいれんやく
anticonvulsant drugs
同義語 抗てんかん薬

痙攣の治療あるいは予防に使用される薬剤．痙攣とは持続的，または断続的，または瞬間的に筋肉が不随意に収縮する状態である．小児の痙攣の原因としては，熱性痙攣とてんかんが多い．抗痙攣薬として用いられることが多いのはジアゼパムとフェニトインである．その他リドカイン，ミダゾラムや静脈麻酔薬（バルビタールなど）が用いられることもある．フェニトイン使用者の約半数に薬物性歯肉増殖が認められる．

342 咬合異常　こうごういじょう　→不正咬合（1019）

343 硬口蓋　こうこうがい
hard palate

固有口腔の上壁で，口蓋粘膜下前方2/3は上顎骨口蓋突起と口蓋骨の水平板によって構成され，触れると硬いために硬口蓋という．一方，後方1/3は骨が存在しないので軟口蓋という．→口蓋（317），軟口蓋（902）

344 咬合関係　こうごうかんけい
interocclusal relation

上顎歯列と下顎歯列の解剖学的対向関係で，顎関節の構造と下顎の生理的運動のメカニズムにもとづいて生じる歯と歯，または歯列相互間の静的もしくは動的な咬合面あるいは切縁部の位置関係をいう．

345 咬合干渉　こうごうかんしょう
occlusal interference

正常な下顎運動を妨げて，下顎を偏位させるような上下歯列間の咬合接触や咬頭干渉を総括する表現である．

346 咬合挙上　こうごうきょじょう
bite-raising

咬頭嵌合位における垂直的距離が正常な状態と比較して低く，顎間距離が不足して過蓋咬合を呈する場合に，咬合挙上板やヘッドギア，ユーティリティアーチを用いて，上下顎切歯の垂直的な被蓋を減少させる処置をいう．作用機序により，臼歯部の挺出を主体とする場合や前歯部の圧下を主体とする場合，あるいは上下顎骨の回転による場合がある．

347 咬合高径　こうごうこうけい
occlusal vertical dimension

咬合状態を表現する指標の1つであり，歯や顔面に設定される種々の計測点間距離で表した，咬頭嵌合位における上下顎間の垂直的距離をいう．

348 咬合採得　こうごうさいとく
bite taking

上顎に対する下顎の上下，左右，前後的位置関係を決める操作をいう．一般に，咬頭嵌合位の咬合関係を記録する．多数歯が欠損して咬合高径が定まっていない場合には，三次元的な位置関係を決定しなければならず，大変重要な操作になる．

349 咬合斜面板　こうごうしゃめんばん
inclined bite plate

混合歯列期の過蓋咬合をともなう下顎後退症状に用いられる装置で，上顎に装着し，下顎歯列と咬合接触した際に下顎を近心位に誘導する．下顎前歯部が接触する部分は斜面になっており，咬合平面に対して45°程度の傾斜角度をもつ．この斜面に誘導された下顎は前方位をとり，臼歯部は離開して萌出が誘導されるため咬合が挙上する．

350 咬合性外傷　こうごうせいがいしょう
occlusal trauma

本来は咬合力によって生じた歯周組織の損傷を意味していたが，現在は広範囲に解釈され，外力（おもに咬合力）によって生じた咀嚼系（歯周組織，咀嚼筋，顎関節）の損傷を意味する．咬合性外傷は，硬組織の歯根と歯槽骨に挟まれた歯根膜に生じ，ついでセメント質と歯槽骨に波及する．その組織変化は，歯根膜の圧迫による変性や壊死，歯槽骨の吸収，歯根の吸収，索引側での歯根膜線維の切断やセメントの剥離などが生じる．臨床的には歯の動揺の増加，歯の圧下や側方移動，エックス線所見では歯根膜腔の拡大，骨の垂直性吸収，歯根の吸収などがみられる．

351 咬合調整 こうごうちょうせい
occlusal adjustment

閉口運動時の早期接触や，前方および側方への滑走運動の際に生じる咬頭干渉部分を選択的に削合し，咬頭嵌合位や偏心運動時に特定の歯に過剰な咬合力が負担されないように調整することをいう．咬合力を周囲の歯に均等に分散させ，下顎の円滑な開閉口運動や滑走運動が行われることを目的とする．

352 咬合面 こうごうめん
occlusal surface

臼歯（乳臼歯，大臼歯，小臼歯）に存在する，対合する臼歯と相対する面．複数の咬頭と裂溝の存在によって形成される．上下顎臼歯の咬合面の間において，食物の粉砕，咀嚼が営まれる．咬頭と辺縁によって囲まれた範囲内の咬合面を固有咬合面とよび，乳歯は永久歯と比べて，固有咬合面が頬舌的に圧平され狭くなっている．

353 咬合面齲蝕 こうごうめんうしょく
occlusal caries

齲蝕の発生部位の解剖学的名称に着目した分類の1つである．歯の咬合面に生じる齲蝕の総称で，小窩裂溝に生じることが多い．小窩裂溝部は自浄作用がおよびにくく，歯垢除去も困難なことから，齲蝕の好発部位の1つとなっている．

354 咬合誘導 こうごうゆうどう
occlusal guidance

乳歯列から永久歯列にいたる小児期の咬合発育を正常に誘導する概念と方法をいう．広義には，小児歯科臨床において実践されるあらゆる処置が咬合誘導となる．また，狭義に解釈すると，その内容は次の2つに分けられる．受動的咬合誘導は，乳歯列の原型保持により，円滑な歯の交換を通じて健全な永久歯咬合を得させる方法である．能動的咬合誘導は，歯列および咬合の発育に影響をおよぼす要因に対して，修正的処置を加え，正常な発育軌道へ修正する方法である．

355 咬合力 こうごうりょく
occlusal forces

上下顎の歯を咬み合わせたときに生じる圧力（咬合圧）であり，通常は荷重（N）として表し，咬合力という表現が用いられることが多い．前歯よりも大臼歯のほうが大きく，第一大臼歯間で，最大で，ほぼ体重と同程度の咬合力が発揮できる．咀嚼に際しての粉砕力は最大咬合力の1/2～1/4程度である．ストレンゲージ内蔵の咬合力計で測定していたが，最近は発色剤を利用して全顎同時に測定できる器機も使われる．

356 口呼吸 こうこきゅう
mouth breathing

鼻で正常な呼吸（鼻呼吸）が行えず，あるいはその割合が少なく，長時間にわたって口で呼吸をすることをいう．口呼吸はその原因により3つに分けられる．鼻咽腔疾患などにより鼻閉が生じて起きる鼻性口呼吸，上顎前突により口唇の閉鎖が困難となり生じる歯性口呼吸，とくに原因がなく習慣的に生じている習慣性口呼吸である．口呼吸の歯列や咬合への影響としては，上顎前歯の唇側傾斜が生じやすく，それにともない上顎前突，前歯部開咬がみられることもある．

357 交叉咬合 こうさこうごう
cross bite

上下顎歯列弓の形態的不調和による水平的あるいは前後的な咬合関係の異常であり，正常被蓋とは逆に，咬頭嵌合位において上顎の歯が下顎の歯に対して舌側位で咬合する状態をいう．臨床的には臼歯部の逆被蓋を「交叉咬合」，前歯部の2歯以下の逆被蓋を「前歯部交叉咬合」という．前歯部の3歯以上の連続した逆被蓋は「反対咬合」という．

358 口臭 こうしゅう
halitosis

周囲に不快感を抱かせるような口腔からのにおい．国際分類により口臭は，真性口臭症（社会的容認限度を超える明らかな口臭），仮性口臭症，口臭恐怖症に分類される．小児において真性口臭症はまれである．真性口臭の80％以上は口腔局所の疾患に由来し，その原因物質は硫化水素，メチルメルカプタン，ジメチルサルファイドである．これらの揮発性硫化物は口腔内嫌気性菌が唾液，血液，食物残渣中のメチオニンやシステインなどの含硫アミノ酸を分解，腐敗することにより生じる．

359 咬傷 こうしょう
bite wound

歯列による口腔軟組織の損傷をいう．歯科治療の咬傷は，口唇，舌，頬粘膜に認められることが多い．歯科治療の際に行う局所麻酔後の周辺軟組織の知覚が1～2時間麻痺するため，口唇などを誤って咬んだものが多い．また，保隙装置や乳歯冠などを装着し咬合の変化を起こした場合にもみられ，原因はさまざまである．

360 溝状舌 こうじょうぜつ
fissured tongue
同義語 溝舌

舌背の表面に多数の溝が形成されている状態．溝の数ならびに深さは多様で，深さが深いと不潔になりやすいため軽微な炎症が起こる．自覚症状はなく，味覚も障害されないことが多い．Down 症候群，ク

レチン症と関連して現れることが多く，先天的発育異常に属するものであるが，慢性舌炎などが原因で後天的に起こるものも含めることがある．小児には比較的少ない．

361 甲状腺機能低下症
こうじょうせんきのうていかしょう

hypothyroidism

甲状腺ホルモンの分泌が原因不明に低下する疾患であり，先天性の甲状腺機能低下症をクレチン症という．病因は，甲状腺の形成異常と遺伝的な甲状腺ホルモン合成障害が主である．男女比は1：2で女児に多い．全身的には皮膚や髪の乾燥，鞍鼻，眼裂開離，巨舌などにより，特異的な顔貌を呈する．出生時に体重は正常であるが，その後身体的にも精神的にも発育・発達し遅延し，低身長で四肢が短い．歯科的特徴では，歯の発育および萌出遅延の存在，巨舌にともなう口呼吸や舌突出がみられる．

362 口唇炎
こうしんえん

cheilitis

化膿性，剝離性，肉芽性，アレルギー性口内炎などさまざまな原因による口唇部炎症の総称である．最初に認められる症状は口唇の乾燥で，ついで表皮が剝離する．裂溝形成を生じる有病性の裂溝からは，血液あるいは分泌物が滲出する．玩具，食物，太陽光線に対する過敏症，薬物の腐蝕，化膿，口内炎や皮膚疾患あるいは熱性疾患に継発するものである．

363 口唇浮腫
こうしんふしゅ

edema of lip

口唇に生じた浮腫．口唇の浮腫は損傷や炎症に随伴して発生するもの（外傷，虫刺され，局所麻酔の際のびまん性の腫脹など）と，原因不明の血管神経性障害によって発生するもの（ストレス，アレルギー性の反応として発生するQuincke浮腫）とがある．浮腫は疼痛をともなわず，色調は正常か，わずかに蒼白であることが多く，数日続いた後で自然に消退する．

364 咬唇癖
こうしんへき

lip biting habit

口唇を咬む癖．長期間継続すると歯列や咬合への影響を生じる．上口唇を咬むと，上顎前歯の舌側傾斜（転位），下顎前歯の唇側傾斜（転位）を引き起こし，反対咬合につながることもある．下口唇を咬むと，上顎前歯の唇側傾斜，下顎前歯の舌側傾斜を生じ，上顎前突や前歯部開咬がみられることがある．

365 口唇ヘルペス
こうしんへるぺす

herpes labialis

単純疱疹ウイルス（HSV）の感染より起こる．口唇粘膜皮膚移行部ないし近接する皮膚に紅斑をともなう小水疱が集落してでき，その後アフタを形成

し，約1週間の経過で治癒にいたる．単純疱疹ウイルスは初感染後も上皮細胞内に封入体となってとどまっており，胃腸疾患，熱性疾患，ストレスなどが誘因となり再発する．治療は二次感染の予防が主体となる．

366 口唇裂
こうしんれつ

cleft lip

同義語 唇裂

胎生6〜8週のころ，なんらかの原因で内側鼻突起と上顎突起の癒合不全が生じた場合に起こる顔面奇形の1つである．裂の程度はさまざまで，口唇に軽度の陥没が認められるものから，口唇裂と顎裂をともなうものまである．片側性と両側性がある．口唇裂がある場合，程度の差はあっても，顎骨形成異常がみられる．

367 構成咬合
こうせいこうごう

working bite

下顎運動時の咀嚼筋や口腔周囲筋の作用を利用して，機能的装置が効果を発揮できる位置に下顎位が誘導されたときの咬合関係をいう．構成咬合は，垂直的な臼歯部の顎間距離を2〜4mmとし，前後的な下顎の移動量は，上顎前突では上下歯列の近遠心関係が正常になるまでとする．また，反対咬合では下顎をできるだけ後方位に位置づけ，左右的には上下歯列の正中部を一致させる下顎位である．

368 構成咬合器
こうせいこうごうき

articulator for working bite

構成咬合を採得した歯列模型を装着する咬合器で，機能的装置の製作のために使用される．上下の枠を前方部と後方部の3本の支柱で連結する構造で，ワックスバイトを介して上下顎歯列模型を固定し，咬合器のやや後方で，垂直的に中央の高さでワックスバイトが水平になるように取りつける．

369 溝舌 こうぜつ →溝状舌（360）

370 咬爪癖
こうそうへき

nail biting

爪を咬む癖のことで，低年齢児にはあまりみられない．3歳ころから始まり，学童期に多くみられる．原因は精神的緊張が考えられ，一般に動作に落ち着きがなく，活動的で，敏感な神経質児に多いとされている．

371 後側頭泉門
こうそくとうせんもん

posterolateral fontanel

新生児の頭蓋冠を構成する各頭蓋骨の周縁部で3個以上の骨が会合し，2つ以上の縫合が交わる部分を泉門という．泉門には大泉門，小泉門，前側頭泉門，後側頭泉門がある．ラムダ縫合と鱗状縫合の交点を後側頭泉門といい，閉鎖時期は1歳〜1歳6か月である．また，これらの泉門閉鎖時期が早いと小

頭症，遅いと水頭症・くる病が疑われる．

372 好中球減少症 こうちゅうきゅうげんしょうしょう

neutropenia

同義語 顆粒球減少症，無顆粒球症，無顆粒細胞症

好中球は，食細胞として細菌や真菌などの感染防御に重要な役割を果たしている．好中球減少症は，一般に末梢血中の好中球数が1,500/μL 未満の状態をいう．500/μL 未満の場合で，著明な易感染性が出現する．無顆粒球症（無顆粒細胞症）は高度な好中球減少症で，血中の好中球または顆粒球のみがほとんど消失し，しばしば重症の感染症を併発する．おもな要因として，好中球の産生障害，無効骨髄造血あるいは骨髄から循環血中への好中球の動員障害，好中球の分布異常，末梢での好中球消費あるいは破壊の亢進などがあげられる．原発性と二次性に大別される．易感染性のほかに，創傷治癒の遅延も認められる．

373 抗てんかん薬 こうてんかんやく

→抗痙攣薬（341）

374 後天性免疫不全症候群

こうてんせいめんえきふぜんしょうこうぐん

aquired immuno-dificiency syndrome（AIDS）

同義語 AIDS

ヒト免疫不全ウイルス（HIV）感染によって引き起こされ，さまざまな日和見感染および悪性腫瘍を呈する．HIV には HIV-1 と HIV-2 の2種類があり，いずれも CD4 陽性 T リンパ球を進行性に破壊することで感染に対する抵抗力を低下させ，発症させる．小児 HIV 感染の大半は垂直感染による．

375 後天免疫 こうてんめんえき →獲得免疫（169）

376 咬頭嵌合位 こうとうかんごうい

intercuspal position

上下顎の歯の咬合面が最大面積あるいは密接に咬頭嵌合し安定する下顎の位置をいう．

377 咬頭干渉 こうとうかんしょう

cuspal interference

咬合干渉の1つで，正常な下顎運動パターンに沿っての運動を妨げる咬頭接触をいう．

378 行動管理 こうどうかんり →行動調整（381）

379 後頭骨内軟骨結合

こうとうこつないなんこつけつごう

inter-occipital synchondrosis

頭蓋底を構成する骨の間に，軟骨性の原始頭蓋にあった軟骨が残ったものを頭蓋底軟骨結合といい，蝶篩骨軟骨結合，蝶形骨間軟骨結合，蝶後頭軟骨結合，後頭骨内軟骨結合の4つがある．蝶篩骨軟骨結合は5～20歳の間に，蝶形骨間軟骨結合は出生時から7歳までに，蝶後頭軟骨結合は男性14～15歳，女性12～13歳の間に，後頭骨内軟骨結合は3～5

歳までに軟骨内骨化を示し，頭蓋底の成長に関与する．

380 咬頭削合法 こうとうさくごうほう

grinding of teeth in occlusal adjustment

正常な下顎運動において，上下顎の歯が密接に嵌合して最大面積で接触することが妨げられている場合に，その原因となっている咬頭を削合し，咬合の安定をはかること．

381 行動調整 こうどうちょうせい

behavior management

同義語 行動調節，行動管理

種々の対応法を用いて，歯科治療の妨げとなる患者の心身の反応や行動の表出を予防，制御し，患者，術者ともに快適な環境下で，安全で確実な歯科治療を行えるよう患者の心身の状態を調整していくための方法．行動療法的対応や，薬物療法的対応，また抑制的対応などがあげられる．

382 行動調節 こうどうちょうせつ

→行動調整（381）

383 行動変容 こうどうへんよう

behavior modification

人間は非常に複雑な環境変化に適応していかなければならず，経験や環境条件が複雑に絡み合って行動の変容が起こる．行動理論や心理的知識にもとづいた対応法によって，小児患者の行動変容をはかる行動変容法が歯科的対応法として用いられている．

384 口内炎 こうないえん

stomatitis

局所的な原因および全身疾患に合併して起こる歯肉，舌，口腔粘膜の炎症の総称で，口腔粘膜に比較的広い部位にわたって炎症がみられる場合をいう．局所の炎症の程度あるいは性質により，カタル性，アフタ性，潰瘍性，壊疽性，水疱性，その他の病型に分けられる．

385 口内法 こうないほう

intraoral method

歯科用エックス線フィルムを口腔内に挿入し，顔面側からエックス線を照射して写真を得る撮影法．口内法にはいわゆるデンタルエックス線撮影法とよばれる標準的な方法のほかに，咬合法，咬翼法などがあり，診断目的に応じて使い分けられる．

386 広範性齲蝕 こうはんせいうしょく

extensive caries

口腔清掃の不良を原因として，広範囲に急速に進行する多数の乳歯にわたる齲蝕のことをいう．下顎乳前歯部にまで齲蝕が波及することは少ない．

387 後鼻棘 こうびきょく

posterior nasal spine（PNS）

側面頭部エックス線規格写真における後鼻棘（口

蓋骨最後方部）の最先端点をいう.

388 咬耗 こうもう
attrition
　萌出の最終過程で，上下の歯が接触し，機能することによって生じる咬頭および切縁の歯質の摩耗をいう．咬耗面は滑沢であるが，咬耗が進行するとエナメル質のみならず，象牙質にまでおよぶことがある．象牙質が露出すると，周囲のエナメル質より軟らかいため摩耗が先行して，くぼみを形成することがある．歯冠の大半が摩耗するような高度の咬耗を乳前歯でみることがあるが，修復象牙質の形成も旺盛なために露髄をきたすことはまれである．

389 咬翼法 こうよくほう
bite wing method
　上下顎を咬合させてフィルムを固定し，歯冠部および歯頸部を対象として，上下顎臼歯部を投影する方法．歯冠部隣接面齲蝕および歯槽骨吸収の診断に用いる．この撮影では，標準型フィルムを使用し，これにスポンジ，紙などの翼をつけて，この部分を咬合させフィルムを固定する．エックス線の投影は，中心線を垂直的角度で咬合平面に対し＋8～＋10°上方から正方線投影で行う．

390 誤嚥 ごえん
aspiration
　口腔内に含んだ食物や異物が誤って気管内に吸引されることをいう．5歳以下の小児に発生することが多い．小児の場合，異物には硬貨，玩具，ボタンなどがある．

391 Goldenhar症候群 ごーるでんはーしょうこうぐん
Goldenhar syndrome
　第一第二鰓弓の由来器官が形成不全を示す先天性疾患で，症状はおもに片側性に現れ，小耳症，下顎低形成，脊椎，眼球の異常を呈する．詳しい発症原因は不明で胎児期の障害と考えられる．顎顔面非対称と咬合異常の治療のため外科的処置および矯正治療が必要である．

392 呼吸器疾患 こきゅうきしっかん
respiratory disease
　呼吸器とは，鼻腔から気管支までの気道系と肺胞および間質からなる末梢領域のほか，胸膜，縦隔，横隔膜からなる．そのおもな機能は肺胞における酸素および炭酸ガスのガス交換機能である．呼吸器疾患とは，この呼吸器系に起こる疾患の総称で，循環器・消化器疾患と並ぶ三大疾患の1つである．ガス交換臓器としての呼吸器系の構造的特徴から，外因性，内因性に生じる疾患の種類は多様である．

393 黒毛舌 こくもうぜつ
black hairy tongue
　舌中央1/3の糸状乳頭が毛状に伸長し1.5～3mmの突起となり，その乳頭間に存在する角質や沈着物が食品や色素産生カンジダなどにより着色され，黒色から茶褐色を呈した状態をいう．自覚症状は乏しい．原因は不明であるが，誘因として広域性の抗菌薬（ペニシリン，テトラサイクリンなど）やステロイドの投与による菌交代現象としての色素産生カンジダの過剰発育や過度の喫煙，さらには口腔清掃不良などがあげられる．薬剤の投与を中断するなどの原因除去とブラッシングにより正常に戻る．

394 糊剤根管充填 こざいこんかんじゅうてん
filling with paste
　根管充填用糊剤のみの単一材料による根管充填をさす．ペースト状の糊剤をシリンジやレンツロなどを使用して根管に充填する．おもに乳歯や幼若永久歯に用いられる．根管充填用糊剤としては，骨性瘢痕治癒の促進を主とする水酸化カルシウム製剤と防腐性を主とするヨードホルム糊剤とがある．

395 個性正常咬合 こせいせいじょうこうごう
individual normal occlusion
　Johnsonによって提唱された正常咬合の概念の1つである．各個人の歯は，大きさ，形，植立状態が異なり，また，顎骨の大きさ，形態もそれぞれ異なっている．このような条件下で構成される正常咬合はそれぞれ個性的な咬合を呈しており，Johnsonはこれを個性正常咬合とした．

396 個成長 こせいちょう
individual growth
　成長発育パターン（成長速度，成長率，成長のスパートなど）には，大きな個体差がみられるため，個体の成長（個成長）の評価が重要視される．個成長は，遺伝，栄養，疾患，人種，気候や季節，社会的経済的要因，運動，同胞数と出生順位，世代傾向などの影響を受けるといわれている．

397 骨化 こつか
ossification
　骨基質へカルシウム塩が沈着していく化骨の過程を経て骨組織が形成されること．骨化の様式には軟骨内骨化と膜性骨化がある．→軟骨内骨化（907），膜性骨化（1094）

398 骨核 こつかく
ossification center
　骨化中心，骨化点ともいう．骨組織の発生過程で最初に骨質を形成するところ．この部を中心にして骨化が広がっていく．骨核の部位や数は骨によって一定している．

399 骨格型 こっかくがた
skeletal pattern
　側面頭部エックス線規格写真分析により，顔面の骨格部分の形態すなわち上下顎骨の大きさ，位置か

ら上下顎骨の前後的垂直的位置関係を評価し，分類したもの．前後的評価を表すものとして，Class Ⅰ（標準），Class Ⅱ（上顎前突），Class Ⅲ（下顎前突），垂直的評価を表すものとして，short，average，long に分類され，前後的評価と垂直的評価を組み合わせて9つのタイプに表される．

400 骨吸収 こつきゅうしゅう
resorption of bone
歯の移動および歯周炎の発症・進行に関与している歯槽骨にみられる吸収であり，生理的吸収と病的吸収とがある．病的吸収に代表されるものとして，歯周炎の際にみられる水平性および垂直性骨吸収がある．生理的な骨の吸収はリモデリングであり，硬組織の吸収と添加を繰り返す．骨吸収を行う細胞は，ハウシップ窩に存在する破骨細胞である．

401 骨形成不全症 こつけいせいふぜんしょう
osteogenesis imperfecta
骨の脆弱性を主徴とする遺伝性の骨系統疾患．骨折，骨変形，低身長，難聴，青色強膜，象牙質形成不全症，関節の過可動性などの臨床症状を示す．骨芽細胞の機能低下・機能障害が原因とされている．

402 骨好酸球肉芽腫 こつこうさんきゅうにくげしゅ
eosinophilic granuloma of bone
好酸球の浸潤をともなう細網組織球性細胞の増生を主徴とする肉芽腫性病変で，頭蓋骨，大腿骨，肋骨，脊椎骨，顎骨に好発する．小児に多いが，ときには若い成人にも発症する．顎骨では下顎が多く，疼痛，圧痛，腫脹，歯の動揺，潰瘍形成などがみられ，エックス線像では囊胞状の透過像を示す．Hand-Schüller-Christian 病，Letterer-Siwe 病とともに Langerhans 細胞組織球症として一括され，そのなかでもっとも発生頻度が高いが，もっとも軽症で予後良好である．→ Langerhans 細胞組織球症（1157）

403 骨性瘢痕治癒 こつせいはんこんちゆ
healing with osteoid scar
歯根膜由来の細胞が，根尖孔部にセメント質や類セメント質を形成し，閉鎖してしまう場合をいう．これは，セメント質が骨に類似しているため使われる名称で，根管充塡後の理想的な根尖部治癒形態と考えられている．逆に，根管充塡が過剰に行われた場合，硬組織の添加はほとんどなく，歯根膜が再生され線維性治癒の形態をとる．

404 骨性癒着歯 こつせいゆちゃくし
ankylosed teeth
歯根膜の吸収窩に骨様組織が過剰に形成され，歯根と歯槽骨が癒着した歯をいう．癒着が生じたことにより発育が阻害され低位となる．エックス線画像では歯根膜腔の消失がみられる．原因として外傷や

骨代謝障害などが考えられるが，不明のことも多い．交換期に自然脱落が期待できず，また抜歯も困難となる．

405 骨多発性線維性異栄養症 こつたはつせいせんいせいいえいようしょう
→偽性副甲状腺機能低下症（220）

406 骨肉腫 こつにくしゅ
osteosarcoma
骨形成間葉組織から発生し，類骨ないし骨組織を形成する悪性腫瘍で，骨原発の悪性腫瘍中もっとも頻度が高くかつ悪性度の強い腫瘍である．病理組織学的には，腫瘍細胞が直接骨あるいは類骨を形成することで特徴づけられる．骨切除を含めた広範切除が主体であるが，放射線治療や化学療法が併用される場合もある．

407 骨年齢 こつねんれい
bone age
生理的年齢の1つ．個体の成熟度を骨化の程度を指標にした年齢で表したもの．一般的には手根骨のエックス線写真において，8個の手根骨と，橈骨および尺骨下端の骨核を加えた10個の骨核の出現を調べ，標準と比較して骨年齢を評価する．

408 骨様象牙質 こつようぞうげしつ
osteodentin
細胞が封入された象牙質で，根管の内壁や象牙質内，あるいは歯髄内に存在する．歯に加わったなんらかの刺激に対する反応性の生成物である．哺乳類以外の脊椎動物では正常に存在する．

409 固定源 こていげん
anchorage
外傷歯を整復固定する場合や歯を誘導させる場合に，その装置にかかる力を負担する支点のことをいう．

410 固定歯 こていし
anchor tooth
外傷歯を整復固定する場合に，その装置にかかる力を負担する歯をいう．

411 固定装置 こていそうち
fixed appliance
歯の外傷により動揺・転位している歯を整復後，正常な咬合を維持させ，もとに後戻りしないようにする装置をいう．

412 固定保隙装置 こていほげきそうち
fixed space maintainer
歯の早期喪失や欠損によって生じた空隙の確保を目的で使用する保隙装置のうち，固定式のものをいう．種類にはディスタルシュー保隙装置，クラウンループ保隙装置，バンドループ保隙装置などがある．→クラウンループ保隙装置（283），ディスタル

シュー保隙装置（859），バンドループ保隙装置（980）

413 言葉の発達 ことばのはったつ
speech development
精神発達のなかで重要なものの1つである．生後3か月ころより喃語といわれる意味のない発声に始まり，1歳～1歳6か月の1語文の時期，1歳6か月～2歳の命名の時期，2歳ころから2語文の時期，3歳ころからの話文構造確立の時期，その後語彙数が増加し5歳ころに発音も文章構成もほぼ完成する．

414 Go〔セファロ分析の〕 ごにおん
Gonion
ゴニオン．頭部エックス線規格写真（側面頭部エックス線規格写真）の計測で用いる計測点の1つであり，アーティキュラーレ（下顎枝後縁と側頭骨下縁との交点）から下顎枝後縁への接線と下顎下縁平面の交点をGと表記し，この角の二等分線が下顎骨縁に交わる点をいい，Goと表記する．通常，近似値のGを計測に用いる．

415 5p-症候群 ごぴーまいなすしょうこうぐん
→ネコ鳴き症候群（927）

416 小人症 こびとしょう
dwarfism
身長発育が正常より著しく遅延するか，過小のまま停止したものをいう．一般に，身長の標準値より標準偏差の2.5倍以上小さいときに問題となる．原因としては，遺伝，ホルモン・成長因子・栄養などの障害があげられる．そのほかに骨疾患，奇形症候群などによるものがある．成長ホルモンが関与する小人症の場合，矮小歯がみられることがある．

417 Koplik斑 こぷりっくはん
Koplik spots
麻疹のカタル期（風邪症状）の後半で発疹出現の1～2日前に，両側大臼歯の頰側面相当部の頰粘膜に出現する紅暈をともなう灰白色の斑点をいう．発疹が出現するとKoplik斑は消失に向かうため，とくに処置を必要としない．灰白色の斑点は，麻疹ウイルスにより壊死した上皮細胞の塊である．

418 Cornelia de Lange症候群
こるねりあでらんげしょうこうぐん
Cornelia de Lange syndrome
→ Brachmann-de Lange症候群（1031）

419 根管拡大 こんかんかくだい
enlarging of root canal
一般的には，感染した根管壁象牙質をリーマーやファイルを用いて器械的に除去する操作や有機質溶解剤を用いて化学的に除去する操作をいう．壊疽性歯髄炎，歯髄壊疽，根尖性歯周炎に罹患した歯に対しては必須の操作であるが，根管充填を容易にする手段として便宜的に行う場合もある．根管壁象牙質の菲薄な歯根未完成歯に対する器械的根管拡大は根管壁穿孔に注意しなければならない．

420 根管狭窄 こんかんきょうさく
obliteration of root canal
第二象牙質の添加や象牙粒などで，歯根形成完了時の根管より狭くなっている状態をさす．狭窄した根管の治療は困難であるが，EDTAなどのキレート剤を用いて根管壁を溶解させ，細いリーマーやファイルから徐々に根管拡大を行う．

421 根管充填 こんかんじゅうてん
root canal filling
抜髄法や感染根管治療後に空虚となった根管を物理的に閉鎖し，根尖周囲組織を保護するとともに，根管充填材の作用によって根尖孔の硬組織性閉鎖をはかる処置である．水酸化カルシウム製剤などの糊剤型充填剤とガッタパーチャポイントなど固形充填材があるが，生理的歯根吸収が行われる乳歯では非吸収性の固形根管充填材を使用してはならない．

422 根管消毒 こんかんしょうどく
root canal disinfection
根管清掃後，ホルマリン系製剤，水酸化カルシウム，フェノールカンファやグアヤコールなどを根管内に貼薬し，根管ならびに根尖部歯周組織の無菌化をはかるための操作で，根管および根尖歯周組織の無菌化をはかった後，根管充填を行う．

423 根管洗浄 こんかんせんじょう
root canal illigation
抜髄法や感染根管治療に際して，根管内の細菌や壊死組織などの為害物質を洗浄，除去する操作で，10%次亜塩素酸ナトリウム液，EDTAなどの有機質溶解剤を用いて根管内残渣を溶解後，過酸化水素水の発泡作用で器械的に除去する．

424 根管長 こんかんちょう
root canal length
切縁または窩縁を歯冠側基準点とし，そこから根尖側基準点である根尖狭窄部までの長さをいう．根管長の測定には，術者の手指感覚による方法，エックス線による方法，電気抵抗値による方法などがある．抜髄法，感染根管治療は根尖狭窄部に一致させて行うのが望ましい．根尖狭窄部を越えて処置を行った場合や，反対に根管狭窄部の手前で処置が行われた場合には，治療後の経過が不良となることが多い．

425 根管治療 こんかんちりょう
root canal treatment, root canal therapy
感染歯髄を除去した後，感染根管壁象牙質を機械的および化学的に除去（根管拡大）し，根管消毒を

こ

行うことで根管内を無菌状態に保持し，根尖部周囲組織の消炎を施した後，根管充塡材で根管を封鎖し患歯の保存をはかる治療法である．→感染根管治療（209）

426 コンケイブ型顔形 こんけいぶがたがんけい
　concave type face
　顔の側貌形態に関する表現方法の1つである．一般的にはエステティックラインを基準として判定する方法が用いられ，口唇がラインに達しない状態をコンケイブ型顔形とする．また，前額（眉間点）と上唇基底部とオトガイを結んだ線を基準線とする場合もあり，その基準線が上唇基底部を中心に陥凹している状態をコンケイブ型顔形とする．この顔貌は反対咬合で多く認められる．

427 混合栄養 こんごうえいよう
　mixed feeding
　母乳栄養と人工栄養の両者を用いて栄養する行為．母乳分泌が不十分な場合，またはなんらかの理由により母乳のみの栄養が不可能な場合に用いられる．毎回母乳の後，不足分を人工栄養で補う方法と，母乳栄養と人工栄養を交互に与える方法がある．

428 混合歯列期 こんごうしれつき
　mixed dentition period
　歯列・咬合の発育段階で，歯列上に乳歯と永久歯が混在する時期をさす．年齢的には乳前歯の交換あるいは，第一大臼歯が萌出する6歳前後から第二乳臼歯が交換し終わる11歳前後までとなる．混合歯列期は，永久前歯と乳臼歯，第一大臼歯が機能する混合歯列期前期と側方歯群の交換が行われる混合歯列期後期に分けられる．

429 混合歯列分析 こんごうしれつぶんせき
　mixed dentition analysis
　上下顎の永久4前歯の萌出後に，その歯冠幅径の総和から未萌出の永久歯側方歯群の歯冠幅径を予測する方法．本分析によって，永久歯列期におけるディスクレパンシーを事前に検討できる．未萌出側方歯の歯冠幅径の予測には，エックス線を利用する方法や前歯の歯冠幅径から予測するMoyersの混合歯列分析法や小野の回帰方程式などの分析法がある．

430 昏睡位 こんすいい
　coma position
　昏睡体位ともいい，一般に意識レベルが低く，自発呼吸がある場合に嘔吐物による気道閉塞を防ぐために顔と体を横に向けて気道確保が可能な体位をとる．ショック状態などのときにこの体位をとる．また，仰臥位での歯科治療中に口腔内に器具，インレーなどを落としたとき，ただちに顔を横に向けることで誤嚥を防げる．

431 根尖孔 こんせんこう
　apical foramen
　歯根尖部の歯髄と根尖歯周組織の連絡する通路をいい，歯髄腔に出入りする血管や神経が通っている．通常は1つの根尖に根尖孔は1つであるが，2つ以上のものもあり，小さい方を側孔という．根尖孔は解剖学的根尖孔と生理学的根尖孔とに分類され，解剖学的根尖孔は根管の根表層の開口部をいい，生理的根尖孔は根管の根尖部象牙質－セメント質境界部をいう．

432 根尖性歯周炎 こんせんせいししゅうえん
　apical periodontitis
　根尖部歯周組織の炎症性変化を主体とした病変であり，その大半は根管を経由した機械的（物理的）刺激，化学的刺激や細菌性刺激（感染）が，根尖孔を経て根尖周囲組織に波及することによって生じる．齲蝕が原因となることが多く，歯髄炎から歯髄壊死が生じ，根尖部歯周組織に炎症が起こる．急性単純性，急性化膿性および慢性化膿性に分類される．処置として感染根管治療が行われる．

433 根尖投影法 こんせんとうえいほう
　apical projection
　デンタルエックス線撮影法で用いられる等長法の1つである．主として歯の根尖部，根周囲部の観察を目的に行われる．歯軸に対し主線が垂直に投影されないため唇（頰）舌的に像のひずみがみられるという欠点がある．

434 根分岐部病変 こんぶんきぶびょうへん
　furcal involvement
　複根歯の根間中隔部に生じた病変をいう．とくに，乳臼歯では髄床底部に側枝や副根管が多く存在しており，それらを通じて感染が歯内から分岐部へ波及し，骨吸収や膿瘍形成を生じ，根尖部病変の多い永久歯とは異なる病態を示す．炎症性歯周病変の根分岐部への波及，過大な咬合力，エナメル突起，エナメル小滴やセメント粒の存在も誘因となる．

435 コンベックス型顔形 こんべっくすがたがんけい
　convex type face
　顔の側貌形態に関する表現方法の1つである．一般的にはエステティックラインを基準として判定する方法が用いられ，口唇がラインより突出している状態をコンベックス型顔形とする．また，前額（眉間点）と上唇基底部とオトガイを結んだ線を基準線とする場合もあり，その基準線が上唇基底部を中心に前突している状態をコンベックス型顔形とする．この顔貌は上顎前突で多く認められる．

こ

436 コンポジットレジン修復
こんぽじっとれじんしゅうふく

composite resin restoration
　前歯と臼歯の審美的修復に用いる方法で，皿型や椀型などエナメル質を広くするような窩洞に，ベースレジン，フィラー，起媒剤などから構成されるコンポジットレジンを充塡することにより修復するもの．フィラーの大きさ，性状，含有量などがコンポジットレジン全体の特性を左右する．過酸化ベンゾイルと芳香族三級アミンとの反応で重合が始まる化学重合型コンポジットレジンと，カンファーキノン（＋増感剤）に可視光線を作用させて重合が始まる光重合型コンポジットレジンがある．

さ

437 鰓弓 さいきゅう
branchial arch
　顔面や頸部のさまざまな器官（とくに骨と筋肉）をつくるもとになるもので，胎生4週初めころにできてくる隆起性の構造体のことをいう．前腸の先端部で，原始咽頭の外側に内側から一連の鰓嚢が出現し，これに対応して体表側から鰓溝が陥入する．魚類ではこの間の膜が開裂して鰓裂が形成される．このようにして鰓裂で区切られた部分を鰓弓という．頭側から順に番号がつけられ，第一から第六まで存在する．

438 再植 さいしょく
replantation
　外傷など偶発的原因あるいは人為的理由により歯槽骨から完全離脱した歯をもとの位置に戻すこと．再植の予後を決定する因子は，外傷の場合は受傷後の経過時間や歯の保存状態，歯根膜の存在，固定状態などで，脱落後30分以内の再植の成功率は高いとされている．再植後の有害事象として，生体防御反応による異物排除による脱落，歯根吸収あるいは骨性癒着などがある．

439 再生不良性貧血 さいせいふりょうせいひんけつ
aplastic anemia
　多能性幹細胞の障害によって骨髄の低形成をきたし，末梢血で汎血球減少症（貧血，血小板減少，顆粒球減少）を呈する疾患である．先天性と後天性に分類される．先天性の場合は種々の奇形を合併し，遺伝子異常が証明され，Fanconi貧血とよばれている．後天性再生不良性貧血は原因不明の特発性と原因の明らかな二次性に分けられる．治療にはタンパク同化ホルモン，男性ホルモン，骨髄移植，免疫抑制療法などがある．

440 再石灰化 さいせっかいか
recalcification
　齲蝕原性細菌の産生した酸によって脱灰したエナメル質初期病変部が，唾液中のカルシウムやリンを取り込む現象をいう．エナメル質の表層では脱灰と再石灰化がつねに繰り返されているが，このバランスが崩れて脱灰が進むと，齲蝕が進行することになる．一方，再石灰化が進むと，初期齲蝕は健全に近い状態まで回復することになる．

441 在胎期間 ざいたいきかん
period of gestation
　卵子と精子が合体した状態である接合子の時期から出生までの10か月間をいう．期間は次の3期に分けられる．①細胞期（0～14日）：遺伝子および染色体による因子が決定される．②胎芽期（14日～9週）：分化および器官の形成が行われる．そのため化学物質，放射線，感染などの影響をもっとも受けやすい．③胎児期（9週～出生）：胎児は急速に成長・発達し，出生間近ごろには1日に20～30gずつ体重が増加する．在胎7か月を過ぎれば出生しても生存できる可能性は高い．

442 再発性アフタ性口内炎 さいはつせいあふたせいこうないえん
recurrent aphthous stomatitis
　口腔粘膜に再発性（2週間～3か月周期）に発症する円形ないし楕円形の小さな境界明瞭な炎症で，原因は不明である．食物によるアレルギー，ビタミンなどの栄養物の欠乏，ストレスの関与が誘因として考えられる．好発部位は頰粘膜，口唇，舌側，口腔底などである．

443 細胞外液 さいぼうがいえき
extracellular fluid
　体内の液体成分（体液，体重の約60％）のうち，細胞の外側にあるものをいう．全体液量の20％程度を占める．細胞外液はさらに血液やリンパのように栄養分，老廃物運搬を担う循環液と，組織や細胞の間隙にある間質液とに分けられる．外液量はホルモン（アルドステロンや抗利尿ホルモン）で一定に保たれている．

444 細胞期 さいぼうき
ovum stage
　哺乳動物では，卵巣から排卵された未受精卵と精子が卵管内で遭遇して受精が成立する．この受精卵は，卵管から子宮内で卵割（2細胞期，4細胞期，8細胞期，16細胞期などを経てやがて桑実胚そして胚盤胞）が進行し，やがて子宮粘膜上皮に付着し着床が成立する．この発生期間を細胞期と総称する．

445　細胞内液 さいぼうないえき

intracellular fluid

細胞は周囲を脂質とタンパク質とで構成されている細胞膜によって囲まれており，細胞内部を満たしている液を細胞内液といい，全体液量の約40%を占める．電解質に関しては，一般的に細胞内液は低濃度のNa^+と高濃度のK^+を含むが，細胞外液は逆に高濃度のNa^+と低濃度のK^+を含む．また細胞外液は高濃度のCl^-を含むが，細胞内液のCl^-濃度は低い．Ca^{2+}，Mg^{2+}濃度は神経線維では内液が外液に比べて濃度は低いが，筋細胞では逆である．

446　細網内皮症 さいもうないひしょう

reticulosis

細網内皮系細胞の異常増殖性疾患の総称で，先天性代謝異常疾患である脂質蓄積症にともなって起こるものと原因不明の組織球の増殖と肉芽腫形成を特徴とするものがある．細網内皮症の多くが後者であり，Langerhans細胞組織球症とよばれている．

→ Langerhans細胞組織球症（1157）

447　作業模型 さぎょうもけい

working model

間接法で技工物をつくる場合の模型．技工物により，適切な模型と印象材，印象方法を選択し，模型の精度，隣在歯，対合歯などの接触咬合関係の再現性が必要となる．

448　鎖骨頭蓋異形成症 さこつとうがいいけいせいしょう

cleidocranial dysostosis

鎖骨の欠損または形成不全，頭蓋骨の縫合部の骨化遅延ならびに歯の萌出遅延を特徴とする先天性骨疾患である．多くは常染色体優性遺伝による．低身長で，鎖骨は全欠損ないし部分欠損であるが，骨化不全のみのこともある．一般に知能は正常であり日常生活に支障はない．口腔所見として上顎骨の発育不全にもとづく反対咬合を呈するほか，乳歯の晩期残存，多数の過剰歯，ならびに永久歯の萌出遅延がみられる．

449　刷掃指導 さっそうしどう

tooth-brushing instruction

歯ブラシやその他の補助器具を用いて，プラークコントロールを行う方法を指導することをいう．齲蝕予防のためには，プラークコントロールは必須であり，各個人に適した指導が必要である．とくに，年齢に応じて口腔内の環境が変化する時期の小児の保護者には，その環境を考慮した指導が必要である．

450　酸エッチング法 さんえっちんぐほう

acid-etch technique

接着性レジンを用いる場合に，レジンの維持をよくするために歯面に酸性溶液を塗布し，エナメル質表面を脱灰させる術式である．

451　酸化亜鉛ユージノールセメント さんかあえんゆーじのーるせめんと

zinc oxide eugenol cement

酸化亜鉛とチョウジ油の主成分であるユージノールを練和して硬化させるセメント．良好な鎮痛効果，防腐作用，辺縁封鎖性があり，歯髄鎮静剤，覆髄剤，暫間充填・仮封材，根管充填材，仮着材，歯周包帯（パック）および印象材として応用されている．ほかの充填材料と比較すると，強度，耐摩耗性，溶解性で劣る反面，熱伝導率，硬化時収縮，微少漏洩は少ない．

452　暫間固定 ざんかんこてい

temporary fixation

歯の外傷や歯周疾患で，動揺する歯を安定させるために用いる応急的な仮の固定をいう．

453　暫間修復 ざんかんしゅうふく

temporary restoration

永久的な修復効果を必要としない修復や期待しない修復をいう．交換期の近い乳歯や長期保存が見込まれない歯などの修復に行われる．また，歯髄の臨床症状改善を期待して一定期間行う症例も含まれる．リン酸亜鉛セメント，カルボキシレートセメント，酸化亜鉛ユージノールセメントなどがそれぞれの目的に応じて選択され，使用される．

454　暫間的間接覆髄法 ざんかんてきかんせつふくずいほう

indirect pulp capping, gross caries removal procedure

深在性齲蝕に罹患しているが，齲窩と歯髄腔の間には一層の健全象牙質が存在する齲蝕患歯に適応される歯髄保護の処置法．齲蝕象牙質の完全除去を行う際に，露髄の危険性が高い髄角付近の齲蝕象牙質を意図的に残置させ，その上に覆髄剤を貼薬して暫間的に修復する．覆髄剤の作用によって残置した齲蝕象牙質の再石灰化と直下の髄腔壁での修復象牙質の新生，添加を促し，窩底象牙質厚径の増加をはかる．数か月後，再度齲窩を開放し，再石灰化されていない齲蝕象牙質の除去を行い，最終的な修復処置を行う．本法の応用で，生活歯に直接手をつけずに処置ができる．本法は，歯髄の生活力が旺盛な乳歯や幼若永久歯に対して応用頻度が高い．間接覆髄法との違いに注意．→間接覆髄法（208）

455　暫間的根管充填 ざんかんてきこんかんじゅうてん

temporary root canal filling

根管充填を行った歯で，術後に打診違和感や疼痛などの歯根膜炎症状が発現することがあるため，根管充填後ただちに修復処置を施さずに，予後経過をみるために一時的に根管充填を施すこと．

456 3歳児健康診査 さんさいじけんこうしんさ

health examination for three-years-old

市町村主体で幼児が3歳に達してから4歳までに実施する健康診査. 医師および歯科医師による総合的健康診査と質問票などからなり, 幼児の健全な育成のために疾病の早期発見, スクリーニングや予防を行う. 質問項目には, 階段の昇降, 丸（◯）の描写, 衣服の着脱, 自分の名前, ブラッシングや手洗い, 食生活習慣, 斜視, 聴覚, 集団遊びなどがある. 歯科では齲蝕の有無や硬組織の異常, 軟組織の異常, 乳歯列完成期なので不正咬合などを診査する. 口腔清掃習慣, 栄養および間食調査などから指導と措置を行う.

457 酸性フッ素リン酸溶液
さんせいふっそりんさんようえき

acidulated phosphate fluoride solution

Brudevold によって開発されたフッ化物歯面塗布液である. APF 溶液として知られており, 現在臨床でもっともよく用いられている. 本溶液は2%フッ化ナトリウム溶液を正リン酸で酸性にしたもので, リン酸酸性フッ化ナトリウム溶液と表現するのが妥当. ポリエチレン容器に保存すれば, かなり長期間使用できる. フッ化物歯面塗布法にはカルボキシメチルセルロースナトリウムを加えてゲル状とした APF ゲルもトレー法で用いられる. また, フッ化物洗口液のうち, リン酸酸性フッ化ナトリウム溶液（フッ素濃度 0.01〜0.1%）は APF 洗口液と表現される.

し

458 ジアゼパム じあぜぱむ

diazepam

抗不安薬, 抗痙攣薬, 鎮静薬として広く用いられている標準的なベンゾジアゼピンの1つである. 特異的なベンゾジアゼピン受容体に結合するが, この受容体が GABA（γ-アミノ酪酸）受容体と複合体を形成しているため, ジアゼパムのベンゾジアゼピン受容体結合により GABA のもつ抑制作用が増強され, 中枢における鎮静作用をもたらす. 経口, 経静脈, 筋肉注射, 坐剤のいずれかで投与される.

459 歯科健康診査 しかけんこうしんさ

oral health examination

歯科領域で異常がないか健康状態を診査すること. 歯数や形態の異常, 齲蝕の有無, 歯肉炎・口内炎その他軟組織の異常の有無を診査する. また歯垢の付着状況などの口腔清掃状態と歯列や咬合の確認を行い, ブラッシングや授乳・間食など食生活習慣および習癖などのチェックと指導を行う.

460 歯牙腫 しがしゅ

odontoma

歯の硬組織（象牙質, エナメル質）を主体とする腫瘍状病変で, その大部分は組織奇形（過誤腫）である. WHO では複雑性歯牙腫（complex odontoma）と集合性歯牙腫（compound odontoma）に分類されている. 前者は歯の構造が明らかではなく, 各種歯牙硬組織が不規則に混在しており, 後者は小さな歯牙様構造物の集塊からなっている. いずれも10〜20歳代に好発し, 治療は外科的に除去する.

461 耳下腺炎 じかせんえん

parotitis

耳下腺の炎症性疾患で, その発症には細菌やウイルス感染, 自己免疫疾患などが関与する. 全身抵抗力の減弱, 唾石などの異物, 導管閉鎖などが感染の誘因となる. また周囲感染組織からの直接波及や血行性あるいはリンパ行性に感染が広がることもある. 急性期には口腔清掃とともに抗菌薬の全身投与を行い, 異物があるときは, 消炎後, 除去手術を行う. 慢性期にはビタミンC製剤などによる唾液分泌刺激療法を行う.

462 歯科保健教育 しかほけんきょういく

dental health education

保健教育は人の健康を保つために必要で, 健康教育と保健管理がある. 歯科二大疾患に齲蝕と歯周疾患があるが, 歯科硬組織疾患である齲蝕には自然治癒はなく, また歯周疾患は進行すると歯槽骨の吸収と歯の脱落を引き起こすために, 疾患予防のための保健教育は重要である. さらに, 最近では口腔の健康の維持・増進のための保健教育の必要性も認識されてきている.

463 歯間空隙 しかんくうげき

interdental space

歯列を形成している歯が隣在歯間で互いに接触していない状態にあるとき, この隣在歯との間の開離した空隙をいう. 正常な永久歯列では, 歯間空隙はみられない. しかし, 乳歯列における歯間空隙は異常として扱われず, むしろ後継永久歯の排列を正常にするための生理的なものである. 乳歯列には, 霊長空隙や発育空隙といった生理的歯間空隙がみられる.

464 歯間乳頭 しかんにゅうとう

interdental papilla

歯間部の歯肉をいい, 隣接面空隙を埋めて隣接面接触点直下にピークをもつ乳頭状の形態を呈する. 歯垢が付着しやすく, 除去困難なため, 齲蝕や歯周疾患の初期徴候を呈する部位である.

465 歯間ブラシ しかんぶらし
interdental brush

口腔清掃を行う際に歯ブラシ，デンタルフロスとともに用いられる器具の1つである．加齢あるいは歯周病の進行により歯肉が退縮し鼓形空隙が大きくなった場合に歯間に挿入して歯の隣接面を清掃する．空隙の大きさに合わせてさまざまな大きさのものが市販されている．ブリッジのポンティック下面の清掃にも用いることができる．

466 歯間分離 しかんぶんり
separation of teeth

歯と歯の間を一時的に離開することをいう．歯間分離には，機械的に短時間に分離する即時分離，時間をかけて行う緩徐分離がある．即時分離には，くさびやセパレータ，緩徐分離にはセパレーティングワイヤーやゴムリングなどが使用される．歯間分離を適宜行うことによって，窩洞形成をはじめ，填塞や仕上げ研磨，矯正用バンドの装着などが容易かつ的確に実施できる．

467 シグモイド曲線 しぐもいどきょくせん
sigmoid curve
同義語 S字状曲線

Scammonの発育曲線のうち，一般型は身長に代表され出生直後から乳幼児期まで急速に発達し，その後はしだいに緩やかになり，第二次性徴が出現しはじめる思春期にふたたび発育のスパートがみられ成人のレベルに達する．この曲線がS字状を描くのでシグモイド曲線とよぶ．

468 歯頸部齲蝕 しけいぶうしょく
cervical caries

齲蝕の発生部位の解剖学的名称に着目した分類の1つである．歯冠の歯頸部に生じる齲蝕の総称であり，齲蝕の好発部位の1つとして知られている．上顎乳前歯に生じることが多く，歯髄に波及するよりも，表在性に広がり慢性的な経過をたどることが多い．

469 歯原性囊胞 しげんせいのうほう
odontogenic cyst

歯に由来する囊胞で，成り立ちから炎症性のものと発育異常に関連したものとがある．炎症性のものは根尖性歯周炎に続いて起こる歯根囊胞で，これが歯原性囊胞のなかでもっとも多い．発育異常性のものとしては，含歯性囊胞，萌出囊胞，原始性囊胞（歯原性角化囊胞），歯肉囊胞（上皮真珠，歯堤囊胞），側方性歯周囊胞などがある．→含歯性囊胞（203），歯根囊胞（474），歯肉囊胞（530），上皮真珠（598）

470 歯垢 しこう
dental plaque
同義語 プラーク

歯面上に形成される細菌やその代謝産物などからなる沈着物のことをいう．ミュータンスレンサ球菌を主要な構成細菌とする歯垢は齲蝕誘発性が強く，口腔清掃を怠ると齲蝕が発生する．隣接面に形成された歯垢は除去されにくいため，齲蝕の好発部位となっている．また，歯頸部の歯垢は歯肉炎の発症をもたらす．

471 歯高 しこう →歯部高（537）

472 歯根吸収 しこんきゅうしゅう
root resorption

歯根のセメント質および象牙質の吸収をいう．セメント質に接する歯根膜の結合組織細胞から分化した単核または多核の破骨細胞様の細胞によって歯根が吸収消失する．歯の交換期にみられる乳歯の生理的歯根吸収と，種々の原因によって発症する病的歯根吸収とに分けられる．生理的歯根吸収は，歯の交換期における乳歯の根吸収の場合を除いては起こらない．病的歯根吸収は，根尖性歯周炎によるもの，過度の外力によるもの，再植歯にみられるもの，腫瘍・囊胞によるもの，埋伏歯などが原因である．

473 歯根肉芽腫 しこんにくげしゅ
apical granuloma

慢性根尖性歯周炎により，根尖部に形成された肉芽腫をいう．根尖性病変のほぼ半数を占め，多くは急性炎からの慢性化の過程で，感染が弱い場合には最初から形成される．症状の多くは無自覚で，ときに根尖部の軽い違和感や圧痛が認められることもある．歯根囊胞に移行することも多い．エックス線写真では，患歯の根尖部に米粒大から豆粒大の類円形の透過像を認め，歯槽硬線に連続している．治療は感染根管治療が主で，無効例には根尖切除術や抜歯を行う．→歯根囊胞（474）

474 歯根囊胞 しこんのうほう
radicular cyst

歯根肉芽腫の囊胞化により形成される．通常は根尖部の囊胞をさす．乳歯ではまれである．原因歯の歯髄は失活しており，初めは自覚症状を欠くが，進行とともに垂直性打診痛を認めることもある．囊胞が大きくなると，骨の膨隆，羊皮紙様感や波動を触知する．内容液は粘稠な淡黄色から帯褐色の漿液性で，多くはコレステロール結晶を含む．エックス線写真では原因歯の根尖を含む円形から類円形の境界明瞭な単房性の透過像を呈し，透過巣が歯根膜に移行しているのが特徴である．病理組織学的には，内側から重層扁平上皮，肉芽組織，線維性結合組織の3層からなる．治療は歯根肉芽腫と同様である．

し

→歯根肉芽腫（473）

475 歯根の内部吸収 しこんのないぶきゅうしゅう
internal root resorption
　なんらかの原因で歯髄組織の一部に破歯細胞が生じ，歯質の歯髄側から象牙質が吸収された状態をいう．初期のうちは無症状であるが，進行すると根管内で側壁が穿孔し，歯周組織と交通するようになる．治療は，根管の穿孔を避けるためにも，進行を抑える必要からも，発見後ただちに抜髄法を行うのが望ましい．

476 歯根膜 しこんまく
periodontal membrane
　歯根周囲を取り巻き，歯と歯槽骨を結びつける組織で，線維性結合組織からなっている．咬合時のショックをやわらげる機能や，血管を介して栄養を供給している．

477 歯根膜炎 しこんまくえん
periodontitis
　歯根膜の炎症により歯の打診痛，咬合痛，根尖相当部歯肉の腫脹，圧痛，あるいは自発痛をともなうような疾患を総称して臨床的に使用する診断名．原因としては，歯髄炎からの細菌感染，外傷による打撲，外傷性咬合，歯科治療時の物理的刺激，歯内療法時の化学的刺激，変性した歯周組織に対するアレルギー反応などがあげられる．自覚症状としては，歯の挺出感，鈍痛，拍動痛，放散痛など，炎症の程度によってさまざまである．

478 歯根膜腔 しこんまくくう
periodontal space
　歯根と歯槽膜との間に存在する腔．エックス線写真上では，透過性の強い線として認められる．外傷性咬合や歯周疾患などの慢性的な炎症や歯の外傷時などに腔の拡大がみられる．

479 歯根彎曲 しこんわんきょく
dilaceration
　歯の形態異常の1つで，歯根が種々の程度に彎曲している状態をいう．好発部位は上顎中切歯，上下顎小臼歯である．原因としては，歯根形成期における外傷，あるいは顎骨を含む歯根周囲組織の病的変化，圧力などにより生じる．小児歯科領域では，乳歯の外傷により歯根形成期の後継永久歯胚が障害を受けたり，歯胚の方向異常などが原因で，埋伏した上顎前歯で観察される．また，歯胚に隣接した嚢胞や腫瘍も，歯根彎曲の一因となる．

480 四肢麻痺 ししまひ
quadriplegia
　全麻痺ともいう．上下肢の機能障害であり，重度な脳性麻痺児では，四肢に加えて体幹や首の姿勢保持機能の異常をともないやすい．脳性麻痺児では

もっとも多くみられる麻痺型である．

481 歯周疾患 ししゅうしっかん
periodontal disease
同義語 歯周病
　辺縁部歯周組織（歯肉，歯根膜，歯槽骨，セメント質）から起こった種々の病変群に対して与えられた総括的疾患名．原因は歯肉溝に生息する細菌の産生する酵素や毒素で，これらにより誘発される炎症反応や免疫反応により歯周組織が破壊される．また，異常咬合圧が原因となり起こることもある．病変が歯肉に限局する歯肉炎と歯槽骨にまでおよぶ歯周炎とに分類される．小児期に生じるのはほとんどが歯肉炎である．

482 歯周病 ししゅうびょう　→歯周疾患（481）

483 歯周ポケット ししゅうぽけっと
periodontal pocket
　歯肉溝が歯周炎によって病的に深くなった場合を歯周ポケットとよび，真性ポケットともよばれる．ポケット底はセメント－エナメル境より根尖側に位置し，接合上皮と歯の付着部はセメント質上にある．→歯肉溝（526）

484 思春期性歯肉炎 ししゅんきせいしにくえん
pubertal gingivitis
　小学校高学年から中学生にみられる歯肉の炎症で，思春期の性ホルモン分泌が歯肉炎発現の感受性を高めることが考えられている．清潔な口腔にも生じるが前歯に限局することが多く，ブラッシングしないことで増悪する．女児のほうが男児よりも2〜3年早く発現する．

485 歯小嚢 ししょうのう
dental sac
　歯胚の構成要素の1つであり，エナメル器および歯乳頭を包む嚢状の結合組織のことをいう．血管や細胞に富む内層と，線維がおもな外層に分かれる．歯小嚢から将来，セメント質と歯根膜が形成され，また歯槽骨の一部もつくられる．

486 歯小皮 ししょうひ
enamel cuticle
同義語 エナメル小皮
　エナメル質表面に存在する有機性の皮膜で，エナメル質形成の最終段階でエナメル芽細胞から分泌された膜状物と退縮エナメル上皮の遺残物などから構成されている．歯の萌出とともに失われ，唾液成分などからなるペリクルになる．

487 矢状縫合 しじょうほうごう
sagittal suture
　頭蓋冠を構成する骨のうち，左右の頭頂骨を連結する縫合をいう．頭部を正面からみて，その正中部を前後的に走行する．前方端では冠状縫合，後方端

ではラムダ縫合と交わる．左右の頭頂骨間の結合は互いにノコギリの歯がかみ合ったようになり，鋸状縫合に分類される．

488 歯髄壊死 しずいえし
pulp necrosis
歯の切削時の温度的刺激や外傷による脈管の断裂にともない歯髄組織全体が死滅しているが，感染のない歯髄病変である．歯の色調は不透明な灰白色や褐色を呈する．歯髄電気診に反応せず，温度的刺激にも反応しない．治療は，死滅した歯髄組織を除去し根管内を清掃した後，根管充填を施す．

489 歯髄壊疽 しずいえそ
gangrene of the pulp
壊疽性歯髄炎が根尖まで波及し，歯髄全部が壊疽に陥った状態や壊死した歯髄が二次的に感染した状態をいう．歯髄に生活反応はなく，強い壊疽臭がある．治療は感染根管治療を行う．

490 歯髄炎 しずいえん
pulpitis
歯髄の炎症性病変の総称．臨床所見や病理組織学的所見から分類されるが，臨床的には，非感染性歯髄炎と感染性歯髄炎に大別される．また，炎症の波及状態によって全部性歯髄炎と一部性歯髄炎に分ける場合もある．非感染性歯髄炎には急性単純性歯髄炎，慢性単純性歯髄炎があり，感染性歯髄炎には，急性化膿性歯髄炎，慢性潰瘍性歯髄炎，慢性増殖性歯髄炎，壊疽性歯髄炎がある．

491 歯髄腔閉鎖 しずいくうへいさ
pulp obliteration
歯髄の退行性変化が進行し，歯髄が石灰変性して歯髄腔全体が石灰沈着で閉鎖された病的状態である．外傷受傷後，歯髄の生活力が低下した歯にしばしば発現する．また，高齢者における歯髄の加齢変化として発現する．

492 歯髄刺激 しずいしげき
pulp irritation
象牙細管を経由して歯髄に到達する物理的・化学的刺激をさす．歯髄に影響をおよぼし，歯髄の循環障害（歯髄充血）や単純性炎，化膿性炎の誘因となる．齲蝕，歯の切削，外傷，修復物などが原因となる．

493 歯髄充血 しずいじゅうけつ
hyperemia of the pulp
歯の切削刺激や歯の外傷によって歯髄内に循環障害が生じ，毛細血管に赤血球が停滞した状態の病理診断名である．臨床的には無症状で歯髄充血の臨床診断はほとんど不可能である．窩洞形成，支台歯形成後の歯髄には不可避の病理学的変化であり，歯髄鎮静法や間接覆髄法を適応し，歯髄充血の寛解をは

かる必要がある．

494 歯髄処置 しずいしょち
pulp therapy
歯髄病変に対する処置の総称である．歯髄充血や可逆性歯髄炎（非感染性歯髄炎）に対し歯髄を保存する歯髄保存療法と非可逆性歯髄炎（感染性歯髄炎）や歯髄壊死に対する病的歯髄を除去する歯髄除去療法とに区分される．さらに，歯髄除去療法は，歯髄の除去範囲によって一部除去療法（歯髄切断法）と全部除去療法（抜髄法）とに分けられる．根尖性歯周炎に対する感染根管治療と歯髄処置をあわせて歯内療法と総称する．

495 歯髄切断法 しずいせつだんほう
pulp amputation
同義語 断髄法
感染性歯髄炎に罹患した患歯において，感染範囲が歯冠部歯髄に限局している症例に対し，感染した歯冠部歯髄を根管口部で切断・除去し，歯髄切断面を歯髄切断糊剤で被覆し，非感染状態の歯根部歯髄を残す歯髄一部除去療法．除痛法の種類，術後の治癒機転によって生活歯髄切断法と失活歯髄切断法とに分類される．→失活歯髄切断法（517），生活歯髄切断法（671）

496 歯髄鎮静法 しずいちんせいほう
sedative treatment of the pulp
歯髄保存療法の1つ．歯髄充血や単純性歯髄炎などの可逆的病変を生じた歯髄に対し，ユージノール液，グアヤコール液，フェノールカンファ，酸化亜鉛ユージノールセメントなどの歯髄鎮静薬を応用して，亢進した歯髄の機能を正常状態に回復させ，歯髄除去療法を施すことなく生活歯髄を保存する処置．

497 歯髄電気診 しずいでんきしん
electric pulp test
個体の歯表面とその他の生体組織の間に微弱な電流を通電させると，電流が歯質を介して歯髄神経に電気刺激を与える．その電気刺激の大きさとそれに対する歯髄反応によって歯髄の生死を判定すること．反応としては個体が疼痛を感じれば歯髄は生活状態にあると判定する．しかし個体によって疼痛閾値が異なるため，対照歯（健全歯）とともに2〜3回測定して比較判定する．

498 歯髄の生活反応テスト
しずいのせいかつはんのうてすと
vitality test of pulp
狭義には，単に歯髄の生死を判定する検査を意味するが，広義では歯髄炎の程度を診断するために行われる歯の臨床的諸検査も含まれる．①歯髄の温度診：歯に熱あるいは冷刺激を加え，疼痛により診断

する．②歯髄電気診：電気歯髄診断器と導電材を適
用し，歯髄に電気刺激を加え，対照歯と比較するこ
とにより歯髄の病態を判断する．③歯髄の切削試
験：象牙質を試験的に切削し，疼痛の有無により生
死を判定する．

499 歯髄ポリープ しずいぽりーぷ pulp polyp
→慢性増殖性歯髄炎（1107）

500 歯性感染 しせいかんせん
odontogenous
齲蝕や歯周病などの歯に関連した細菌感染が起因
で，症状としては発赤，疼痛，腫脹，熱感などがみら
れ，全身的に発熱があることもある．症状が軽度
な場合，原因歯を特定し，感染根管処置や抜歯，必
要に応じて抗菌薬の投与で消炎されるが，重篤な場
合は，切開や十分なドレナージが必要となることも
ある．細菌性心内膜炎などの歯性病巣感染とは区別
される．

501 歯石 しせき
dental calculus
歯冠や露出した根面に沈着する石灰化物をさす．
歯石は食物残渣や歯垢が原因となり，付着した歯垢
中で，唾液由来のリン酸カルシウムなどの無機塩が
沈着して石灰化が起きたものである．歯石の表面は
粗糙であり，新たな歯垢沈着の誘因となり歯周疾患
の発生要因となるので，歯石除去は歯周病の予防に
重要である．

502 歯石除去 しせきじょきょ
scaling
歯石は歯周疾患の原因の1つとされており，その
除去は歯周疾患の予防，進行阻止を目的として行わ
れる．近年，小児においても歯石がみられるケース
があり，歯周疾患予防の観点から重要である．

503 歯槽基底 しそうきてい
apical base
全歯の歯根尖を連ねる仮想面でLundstromに
よって名づけられた．歯槽基底によって，顎骨は歯
槽骨と歯槽基底部に分けられる．歯槽基底の大きさ
は，幅径と長径によって表され，歯列模型の分析に
おいて顎骨の大きさの指標として用いられる．

504 歯槽基底部 しそうきていぶ
alveolar fundus
上下顎骨の歯と歯槽突起を除いた部分，すなわち
歯槽基底を境界とする顎骨本体部をさし，基底骨と
もいわれるが解剖学的用語ではない．この部分は，
個体のもつ成長発育のポテンシャルにしたがって変
化するが，歯の存在の有無や，歯の移動により変化
することはないとされる．

505 歯槽硬線 しそうこうせん
lamina dura
同義語 歯槽白線
デンタルエックス線写真において，歯槽窩（ソ
ケット）の部分に歯根と平行に走る細いエックス線
不透過性の陰影．組織学的には外胚葉性間葉組織の
固有歯槽骨に相当する．一般的には歯槽窩壁の骨梁
構造に乏しい皮質骨の接線効果のために不透過性が
高くなるとされている．歯根膜の炎症や歯槽骨の吸
収にともなって消失するので，診断上重要である．

506 歯槽骨 しそうこつ
alveolar bone
上下顎骨のうちで歯槽を構成し歯を支持している
領域をいうが独立した骨ではない．上・下顎骨にお
いて歯が植立することで形成されるので，歯を喪失
すると消失していき，歯が形成されない（無歯症）
と形成されない．また，歯の移動に対応して吸収と
添加が生じる．

507 歯槽骨炎 しそうこつえん
alveolar osteitis
歯槽骨部に限局した炎症．歯髄炎から継発した歯
根膜炎（根尖性歯周炎）が進行して起こる根尖性の
ものが多いが，歯周病から継発する辺縁性のものも
ある．急性期には全身状態は悪化し，自発痛が強く，
歯の挺出感や動揺，激しい打診痛があり，周囲歯肉
の発赤，腫脹，圧痛を認める．原因歯1歯に限局し
ているものから，周囲の数歯におよぶものまである．
慢性に移行すれば歯肉瘻を形成し，持続的な排膿を
みることがある．

508 歯槽骨骨折 しそうこつこっせつ
fracture of alveolar bone
打撲，衝突，抜歯などにより生じる．歯槽骨壁の
骨折と，歯槽突起の骨折とがあり，いずれも歯の脱
臼や軟組織の損傷をともなうことが多い．外傷後の
触診で歯が隣在歯とともに動揺するときは歯槽骨骨
折を疑う．骨折範囲内の歯は一塊となって動揺する．
骨折片および脱臼歯を整復後に固定する．

509 歯槽頂縁 しそうちょうえん
alveolar ridge
歯槽部に存在する歯根を植立する凹窩（歯槽）の
自由縁をさし，そのもっとも高い部分は歯間にある．
歯周炎の進行にともない吸収が起きる．また，歯が
喪失した場合にも吸収が生じる．歯槽頂縁は通常歯
肉に覆われている．

510 歯槽膿瘍 しそうのうよう
alveolar abscess
歯槽部（歯肉）に限局した膿瘍で，根尖性歯周炎，
辺縁性歯周炎に起因することが多い．膿瘍が形成さ
れて波動が触れる場合には，切開して排膿をはかる

が，急性期の場合には抗菌薬の服用により消炎をはかる．

511 歯槽白線 しそうはくせん　→歯槽硬線（505）

512 歯帯 したい

dental cingulum

歯冠部歯頸部を帯状に取り巻く構造物であり，この歯帯が発達して咬頭になるという学説もある．下等な食虫動物の歯に多くみられる．ヒトの歯でも，切歯，犬歯の舌面にみられる基底結節や上顎歯の唇面や頬面の歯頸側 1/3 にみられる突出部，上下顎第一乳臼歯の頬側歯頸部の突出（臼歯結節）は歯帯に由来すると考えられている．

513 歯体移動 したいいどう

drifting

歯根が歯槽の内側骨面に平行に移動する歯の移動様式．このとき，移動方向の歯根膜は歯根全体にわたって圧迫帯が生じ，その反対側の歯根膜には同じく全長にわたって牽引帯が生じる．歯体移動では，矯正力が歯槽縁，中央部および歯根尖部に均等に分散されているので，傾斜移動に比較し，同じ大きさの力でも弱い力として働くことになる．そのため，歯体移動には傾斜移動より強い力を必要とする．

514 支台歯 しだいし

abutment tooth

全部被覆冠あるいは保隙装置を装着するための支台となる歯をいう．ジャケット冠や金属冠など適応される冠の種類により必要な支台歯形成が行われる．一般に，乳歯や幼若永久歯では，その解剖学的特徴から支台歯の削除量が少ない既製冠が選択される．保隙装置の支台歯としてバンドが装着される場合には，形成は必要としない．

515 歯痛 しつう

toothache

歯あるいは歯周組織から生じる痛みをいう．原因として齲蝕による歯髄炎や歯周炎などが主であるが，外傷，冷熱刺激および食片圧入などによっても起こる．低年齢児の場合，痛みを表現できないことがあり，状態の把握には注意が必要である．また，乳歯の歯髄炎による歯痛は持続時間が比較的短いため放置され，歯髄が失活してしまうことがある．

516 失活歯 しっかつし

devitalized tooth

正しくは歯髄失活剤を応用し，生活歯髄を死滅させた歯に対する呼称であるが，抜髄法や感染根管治療で処置された歯などの生活歯髄の存在しない歯（非生活歯）についても失活歯とよぶことが多い．

517 失活歯髄切断法 しっかつしずいせつだんほう

mortal pulp amputation

歯髄失活剤を応用し，歯髄を失活させた後，罹患歯冠部歯髄を切断・除去し，残した歯根部歯髄は切断面に貼薬した失活歯髄切断糊剤の作用によって乾屍させ，歯髄病変が歯根部歯髄や根尖部歯周組織に波及するのを防止することを目的とする．残した歯根部歯髄は固有機能を失うため，生理的な歯根吸収や歯根形成が行われないので，乳歯や歯根未完成永久歯に対しては適応すべきでない．

518 歯堤 してい

dental lamina

胎生 5〜6 週ころ，歯が生える部位の口腔上皮に増殖，肥厚が起こり，間葉組織内に向かって陥入し，上皮の帯を形成する．これが歯堤である．歯堤は垂直に内部に向かって陥入するのではなく，やや斜め舌側に陥入増殖し，同時に上皮に接した間葉組織にも細胞の増殖がみられる．歯の発生は歯堤の出現によって始まる．

519 児童虐待 じどうぎゃくたい

child abuse

保護者（親権者，未成年後見人など）がその監護する児童（18 歳未満）に対して児童の心身の正常な発達を妨げる暴力行為を加えることで，4 つに分類される．①身体的虐待：身体に与える暴力で，歯の破折など口腔外傷などから歯科医師が第一発見者になることがある．②ネグレクト（放棄）：衣食住を十分に与えず保護者としての監護を著しく怠ることで，学校に行かせない教育ネグレクトと病気になっても受診させない医療ネグレクトがある．③心理的虐待：児童に著しい心理的外傷（トラウマ）を与える言動を行うこと．④性的虐待：父親が娘を対象とすることが多く，わいせつ行為を強要すること，または児童を性的対象にすること．虐待に気づいた者は児童相談所に通告しなければならない．

520 歯内歯 しないし

dens in dente

エックス線写真で 1 本の歯のなかにもう 1 つの歯が入っているようにみえる奇形歯である．歯の発育過程でエナメル器の一部が歯乳頭内に異常に増殖することで発生すると考えられている．上顎の側切歯や犬歯に多く，切縁・咬頭付近に深い盲孔が存在する．ここから歯髄感染を起こすことがある．

521 歯肉 しにく

gingiva

歯根部を取り囲む歯周組織の一部であり，口腔粘膜に属する．歯槽骨を覆い始める部分より根尖側は歯槽粘膜であり，その境を歯肉−歯槽粘膜境という．内縁深部は付着上皮によってエナメル質と結合しており，その上部に歯肉溝が存在し，この部の歯肉は可動性があり遊離歯肉とよばれる．健康で正常な歯肉は，ピンク色ないし淡赤色であり，付着歯肉や乳

頭歯肉の表面にはスティップリングとよばれる小窩が存在する.

522 歯肉炎 しにくえん
gingivitis

炎症が歯肉組織に限局した歯周疾患で，その炎症性変化は歯間水平線維や歯根膜の歯槽頂線維を越えて波及していない．臨床症状としてはうっ血，プロービング時の歯肉出血，歯間乳頭の腫脹，歯肉ポケットの形成などがみられる．多くの場合，歯面への歯垢の付着に起因して発症する．小児の歯周疾患はほとんどが歯肉炎であり，その多くは単純性（不潔性，プラーク性）歯肉炎で，叢生性，萌出性，思春期性などに分類される．

523 歯肉縁 しにくえん
gingival margin

歯頸部を取り巻く遊離歯肉と歯間乳頭の歯冠寄りの先端部分をいう．外面は解剖学的歯頸線に沿った円弧状の連続線を呈するが，前歯・小臼歯部は大臼歯部に比較すると彎曲度が強い．小児の乳歯や永久歯には，歯肉縁に沿って歯を取り囲む浅い歯肉溝が存在する．

524 歯肉潰瘍 しにくかいよう
gingival ulcer

もっとも多いのはアフタ性口内炎である．境界明瞭な直径1〜8mmの小円形の潰瘍で，表面は灰白色の線維素性の偽膜が固着していることが多い．ウイルス性口内炎や免疫機能不全などに併発するが，小児で多いのはヘルペス性歯肉口内炎である．急性壊死性潰瘍性歯肉炎でみられる歯肉潰瘍では，急激に歯間乳頭部歯肉に疼痛，発赤，腫脹が出現し，1〜2日で歯間乳頭は壊死して潰瘍が形成される．→アフタ性口内炎（8），ヘルペス性歯肉口内炎（1049）

525 歯肉頰移行部 しにくきょういこうぶ
gingivabuccal fold

左右側の頬小帯より後方で，頬粘膜が歯肉粘膜へ移行する丸みを帯びた部分をさす．義歯床の外形辺縁は歯肉頬移行部まで延長できるが，小児義歯や拡大床では，成長発育を阻害するので約1/2程度以下にする．

526 歯肉溝 しにくこう
gingival sulcus

歯と遊離歯肉内縁との間に存在する溝状のV字型陥凹部で，歯の周囲を取り巻いている．歯の萌出にともない，エナメル質の発生に関与していた退縮エナメル上皮が，エナメル質から部分的に剥離することで形成される．底部は付着上皮によって境界されており，臨床的には0.5〜2mm程度を正常値としている．炎症によって歯肉溝の深さが相対的に増加すると歯肉ポケット，さらに付着上皮が破壊され

ると歯周ポケットとよばれる．→歯周ポケット（483）

527 歯肉切除術 しにくせつじょじゅつ
gingivectomy

歯肉ポケットや歯周ポケットを形成している歯肉軟組織を切除し，歯肉の生理的形態を整える手術法.

528 歯肉増殖 しにくぞうしょく
gingival hyperplasia

同義語 歯肉肥大

歯肉の増殖をきたす疾患の総称であり，原因によって3種類に分類される．①炎症性歯肉増殖症：歯垢，歯石，歯列不正などの慢性の局所刺激によって歯肉結合組織の増殖をきたす．②薬物性歯肉増殖症：抗痙攣薬，カルシウム拮抗薬，免疫抑制薬などの服用によって歯肉上皮の肥厚と結合組織線維の増生が起こる．③歯肉線維腫症（歯肉象皮症）：歯肉がびまん性に肥大する疾患で，遺伝性のものと特発性のものがある．前歯部歯肉に強く現れる．

529 歯肉退縮 しにくたいしゅく
gingival retraction

歯肉が根尖側に下がって，歯根が露出するようになった状態をいう．加齢変化，不適当なブラッシング，対合歯欠損などによる廃用性萎縮，歯周炎のほかに，全身性の代謝異常，貧血などでも認められる．また，低年齢の小児や精神発達遅滞児などでは習癖として爪でいじることで生じることもある．1歯から数歯の限局性のものと，口腔全体に生じる全部性のものとがある．→習癖（550）

530 歯肉囊胞〔乳児の〕 しにくのうほう
gingival cyst

同義語 Epstein囊胞

乳児の歯槽堤歯肉に生じる小さな囊胞で，白色，淡黄色の小隆起として認められ，多発することが多い．組織学的には角質で満たされた小囊胞で，胎生期の遺残上皮に由来すると考えられている．歯胚の発育過程で遺残した歯堤上皮に由来するものが多いが，口蓋突起の癒合によって封入された遺残上皮に由来するものもある．それぞれ（Serresの）上皮真珠およびEpstein真珠とよばれているが，乳児の歯肉囊胞はそれらの総称として用いられている．→上皮真珠（598）

531 歯肉膿瘍 しにくのうよう
gingival abscess

歯肉粘膜下，または歯肉骨膜下に膿が貯留したもの．歯肉炎，根尖性歯周炎または辺縁性歯周炎などに続いて生じる．症状は，原因歯付近の歯肉に限局性の膿瘍を形成し，圧痛と波動を触れる．自発痛は膿瘍形成時に強いが，形成後は軽減する．膿瘍は自潰して瘻孔を形成する．治療は，抗菌薬の投与，膿瘍の切開，原因歯の感染根管治療あるいは抜歯を行

う． →膿瘍形成（936），瘻孔（1185）

532 歯肉肥大 しにくひだい →歯肉増殖（528）

533 歯肉ポリープ しにくぽりーぷ
gingival polyp
　歯肉に生じた境界明瞭な膨隆もしくは突出した組織集塊をいう．臨床的には歯肉を基底面とし，それより上方に半球状，球状あるいは不規則な円形で突出した構造をしている．慢性歯肉炎，変性病変，奇形などが原因となる．治療は原因の除去と増殖した歯肉の切除を行う．

534 歯乳頭 しにゅうとう
dental papilla
　歯の発生において，蕾状期では，歯蕾を囲むように外胚葉性間葉細胞が密集し，その部位が歯乳頭である．帽状期では，エナメル器陥凹部を満たすように間葉組織が密集する．歯乳頭は，エナメル器とともに周囲を歯小嚢に囲まれている．歯乳頭は象牙質を形成し，その後は象牙質内に残り，歯髄となる．

535 歯胚 しはい
tooth germ
　歯と歯周組織をつくる原基で，エナメル器，歯乳頭および歯小嚢を含めた総称．歯胚の発生では，まず将来歯を形成する部位の口腔粘膜上皮が，深部の間葉に向かって帯状に増殖肥厚し，歯堤を形成する．この歯堤から蕾状の膨らみが現れ，これが歯や歯周組織の原基となり，蕾状期の歯胚が形成される．発生の過程で形態が変化し，上皮部分の組織分化と形態分化の程度によって，蕾状期，帽状期，鐘状期に区別することができる．

536 紫斑病 しはんびょう
purpura
　皮膚や粘膜内の出血により紫斑を生じる疾患．種々の原因疾患により起こるが，原因が不明なこともある．血友病，再生不良性貧血および血小板減少性紫斑病は，血液の異常により起こり，アナフィラクトイド紫斑病（アレルギー性紫斑病）は血管障害によって起こる．

537 歯部高 しぶこう
prosthion-Infradentale
同義語 歯高
　頭蓋における人類学的計測法での計測部位の1つで，頭部エックス線規格写真における咬合した状態での上下顎中切歯部歯槽骨縁間の垂直的長さ（距離）を表す．

538 自閉症 じへいしょう autism
　→自閉スペクトラム症（539）

539 自閉スペクトラム症 じへいすぺくとらむしょう
autism spectrum disorder
同義語 自閉症
　3歳以前に現れる，社会的相互作用の障害，コミュニケーションの質的障害，行動や興味の限局と反復的常同行動などを特徴とする．脳機能障害が原因と考えられ，約3/4に知的障害を認め，約1/4にてんかんを合併する．圧倒的に男児に多く，男女比は約4：1である．歯科的対応は一般に困難で，そのため行動管理がより重要となる．コミュニケーションに際しては，言葉よりも視覚的な方法が有効な場合が多い．障害の程度が重い場合には，著しい多動や睡眠・覚醒リズムの異常，自傷行動などがみられることがある．DSM-Ⅳから DSM-5 の改訂により，アスペルガー症候群の名称はなくなり，自閉スペクトラム症のなかに含まれることになった．

540 歯磨剤 しまざい
dentifrice
　ブラッシングは歯科疾患の予防に不可欠であるが，その補助として歯磨剤が使用される．組成としては，①基剤である研磨剤，保湿剤，発泡剤，結合剤などの主要成分，②甘味料，香料，色素，保存料などの補助成分，③各種薬効剤などの特殊成分からなっている．発泡性のある歯磨剤ではブラッシングの時間が短くなりがちである点に配慮が必要である．また，小児が歯磨剤を飲み込んでしまわないように，心身の発達段階を考慮して使用を指導する必要がある．

541 社会適応性 しゃかいてきおうせい
social adaptability
　生活する社会で支持されている生活習慣，価値規範，行動基準などに沿った行動がとれること．社会性の発達は，子ども自身の要因（性格，知的能力，情動精神発達障害など）と環境要因（家族，友人，学校などの対応）の影響を受け，自分自身が生活する社会のなかでの必要な知識や適切な技能（社会が支持する礼儀行動，人権の尊重，善悪の判断，道徳観念，公共心，共同作業など）を獲得するうえで必要であり，自身が社会に肯定されていると認識されて，初めて社会に適応することができる．社会に適応できない代表的なものに不登校，家庭内暴力，いじめなどがある．

542 若年性歯周炎 じゃくねんせいししゅうえん
juvenile periodontitis
　1999 年の米国歯周病学会の分類では，急速進行性歯周炎とともに侵襲性歯周炎に含まれ，限局型と広汎型に分けられる．中学生，高校生で発症し，女子に多い．歯垢の蓄積量は少なく，歯石沈着もなく，炎症症状も明確ではないにもかかわらず，歯槽骨の

進行性の破壊吸収を示し，歯の動揺を生じる．限局型では，前歯部と大臼歯部に生じやすい．宿主側の因子として好中球走化能の低下が指摘されており，*A. actinomycetemcomitans* が関与していると考えられている．

543 ジャケット冠 じゃけっとかん

jacket crown

歯冠部をすべて覆う被覆冠のことで，レジンあるいはポーセレンで製作される．小児歯科領域では，クラウンフォームとコンポジットレジンを用いて製作することが多い．おもに前歯部の多歯面齲蝕症例や破折例が適応となる．永久歯では本体は金属で製作し，審美性を考慮して表面をレジンを築盛して白くした硬質レジン前装冠を用いることが多い．

544 斜走隆線 しゃそうりゅうせん

oblique ridge

上顎大臼歯では，各咬頭から咬合面の中心部に向かって中心隆線を形成する．そのうち遠心頬側中心隆線と近心舌側隆線の発育がよく，中心溝によって遮断されず，2つの中心隆線が連続することがある．これを斜走隆線という．斜走隆線は，上顎の大臼歯にみられるが，とくに上顎第二乳臼歯では発現頻度が非常に高い．

545 周期性好中球減少症
しゅうきせいこうちゅうきゅうげんしょうしょう

cyclic neutropenia

周期性をもって末梢血中の好中球が減少する疾患．家族性に発症するものは常染色体優性遺伝を示す．乳幼児期から周期的な好中球の減少と一致して発熱，口腔炎，皮膚化膿症などを反復する．好中球の減少が周期的で，約3週間とほぼ一定である．重度な場合には乳歯列期に歯周炎を発症する．

546 周産期 しゅうさんき

perinatal period

妊娠後期（28週）から新生児早期までの出産にまつわる時期を一括した概念．少子化が進んだ現代でも低出生体重児は年々増加しており，妊娠中の母体および胎児あるいは出生後の新生児の救命はもちろん，妊娠・出産・育児を行えるような支援も期待され，周産期医療の重要性は高まっている．わが国の周産期死亡率は世界最低を維持している．

547 充填材料 じゅうてんざいりょう

filling materials

形成充填材と根管充填用糊剤がある．一般的には形成充填材をいう．練和などの物理的加工によって流動状になった修復材を窩洞に填入し，可塑性がある間に加圧・成形した後に硬化させることによって歯冠修復を行う材料．レジン，アマルガム，セメントがあげられる．

548 18トリソミー症候群 じゅうはちとりそみーしょうこうぐん

18 trisomy syndrome

同義語 Edwards 症候群

18番染色体のトリソミーによる異常で，生命予後は不良．Down 症候群に次ぐ高頻度とされ，重度の精神発達障害，先天性心疾患や呼吸器疾患を随伴し，小頭症や高口蓋，小下顎症がみられる．摂食嚥下障害により経管栄養が必要である．

549 修復象牙質 しゅうふくぞうげしつ

reparative dentin

齲蝕や歯科的処置などによって，歯髄組織が刺激を受けたときに象牙芽細胞によってつくられる象牙質を修復象牙質または第三象牙質あるいは反応象牙質とよぶ．修復象牙質は正常な象牙質よりも象牙細管が少なく，走行がねじれているのが特徴的である．

550 習癖 しゅうへき

habit

日常的に習慣となったよくない癖．口腔習癖以外にも，睡眠態癖や頬杖をつく癖など，歯列・咬合と関連する習癖がある．→口腔習癖（334）

551 手根骨 しゅこんこつ

carpal

手根は8個の短骨で構成されており，これを手根骨という．4個の近位列と4個の遠位列に分けられる．近位列には外側（拇指側）から内側（小指側）へ，舟状骨，月状骨，三角骨，豆状骨が，遠位列には大菱形骨，小菱形骨，有頭骨，有鉤骨が並んでいる．これら8つの手根骨の骨核と橈骨・尺骨遠位端骨核の計10個の骨核のうち何個がすでにあるかを調べ，骨年齢として成長を評価する．

552 主訴 しゅそ

chief complaint

来院する動機となった患者のおもな訴え．患者自身が病を患ったと判断したときの患者の苦痛は，単純なものから非常に複雑な苦悩までさまざまであるが，治療を求めて医者を受診するときの訴えを患者の主張する言葉で記録する．

553 腫脹 しゅちょう

swelling

身体の一部が腫れることで，限局的の腫脹をさす．炎症，腫瘍，囊胞，埋伏歯，気腫，限局性浮腫，うっ血，肥大，増殖，出血などが原因となって起こる．それぞれ単一で起こる場合もあるが，合併して起こることも少なくない．口腔領域においては疼痛とともに自覚症状として表れる．

554 出血性素因 しゅっけつせいそいん

hemorrhagic diathesis

特別の原因がなく，またごく小さな外傷によって

出血し，容易に止血しにくい体質をいう．出血性素因をきたす疾患には，①赤血球系の変化を主とする疾患，②白血球系の変化を主とする疾患，③血管の先天異常，④血管透過性の異常，⑤血小板減少あるいは機能異常などがある．

555 術後感染 じゅつごかんせん
postoperative infection
手術時あるいは術後に行った操作が原因で起こる感染症．創部の局所的なものから全身におよぶ重篤な感染症まである．術後感染を予防するためには，術中の無菌的手術操作に努め，また，病院内で感染源となる細菌を残さぬようなシステムの構築が必要である．

556 術後出血 じゅつごしゅっけつ
postoperative bleeding
手術後，循環器系の疾患や出血性素因などの原因で血液成分が血管外に出ている状態をいう．

557 出産歯 しゅっさんし　→先天歯（730）

558 出生体重 しゅっしょうたいじゅう
birth weight
分娩直後の新生児の体重をいう．わが国の平均値は男児が2,980g，女児が2,910g（平成22年乳幼児身体発育調査．厚労省，2011年）である．WHOは産後の体重減少が開始される前の分娩後1時間以内に測定すると述べている．

559 受動的咬合誘導 じゅどうてきこうごうゆうどう
passive occlusal guidance
同義語 静的咬合誘導
乳歯列から永久歯列への発育変化を注意深く観察し，歯列弓周長の管理を行いながら歯の交換を円滑に行わせることにより，健全な永久歯咬合の育成をはかる概念と方法である．受動的咬合誘導は，歯列弓周長の保持，保隙処置，適時抜去法に分けられる．歯列弓周長の保持における危険因子として齲蝕，歯の形態異常，口腔習癖，歯の交換異常などがあげられる．能動的咬合誘導と対をなすものである．
→能動的咬合誘導（934）

560 順生 じゅんせい
normal
余分に形成された歯を過剰歯といい，口腔内に萌出する歯と顎骨のなかに埋伏している歯（埋伏過剰歯）とがある．過剰歯の萌出方向により順生と逆生に分類され，口腔に出てくる方向を向いた場合は順生，口腔から遠ざかる方向を向いた場合は逆生，真横を向いた場合は水平埋伏歯という．

561 障害児 しょうがいじ
disabled children
同義語 心身障害児
知的障害あるいは身体障害，またはその両方を合併している18歳未満の小児をいう．障害者については，障害者基本法第1章の第2条で，「障害者とは，身体障害，精神薄弱または精神障害があるため，長期にわたり日常生活または社会生活に相当な制限を受けるものをいう」と定義されている．最近では「心身障害児」よりも「障害児」がおもに用いられている．

562 小下顎症 しょうかがくしょう
microgunathia
下顎骨の劣成長によって下顎遠心咬合と下顎の後退位を示すものをいう．下顎枝および下顎骨体はともに小さく，下顎角は正常より後方位にある．側貌ではオトガイの後退が顕著であり，重症例では鳥貌を呈する．小下顎症における顔面変形は成長にともなって進行し，思春期以降に顕著となる．一般的には顎発育後に下顎骨前方移動術やオトガイ形成術が適用されるが，後戻りが問題となる．

563 上下顎前突 じょうかがくぜんとつ
bimaxllary protrusion
上下顎歯列弓の近遠心関係で上下顎の歯列弓ともに異常な位置をとり，上下顎ともに近心位をとるもの．

564 上顎骨 じょうがくこつ
maxilla
切歯骨（顎前骨）と癒合して顔面の中心において大部分をなし，左右対称に2つ存在し，上顎間縫合と正中口蓋縫合により結合して上顎の骨格を形成する．上顎骨体を中心として上下内外の4方向に，前頭突起，歯槽突起，口蓋突起，頬骨突起が出る．

565 上顎骨体 じょうがくこつたい
corpus maxilla
上顎骨の構成部位のうち前頭・頬骨・口蓋・歯槽の各突起を除いた部分をさす．眼窩下壁の一部となる眼窩面，前方に面する前面，後面で側頭下窩の前壁となる側頭下面，鼻腔の一部を形成する鼻腔面の4面がある．上顎骨体は鼻腔面を底とし，頬骨突起を尖端とする三角錐状である．その内部は中空で上顎洞という．

566 上顎骨劣成長 じょうがくこつれつせいちょう
maxillary inadequacy
側面頭部エックス線規格写真分析において，上顎歯槽基底突出度（SNA角）が小さいか，マイナスの値を示す場合，あるいは上顎骨長（Ptm－A）が小さい場合をいう．顔貌は中顔面部の陥没である．特殊なものとして，唇顎口蓋裂術後，鎖骨頭蓋異形成症などの遺伝疾患，クレチン症などの内分泌障害にも上顎骨劣成長がみられる．

567 上顎前突 じょうがくぜんとつ
maxillary protrusion

上下顎歯列弓の近遠心関係の異常で，上顎歯列弓の位置が正常で下顎が劣成長により遠心位をとる場合と，下顎歯列弓の位置が正常で上顎が過成長により近心位をとる場合がある．

568 上顎突起 じょうがくとっき
maxillary process

上顎突起は内側鼻突起と合わさることによって上唇を形成する．顔面の形成過程で，まず外胚葉が中央部に陥入し口窩を形成する．胎生4～5週に口窩は，下は下顎突起，左右は上顎突起，上は前頭鼻突起によって囲まれる．前頭鼻突起から内側鼻突起および外側鼻突起が形成されると，上顎突起は内側鼻突起と上唇の形成に関与する．

569 小窩裂溝齲蝕 しょうかれっこううしょく
pit and fissure caries

齲蝕の発生部位の解剖学的形態に着目した分類の1つである．臼歯部咬合面や頬側面，前歯部の舌側小窩に生じる．小窩裂溝部は自浄作用がおよびにくく，歯垢除去も困難なことから齲蝕の好発部位の1つとなっている．小窩裂溝齲蝕を予防するために，小窩裂溝塡塞材がしばしば用いられる．

570 小窩裂溝塡塞材 しょうかれっこうてんそくざい
pit and fissure sealant

小窩裂溝齲蝕の予防もしくは初期齲蝕の進行抑制のために用いる塡塞材のことで，フィッシャーシーラントともいう．レジン系とグラスアイオノマーセメント系がある．乳臼歯や永久臼歯に応用される．第一大臼歯の齲蝕予防の目的で用いられることが多く，半萌出で十分防湿ができない歯にはフッ素含有のグラスアイオノマーセメントを塡塞する．基本的には，脱落しなければ，裂溝部齲蝕を防ぐことができる．

571 上顔面高 じょうがんめんこう
upper face height

頭蓋における人類学的計測法での計測部位の1つで，頭部エックス線規格写真における顔面部（全顔面高）のうち上方のナジオン～プロスチオン（上顎中切歯部歯槽骨縁）間の垂直的長さ（距離）を表す．なお下顔面高は下顎（プロスチオン）～メントン間の垂直的長さ（距離）を表す．

572 笑気 しょうき
nitrous oxide

亜酸化窒素のことをいい，臨床で用いられている唯一の吸入鎮静薬である．導入および覚醒は迅速で，吸入鎮静法で用いられる30%笑気吸入時における血中笑気濃度の推移では，吸入開始後3分で急激に上昇し，吸入中止後3分で著しく下降する．低濃度

笑気においても疼痛閾値を上昇させるが，無痛を得ることは不可能であることから疼痛をともなう歯科処置においては局所麻酔の併用は必須である．

573 笑気吸入鎮静法 しょうききゅうにゅうちんせいほう
nitrous oxide oxygen analgesia

有意識下で20～30%の低濃度笑気（80～70%の高濃度酸素）を吸入させて，患者（患児）の緊張感，恐怖心を軽減させる鎮静法で，疼痛閾値を高める効果もある．しかし，多くの歯科治療において笑気吸入のみで疼痛を制御できないことから，局所麻酔の併用を必要とする．

574 上行性歯髄炎 じょうこうせいしずいえん
ascending pulpitis
同義語 上昇性歯髄炎

辺縁性歯周炎の病変が根尖周囲まで進行し，歯周ポケット内の細菌が根尖孔から歯髄に侵入し急性化膿性歯髄炎を発症したもの．臨床症状は急性化膿性歯髄炎と同様であるが，根尖付近まで達する深い歯周ポケットが認められ，打診痛や歯の動揺，さらにエックス線所見で歯根膜腔の拡大と歯槽白線の不明瞭化がみられる．歯髄腔まで波及した齲蝕は認められない．本症は抜髄法および感染根管治療と同時に辺縁性歯周炎に対する処置が適応される．

575 猩紅熱 しょうこうねつ
scarlet fever

A群β溶血性レンサ球菌による感染症である．潜伏期は2～4日で，38～39℃の発熱が7日間続く．発熱後数時間から1日のうちに発疹が現れる．咽頭痛があり，頭痛，倦怠感をともなう．嘔吐を初期に起こすため，消化器疾患と間違われる．咽頭の発赤，苺舌が特徴である．好発年齢は2～8歳で，性差はみられない．

576 鐘状期 しょうじょうき
bell stage

歯の発育過程で歯胚エナメル器が釣鐘状にみえる時期を鐘状期という．歯の発育過程を歯胚の形態学的特徴から分類したもので，ほかに蕾状期，帽状期，歯冠形成期，歯根形成期などがある．

577 上昇性歯髄炎 じょうしょうせいしずいえん
→上行性歯髄炎（574）

578 上唇小帯 じょうしんしょうたい
upper labial frenulum

上口唇の内面正中線の歯槽粘膜前面に移行するところで縦走する粘膜ヒダのこと．上顎正中部で歯槽縁の近くまで達し，口唇の位置を固定している．上唇小帯の過度の発達は正中離開や上唇口腔前庭部の自浄性を悪くするなどの影響がある．この小帯線維が歯槽頂を超え口蓋切歯乳頭まで強く入り込んでいると，永久切歯の萌出を妨げたり，正中離開が残存

するため，切除する必要がある．

579 上唇小帯切除術
じょうしんしょうたいせつじょじゅつ

frenectomy of the upper labial frenulum

上唇小帯の過度の発達により，正中離開などの影響がある場合に行う歯肉歯槽粘膜形成術のことをいう．小帯と歯肉の移行部にＶ字切開を入れ，小帯の付着部を骨から剝離する．鉗子で小帯を保持し，歯槽粘膜部の小帯周囲に切開を入れ小帯を除去する．そして創縁を互いに縫合する．骨面が組織で被覆できないときは歯周パックを貼薬し，抗菌薬，消炎鎮痛薬を処方する．縫合糸の除去は術後１週間で行う．

580 上水道フッ素化
じょうすいどうふっそか

water fluoridation

飲料水に添加された低濃度フッ素を日常生活のなかで体内に取り込むことによって，齲蝕になりにくい歯をつくる方法で，フッ素を用いた齲蝕予防法のなかでもっとも齲蝕抑制効果が高い．実施している国は約60か国にものぼっているが，日本ではようやく認可されるようになったものの，実際に行われている地域はない．

581 小舌症
しょうぜつしょう

microglossia

舌は比較的早い時期に成長するため，小児期においては口腔内容積に比べて一般的に大きめであるが，極度に肥大したものを巨舌症といい，血管腫やリンパ管腫，先天異常が原因で起こる．逆に舌が小さいものを小舌症といい，先天異常や舌の形成不全が原因で，いずれも哺乳障害，発音障害，歯列不正，構音障害などをきたしやすい．→巨舌症（265）

582 常染色体優性遺伝
じょうせんしょくたいゆうせいいでん

autosomal dominant inheritance

46本のヒト染色体は，22対の常染色体と１対の性染色体（ＸとＹ）からなる．常染色体上の一組の対立遺伝子をＡとａの２つとした場合，子の遺伝型はＡＡ・Ａａ・ａａの３種がありうる．このときＡａの表現型がＡＡに近い場合，Ａはａに対して優性という．この場合の優性とは次世代でより表現されやすいという意味である．

583 常染色体劣性遺伝
じょうせんしょくたいれっせいいでん

autosomal recessive inheritance

常染色体上の一組の対立遺伝子をＡとａの２つとした場合，子の遺伝型はＡＡ・Ａａ・ａａの３種がありうる．このときＡａの表現型がＡＡに近い場合，Ａはａに対して優性といい，ａはＡに対して劣性という．常染色体劣性遺伝では２個の劣性遺伝子を

有することで形質が発現する．すなわちａａで発現し，ＡＡ，Ａａでは発現せず，表現型は正常である．

584 小泉門
しょうせんもん

occipital fontanel

新生児の頭蓋冠を構成する各頭蓋骨の周縁部で3個以上の骨が会合し，2つ以上の縫合が交わる部分を泉門という．泉門には大泉門，小泉門，前側頭泉門，後側頭泉門がある．ラムダ縫合と矢状縫合の結合部分にある三角形の間隙を小泉門といい，閉鎖時期は出生後2～3か月である．これらの泉門閉鎖時期が早いと小頭症，遅いと水頭症やくる病が疑われる．

585 小帯
しょうたい

frenulum

口唇，頰，および舌粘膜が歯肉または歯槽粘膜へ移行する部分にみられる縦走のヒダのこと．口唇では上下の正中部（上唇小帯，下唇小帯）に各１本，頰では上下左右の各第一大臼歯付近（頰小帯）に１～3本，舌では舌下面正中から口腔底粘膜にかけて（舌小帯）１本認められる．小帯は各粘膜と顎骨を結ぶ結合組織のヒダであり，嚥下や咀嚼によって移動する．→下唇小帯（178），頰小帯（261），上唇小帯（578），舌小帯（702）

586 小帯異常
しょうたいいじょう

abnormal frenulum

上唇小帯，舌小帯，頰小帯に認められる．上唇小帯や頰小帯では付着部が切歯乳頭から歯槽頂付近まで伸びて肥厚していると，歯列に影響することがある．また，舌小帯では舌先付近まで付着していると舌の運動や発音に支障をきたす．上唇小帯異常は両中切歯の離開を生じ，著明な場合は発音障害，談話時醜状を呈する．また，舌小帯異常は舌小帯短小の形で現れることが多く，舌の前後運動が制限され，哺乳困難や言語障害を起こすことがある．

587 小唾液腺
しょうだえきせん

minor salivary gland

歯肉および硬口蓋前方部を除くすべての口腔粘膜の直下に平面状に広がる腺薬群で，多数の排出口で口腔内に開口している．その存在によって，口唇腺，頰腺，臼歯腺，口蓋腺および舌腺（前舌腺，後舌腺，Ebner腺）とよばれる．Ebner腺は耳下腺と同様，腺房細胞は漿液細胞のみからなり，分泌液は純漿液性である．その他の小唾液腺の腺房細胞は粘液細胞のみ，あるいは混合腺でも粘液細胞が多く，分泌液は粘液性である．

588 情緒
じょうちょ

emotion

同義語 情動

恐れ，怒り，悲しみ，喜びなど一時的で急激な感

情の動きをさす．小児は感情の発達に比べ，知能の発達が遅れるため，その行動は感情的である．また情動は環境に左右される．

589 情緒障害 じょうちょしょうがい
emotional disturbance
同義語 情動障害

心理的な原因などにより，情動に障害があり情動の不安定，情動反応の異常，攻撃性亢進，精神不安などがみられる．文部科学省では「情動の現れ方が偏っていたり，その現れ方が激しかったりする状態を，自分の意志ではコントロールできないことが継続し，学校生活や社会生活に支障となる状態」と説明し，具体的には場面緘黙（選択性緘黙），奇声などをあげている．自閉スペクトラム症は情動障害と明確に区分される．

590 情動 じょうどう →情緒（588）

591 情動障害 じょうどうしょうがい
→情緒障害（589）

592 情動発達 じょうどうはったつ
emotional development

新生児の興奮状態から3か月には快・不快に分化し，2歳くらいには不快から恐れ・怒りに，快からは愛情・喜びに分化する．だいたい5歳ころには成人と同じ情動に分化する．

593 小児義歯 しょうにぎし
denture for deciduous teeth

先天性・遺伝性疾患にともなう多数乳歯の先天性欠損あるいは重度齲蝕による多数乳歯の早期喪失に対して用いられる床義歯をいう．装着により，咀嚼機能や発音機能および審美面を回復することができる．成人の床義歯の設計とは異なり，成長発育を妨げないように配慮することが必要である．

594 小児歯科学 しょうにしかがく
pediatric dentistry

成長発育過程にある小児を対象とする臨床歯科学の一分野である．小児歯科学は，歯科保存学，歯科補綴学などのように縦割りの一分科ではなく，成人歯科学や老人歯科学のように年齢区分に対応した横割りの包括歯科学の一分科である．これは医学における小児科学と同様に，「小児は成人を小さくしたものではない」という概念にもとづき，小児のための歯科医療を支える知識と技術を研究・開発する領域である．すなわち，小児の口腔領域の形態学的，機能的発育に関する研究を基盤として，咀嚼器官の総合的発育をはかり，これを阻害する異常や疾病の予防法と治療法を確立し，小児の健全な発育と保健に寄与することを目的としている．

595 小児歯科三角 しょうにしかさんかく
pediatric triangle

小児の歯科治療時の人間関係を意味する．成人の歯科治療が，患者対医療者（歯科医師，歯科衛生士）であるのに対し，小児歯科では，保護者の役割が重要であり，患児，保護者，医療者の3者の人間関係となる．すなわち，処置（充塡や抜歯，切開など）に関する説明や同意，処置後の留意事項の伝達などは，認知能力や理解力が不十分な幼児，低学年の児童ではなく，保護者や付き添い者に行う必要がある．また，治療に不協力な小児の説得などは，保護者とくに母親の役割が大きい．

596 小児蕁麻疹様苔癬 しょうにじんましんようたいせん
→小児ストロフルス（597）

597 小児ストロフルス しょうにすとろふるす
strophulus infantum
同義語 小児蕁麻疹様苔癬

乳幼児期にみられる紅斑をともなう丘状の発疹．再発を繰り返し，搔痒感が強く不眠の原因となる．虫刺されによる皮膚の過敏反応が原因といわれている．1週間程度で症状は落ち着く．治療は対処療法が中心であるが，虫刺されを避けるなどの予防が重要である．

598 上皮真珠 じょうひしんじゅ
Serres epithelial pearl
同義語 Epstein 真珠

乳幼児の歯槽堤歯肉に生じる白色，黄白色の真珠様小腫瘤をいう．歯胚の発育過程で離断された歯堤が吸収されずに残遺し，角化したものである．1個または数個が小塊をなして，前歯部，臼歯部の歯堤部歯肉に発現するが，とくに上顎前歯部に好発する．自然に消失するので放置してよい．→歯肉囊胞（530）

599 静脈内鎮静法 じょうみゃくないちんせいほう
intravenous sedation

鎮静法には笑気吸入鎮静法と静脈内鎮静法があり，両者の異なる点は，薬剤および投与経路である．静脈内鎮静法とは，鎮痛薬や静脈麻酔薬などを単独あるいは，麻薬や非麻薬性鎮痛薬ベラドンナなどを組み合わせて静脈内に投与して鎮静状態を得る方法である．全身麻酔と異なり意識を残しており，反射ならびに術者のいうことがわかり，生体の防御反応も保たれている．

600 正面頭部エックス線規格写真
しょうめんとうぶえっくすせんきかくしゃしん
frontal x-ray cephalogram

頭部エックス線規格写真のうち，頭部固定位置により後頭前頭方向で撮影したもの．→頭部エックス線規格写真（885）

601 小菱形骨 （しょうりょうけいこつ）
trapezoid bone

手掌を構成する短骨で，8個ある手根骨の1つ．遠位列の外側，大菱形骨と有頭骨の間に位置する．→手根骨（551）

602 初期治療 （しょきちりょう）
early treatment
同義語 早期治療

口腔疾患における初期治療は疾患の拡大を予防し，治療による侵襲を最小限にするうえで重要である．齲蝕における初期治療では，再石灰化治療により歯質を切削することなく健全歯質へ移行することが可能である．一方，歯周疾患では，病原因子を排除して歯周組織の病的炎症を改善し，その後の歯周治療の効果を高め，成功に導くための基本的な原因除去治療をさす．プラークコントロール，スケーリング，ルートプレーニング，咬合調整などの処置が主体となる．

603 食事指導 （しょくじしどう）
diet advice

身体の正常な成長発育をはかるとともに，歯科からは口腔疾患の抑制，とくに齲蝕活動性の低下を目的に行う．子どもの食生活，とくに飲み物を含めた間食の摂取状況を把握し，保護者に対して生活習慣や間食に対するアドバイスを行う．具体的には，①ショ糖の摂取量，摂取回数を減らす，②口腔内に残り，歯に付着しやすい間食（キャラメル，アメなど）はなるべく避ける，③炭酸飲料，スポーツ飲料などの齲蝕誘発能（ショ糖含有量，pH）を理解し摂取を控える，④就寝前の飲食は避ける，などがある．

604 食餌療法 （しょくじりょうほう）
diet therapy

病気の治療のために食物の品質，成分，分量を調節することにより，必要となる栄養を与える治療法．

605 触診 （しょくしん）
palpation

手掌や指の腹で表面から触れて，局所を診察すること．器具による触診や歯科用探針による齲窩の診察も触診の一種である．触診は視診とともに行われる診察行為で，とくに腫脹部や変形部の触診が重要である．口腔領域は，直視したり触れたりする部分が多いため触診の手法に熟達することが大切である．口腔領域の触診は，異常部位の大きさ，硬さ，腫脹部の可動性，硬結や結節，圧痛，周囲組織との癒着，波動，熱感，拍動性などの有無を診察できる．

606 褥瘡性潰瘍 （じょくそうせいかいよう）
decubital ulcer

齲蝕や破折歯の鋭縁，鋭利な歯や義歯による圧迫や摩擦などの粘膜に対する刺激により形成される潰瘍をいう．好発部位は舌，頬粘膜，歯肉と頬との移行部，口蓋であり，刺激物を除去することにより自然に治癒する．

607 食道内異物 （しょくどうないいぶつ）
esophageal foreign body

食道内に体外からの異物が停留した状態．食道内異物は食道潰瘍，穿孔を起こしやすいのですみやかな摘出が必要である．一般に消化管異物は幼小児や高齢者，精神障害者に好発するが，通常の成人にもみられる．異物の種類としては，幼小児では硬貨や玩具，ボタン型電池など，成人ではPTP（錠剤の包装シート），魚骨，針，ピン，釘，楊枝などが代表的である．歯科臨床では，義歯，鋳造物，歯内療法時の鋭利な器具などがあげられる．

608 食片圧入 （しょくへんあつにゅう）
food impaction

食物が歯間部に押し込まれた状態をいう．咬合面方向からの圧入と，頬舌的方向からの圧入がある．隣接面齲蝕による歯冠の崩壊，交換期における歯の動揺，不適切な歯冠修復による隣接面の空隙があったりすると生じやすい．食片圧入のある部位では，歯肉の炎症があり，経過が長い場合には歯槽骨の吸収もみられる．幼児では，食片以外にも，異物（ストロー片など）が歯冠周囲に圧入されたまま気づかれずにいることもあるので注意が必要である．

609 食物残渣 （しょくもつざんさ）
food debris

咀嚼嚥下後に口腔内に残っている食物をいう．粘着性食品は粉砕後に鼓形空隙や小窩裂溝に残りやすく，齲蝕の原因となる．また，摂食嚥下機能が未発達であったり，機能障害があると，舌運動や頬運動が協調せず，食塊形成されなかった食物や，咽頭への送り込みが行われなかった食物が，口腔前庭部や口蓋のくぼみに停滞したままとなる．

610 ショ糖 （しょとう）
sucrose
同義語 スクロース

グルコース（ブドウ糖）とフルクトース（果糖）からなる二糖類で，天然甘味料の代表である．ミュータンスレンサ球菌が歯面に付着するよりどころとなる粘着性で不溶性のグルカン合成の唯一の基質であることから，主要な齲蝕病因の1つと考えられている．このため，齲蝕予防の第一歩はショ糖摂取の制限から始まるといっても過言でない．

611 ショ糖摂取制限 （しょとうせっしゅせいげん）
sugar control

齲蝕予防において口腔清掃やフッ化物の応用などと並んで重要な方法の1つである．低年齢児，とくに3歳までの小児の齲蝕治療はきわめて難しく，こ

の時期の小児を齲蝕から守るには，間食をとる場所と時間を指導することによりショ糖の摂取回数を制限する方法がもっとも有効である.

612 自律神経性運動失調症
じりつしんけいせいうんどうしっちょうしょう

autonomic ataxia

自律神経系は，心拍数，血圧，体温調節，排尿，腸蠕動などの多様な生体機能を調節している．この自律神経系になんらかの障害（発達性欠陥，腫瘍，外傷，炎症など）が起こると，自律神経機能が障害され，平滑筋の運動や腺の分泌などに異常が生じる．具体的には，唾液や発汗の過多，涙形成欠如または低下，尿失禁，不安定な高血圧および起立性低血圧，周期性発熱をともなう体温調節障害などがみられる.

613 Silver-Russell 症候群
しるばーらっせるしょうこうぐん

→ Russell-Silver 症候群（1153）

614 歯齢 しれい

dental age

比較的安定した生成状態を示す個体の構造や組織を基準にして成熟程度を示す生理的年齢の1つで，歯の成長を尺度にした評価法．歯の萌出および未萌出歯の形成程度を基準にした Massler と Schour の歯齢，萌出歯種や歯数によって段階的に示したHellman の歯齢，歯の石灰化度を基準とした Nolla の石灰化年齢などがある．→ Hellman の歯齢（1051），Nolla の石灰化年齢（938）

615 歯列弓周長 しれつきゅうしゅうちょう

dental arch circumference

上下顎最後臼歯遠心面より反対側最後臼歯遠心面までの各歯の咬頭頂を連ねた円弧の長さ.

616 歯列弓長径 しれつきゅうちょうけい

dental arch length

歯列弓の前後的長さで，一般的には左右第一大臼歯遠心面接線に左右中切歯近心接触点より垂線を下し，その交点までの長さをいう.

617 歯列弓幅径 しれつきゅうふくけい

dental arch width

歯列弓の左右の幅で左右同名歯間の距離をいう．いろいろな計測方法があり，舌側歯頸部間，頰側歯頸部間，咬頭頂間，中央窩距離などを計測部位としている．一般には前方歯列弓幅径として犬歯咬頭頂間距離を，臼歯歯列弓幅径として第一小臼歯ならびに第一大臼歯中心窩間距離が計測される.

618 歯瘻 しろう

dental fistula

齲蝕に継発する根尖病巣や辺縁性歯周炎などの感染・化膿によって膿瘍を形成し，切開または自潰に

よって膿の排液路として瘻が形成されたものをいう．瘻孔の辺縁には病的肉芽組織があり，周囲を圧排すると排膿がみられる．口腔内に形成された瘻を内歯瘻，口腔外に形成された瘻を外歯瘻という．瘻孔よりゾンデを挿入すると病巣に達する．原因歯は一般に抜去の適応となるものが多い.

619 腎盂腎炎 じんうじんえん

pyelonephritis

特徴的な症状として，腹痛または側腹部痛，発熱，倦怠感，悪心，嘔吐，ときにみられる下痢があげられ，このうちのいずれか，あるいはすべての症状を呈する．新生児や乳幼児では，黄疸や食欲不振，不穏，体重減少などの非特異症状がみられることもある．これらの症状は，上部尿路に細菌感染が起こっていることを示唆する．腎実質に感染がおよんでいる状態を急性腎盂腎炎といい，そうでないとき腎盂炎という．急性腎盂腎炎は，腎盂腎炎瘢痕とよばれる腎障害を起こすことがある.

620 唇顎口蓋裂 しんがくこうがいれつ

cheilognathopalatoschisis

顔面にみられる先天異常でもっとも多いものが唇顎口蓋裂で，唇裂（唇顎裂）および口蓋裂，唇裂から口蓋裂に連続した唇顎口蓋裂に大別される．唇顎口蓋裂の出生頻度は新生児500人に1人の割合とされている．原因についてはいろいろと研究がされているが明らかではなく，遺伝的要因と環境的要因が絡み合って相互作用をしていると考えられている．片側，両側または完全，不完全がある.

621 神経型〔Scammon の発育曲線の〕 しんけいがた

neural type

Scammon の発育曲線の1つで，おもに脳の発育と関係する．出生直後から急激に発育し，4，5歳までには成人の80%程度（6歳で90%）に達する．「三つ子の魂百までも」といわれるゆえんである．顔面頭蓋の上顎骨の一部はこのパターンの影響を受ける．例：脳，脊髄，頭蓋，視覚器.

622 神経性ショック しんけいせいしょっく

→デンタル・ショック（870）

623 神経線維腫症 しんけいせんいしゅしょう

neurofibromatosis

先天性の要因により神経系と皮膚に一定の特徴的病変を呈する神経皮膚症候群の1つ．ほかに結節性硬化症，Sturge-Weber 症候群などがある．神経線維腫症にはⅠ型（von Recklinghausen 病）とⅡ型があり，Ⅰ型の臨床症状は，カフェオレ斑，神経線維腫，骨形成異常などがあり，Ⅱ型では，神経鞘腫，聴神経線維腫，髄膜腫などがみられる．Ⅰ型の頻度が多い．常染色体優性遺伝を示す.

→ Sturge-Weber 症候群（662）

624 人工栄養 じんこうえいよう
bottle feeding
　母乳の分泌量が少ない場合，またはなんらかの理由により母乳栄養が与えられない場合に，母乳以外の栄養，たとえば調製粉乳などを与えることを母乳栄養に対して人工栄養という．近年，調製粉乳は多くの改良により母乳に近づき，栄養学的には問題がないといわれている．

625 人工呼吸 じんこうこきゅう
artificial respiration
　自発呼吸が不十分な人に対し，人工的に呼吸を補助することをいう．一般的には陽圧をかけて肺に気体を送り込み，換気を補助する．応急処置の人工呼吸（口移し式），マスクとアンビューバッグを使う方法，気管内チューブと人工呼吸器を使う方法などがある．原因に対する適切な処置および酸素投与を行ってもなお，酸素の取り込みと二酸化炭素の排出が不十分な場合に行う．

626 進行性筋ジストロフィー症
しんこうせいきんじすとろふぃーしょう
dystrophia muscular progressiva
　遺伝性で進行性の筋疾患．多数の病型があり，まったく異なった疾患の総称として筋ジストロフィーという病名が用いられている．多くは筋細胞膜に関連したタンパク質の欠損あるいは異常で発症する．もっとも頻度が高いのは Duchenne 型筋ジストロフィーで，細胞骨格タンパクの1つであるジストロフィンの遺伝子異常が原因である．

627 深在性齲蝕 しんざいせいうしょく
deep seated caries
　齲蝕の病変の広がり方に着目した分類の1つであり，齲蝕の範囲が深部におよんだものをいう．深在性齲蝕には，表層部より内部で広がることが特徴の穿下性齲蝕と，急速に細く深く進行することが特徴の穿通性齲蝕とがある．

628 新産環 しんざんかん　neonatal ring
→新産線（631）

629 新産児 しんざんじ　→新生児（635）

630 新産児期 しんざんじき　→新生児期（637）

631 新産線 しんざんせん
neonatal line
同義語 新産環
　乳歯縦断研磨切片のエナメル質を斜走する形成不全線．出生前後の環境変化によって歯胚細胞が障害され，その結果生じた低石灰化帯と考えられている．

632 人字縫合 じんじほうごう　→ラムダ縫合（1156）

633 浸潤麻酔 しんじゅんますい
infiltration anesthesia
　局所麻酔法のうちの1つで，目的とする組織周辺

の粘膜下や皮下に局所麻酔薬を注射することにより，麻酔効果を得る方法．歯科治療において，小児は成人に比べ骨が多孔性で局所麻酔薬の吸収がよく，通常はこの方法が用いられる．

634 心身障害児 しんしんしょうがいじ
→障害児（561）

635 新生児 しんせいじ
neonate
同義語 新産児
　出生から4週までの児をいう．出産により母体から自立するとともに，呼吸，循環などが体外での生活に適応できるよう転換するが，最初の7〜10日くらいは生理的体重減少がみられる．

636 新生児黄疸 しんせいじおうだん
icterus neonatorum
　新生児の大多数に認められるもので，一過性に血中ビリルビン濃度が上昇するために皮膚が黄色くなること．生後3日以内に出現するが，1週間程度で肝臓機能の成熟により消失する．生後24時間以内の黄疸や，2週間以上続く黄疸は，原疾患がある可能性がある．胆道閉鎖症では重篤な黄疸および肝機能障害が起こりやすい．重度の黄疸はビリルビンが形成中の乳歯に沈着し，暗緑色の着色をみることがある．

637 新生児期 しんせいじき
neonatal period
同義語 新産児期
　出生から4週間までの期間をいう．この時期は，子宮内の羊水のなかから空気の世界に誕生してきた適応期間として非常に大切で，児は早く外界に慣れようと適応に努力したり，ときには適応障害もみられ，疾患にいたる場合もある．出生直後に胎児循環から肺循環に変わることで肺呼吸によるガス交換が始まる．哺乳が開始され，消化・吸収が行われることなども，この時期における生理的な特徴である．

638 新生児歯 しんせいじし
neonatal teeth
　歯の萌出時期が異常に早く，新生児期に萌出した歯をいう．下顎の乳中切歯がほとんどで，授乳時に舌下部を刺激することでRiga-Fede病を誘発することが多い．エナメル質が形成途中で萌出してしまうため，しばらくすると象牙質が露出して歯髄感染を起こすことがある．→Riga-Fede病（1161）

639 新生児メレナ しんせいじめれな
melena neonatorum
　ビタミンK欠乏により，新生児に発病する胃腸管出血．吐血や下血の症状を呈する．乳歯が青色に着色することがある．

640 唇側弧線装置 しんそくこせんそうち
labial arch appliance
　主線が口腔前庭にあり，ワイヤーの弾力を利用して唇側から舌側，あるいは近遠心方向へ歯の移動を行う装置の総称である．基本構造は固定源となる大臼歯に装着されたバンドと主線からなり，付加的に補助弾線を使用する．

641 身体障害者 しんたいしょうがいしゃ
physically disabled person
　先天的あるいは後天的な理由で，身体機能の一部に障害を生じている者であって，身体障害者手帳の交付を受けたものをいう．肢体不自由，脳性麻痺のほか，視覚障害，聴覚障害，心臓病，呼吸器機能障害なども広義の身体障害である．

642 診断 しんだん
diagnosis
　医師もしくは歯科医師が患者を診察した結果にもとづいて，病名あるいは症状を確定する医療行為をいう．その結果を記載した文書を健康診断書や疾病診断書といい，通常は診断書とよばれている．診断書に定められた様式はないが，患者の氏名，年齢，病名または症状，予後を記載し，さらに診療機関の住所，氏名を記載し捺印または署名しなければならない．

643 振盪〔歯の〕 しんとう
concussion
　脱臼性外傷による歯根膜の損傷のうち，歯の転位や動揺をともなわない歯周組織へのわずかな傷害をさす．歯髄への血流の供給が断裂していることはまれである．したがって，歯髄壊死にいたるような問題は生じにくいと考えてよい．軽度の違和感や打診痛をともなうが，外見上は正常である．安静を保つことにより改善をはかる．

644 心肺蘇生法 しんぱいそせいほう
cardiopulmonary resuscitation（CPR）
　呼吸停止や心停止などを起こして生死にかかわっている人を救命するために人工呼吸や心マッサージを行い，さらに薬物投与によって回復させること．脳への対応を加えたものを心肺脳蘇生法（cardiopulmonary cerebral resuscitation，CPCR）という．

645 蕁麻疹 じんましん
urticaria
　アレルギー，感染，温度，心因，薬物などさまざまな原因によって皮膚に生じる境界明瞭な膨疹をいう．皮膚肥満細胞からヒスタミンなどのケミカルメディエータが遊離すると，皮膚の微細血管の拡張と透過性の亢進が起こり，皮膚に膨疹を生じ，強いかゆみをともなう．皮膚の膨疹は出没性が特徴であり，ほかの発疹と鑑別が容易である．

646 唇面 しんめん
labial surface
　臼歯では歯冠部を咬合面，近心面，遠心面，舌（口蓋）側面，頬側面の5面体として表現するが，前歯部では切端部，近心面，遠心面，舌側面，唇側面の5面体として表現する．唇面は歯の唇側に位置する．

647 心理テスト しんりてすと
psycological test
　心理学で用いられる検査（テスト）は，知識，技能，能力，その他の心的特性の存否や程度を知る目的で，一定条件下で定められた問題や作業を課し，被験者の行動や成果を一定の標準に照合して質的あるいは量的に記述する組織的方法をいう．検査は狭義では，課せられる問題や作業そのものをさすが，広義では検査の実施を含んだ検査法を意味することもある．検査の種類は，知能検査，学力検査，適性検査，性格検査，興味検査，価値・態度検査などがある．これらの検査は，個人や集団の心的特性を比較記述するための重要な測定手段の1つである．

648 唇裂 しんれつ　→口唇裂（366）

す

649 髄角 ずいかく
pulp horn
　歯冠部の歯髄腔を髄室といい，髄室には歯冠の外形に相似した歯髄が入っており，歯髄は各咬頭に対して突出した形をしている．この部を髄室角と称し，髄室角のなかにある歯髄を髄角という．よく発育した結節にも髄角がある．したがって，窩洞形成の際，露髄する危険性があるので注意を要する．髄角部に相当する象牙質は知覚に敏感で，象牙質知覚過敏帯を形成しており，軟化象牙質除去時には注意する．

650 水酸化カルシウム歯髄切断法
すいさんかかるしうむしずいせつだんほう
calcium hydroxide pulpotomy
　歯髄切断糊剤に水酸化カルシウムを用いた生活歯髄切断法．局方水酸化カルシウムを滅菌精製水で混和し，糊剤状として用いる方法と歯髄切断糊剤用の水酸化カルシウム製剤を用いる方法とがある．

651 髄室 ずいしつ
pulp chamber
　歯髄腔の歯冠部に相当する部分をいい，歯冠の外形に類似した形態をしている．また，歯根部歯髄のある部分を根管という．髄室の周壁は象牙質で囲まれており，そのうち咬合に対する壁を髄室蓋（天蓋），根側に対する壁を髄室床（髄床底）という．また天蓋では咬頭や結節などに対して髄室角という突起を出している．単根歯では髄床底はなく，髄室と根管の境界は明らかではない．

652 髄室穿孔 ずいしつせんこう
perforation into pulp chamber

髄室に孔を開ける操作，または孔が開くこと，あるいはその開いた孔そのものをさす．臨床では閉鎖性の急性化膿性歯髄炎の減圧，鎮静をはかる場合，歯髄切断法あるいは抜髄法などの歯髄処置や感染根管治療などに際しては天蓋除去が必要で，このような場合に髄室穿孔が行われる．罹患歯質の除去，窩洞形成，支台歯形成などで，誤って髄室を穿孔させることがあるので注意する．

653 水腫 すいしゅ　→浮腫（1017）

654 垂直型〔ターミナルプレーンの〕 すいちょくがた
vertical plane type

ターミナルプレーンの型の1つで，上下顎第二乳臼歯の遠心面の関係が垂直であるものをいう．ターミナルプレーンの出現頻度では，両側垂直型がもっとも多い．垂直型で霊長空隙のない場合，第一大臼歯の初期咬合は咬頭対咬頭の関係になり，霊長空隙のある場合は，上顎第一大臼歯の近心頬側咬頭は下顎第一大臼歯の近心頬側面溝と嵌合する．

655 水痘 すいとう
chickenpox

水痘・帯状疱疹ウイルス（varicella zoster virus，VZV）の感染により，おもに小児期に発症するウイルス性疾患．成人では，ウイルスが神経節に潜伏感染し，帯状疱疹となる．小児では，2〜3週間の潜伏期間の後，発熱とともに丘疹が出現し，水疱，ついで痂皮を形成する．通常は7〜10日前後で治癒するが，免疫疾患のある小児の感染は重篤になる場合が多い．

656 水頭症 すいとうしょう
hydrocephalus

頭蓋内に脳脊髄液が異常に貯留している状態．先天奇形，外傷，出血，炎症および腫瘍などによる髄液の分泌過剰や通過障害が原因となる．一般に，脳室の拡大や頭蓋内圧の亢進がみられる．

657 髄膜炎 すいまくえん
meningitis

髄膜は硬膜，クモ膜，軟膜の3層よりなるが，髄膜炎は，通常，軟膜，クモ膜およびクモ膜下腔の炎症である．病因により，化膿性髄膜炎（化膿菌によるもので急性の経過をとる），ウイルス性髄膜炎（急性の経過をとるが一般的に程度は軽い），結核性髄膜炎（肺結核巣からの血行性転移によるもので，亜急性の経過をとる），真菌性髄膜炎（全身消耗性疾患や免疫不全状態の患者に起こりやすく亜急性の経過をとる），その他（レプトスピラ性髄膜炎など）に分類される．症状は，一般に発熱，頭痛，嘔気，嘔吐を訴え，ときに痙攣，意識障害が出現する．

658 Scammon の発育曲線 すきゃもんのはついくきょくせん
Scammon growth curves

人の心身成長発達速度はすべての臓器で一定ではなく，器官により変化の性質や速さが異なる．Scammon は20歳における発育度を100%としたときの各年齢における臓器の発育をリンパ型，神経型，一般型，生殖器型の4つのパターンに分けて曲線で表した．これをまとめて，Scammon の発育曲線という．

659 スクラビング法 すくらびんぐほう
scrubbing method

ブラッシング法の1つ．歯ブラシによる歯口清掃法には，その目的あるいは小児の発達段階によって推奨される方法が異なってくるが，本法は歯ブラシを前後に小さく動かして，毛先が歯間に入りやすくしようとする方法である．横磨き法，Fones 法よりは難しいが，清掃効果は高い．

660 スクリーニングテスト すくりーにんぐてすと
screening test

個人や集団を対象として，ある種の疾患に罹患しやすい傾向の有無や罹患している可能性の有無を選別するために行う検査法をいう．スクリーニングテストの条件は，①疾病保有者と正常者の識別割合が高いこと，②検査者により検出率が変わらないことなどである．小児歯科領域では，乳幼児歯科健診における齲蝕活動性試験，齲蝕罹患型，歯垢の付着状態などを調査し，齲蝕罹患状況の予測や齲蝕予防を目的とする適切な生活指導のために行うことがある．

661 スクロース すくろーす　→ショ糖（610）

662 Sturge-Weber 症候群 すたーじうぇーばーしょうこうぐん
Sturge-Weber syndrome

先天性の要因により神経系と皮膚に一定の特徴的病変を呈する神経皮膚症候群の1つ．ほかに結節性硬化症，von Recklinghausen 病などがある．てんかん発作と知的障害がおもな神経症状であり，多くは両側もしくは片側の麻痺が6〜24か月で出現する．眼の合併症も多く，黒内障は失明のおそれがある．→神経線維腫症（623）

663 スタディモデル すたでぃもでる
study model
同義語 研究模型

口腔内の状態を客観的に観察し，計測・分析・評価を行うために歯列弓，口蓋，歯槽部，粘膜移行部などを正確に印象し，正確に製作された上下顎石膏模型．この模型上では，上下歯列弓の咬合関係，正中線の関係，前歯部の咬合関係，上下歯列弓の形態

と左右対称性，個々の歯の状態，口蓋の形態，小帯の付着状態などが観察できる．また，個々の歯の大きさや歯列弓・歯槽基底弓の大きさの計測が可能である．

664 Stevens-Johnson 症候群
すてぃーぶんすじょんそんしょうこうぐん

Stevens-Johnson syndrome

薬剤（サルファ剤，消炎鎮痛薬など）に対する過敏反応によって，皮膚および口腔・眼・外陰部粘膜が侵される急性の高熱性疾患．全身に多形性滲出性紅斑様皮疹が急速に広範囲に出現し，口腔では口唇・口腔粘膜にびらん・潰瘍を生じ，強度の疼痛のため食餌摂取困難となる．原因として疑われる薬剤をすべて中止し，補液による電解質補正・栄養補給などの全身管理を入院で行う．多くは3〜5週で軽快・治癒する．

665 ステッキーフィッシャー すてっきーふぃっしゃー
sticky fissure

齲蝕診断において齲窩の形成をともなわない，ごく初期の齲蝕性病変．探針による触診で粗糙感を感じる裂溝をいう．

666 Snyder テスト すないだーてすと
Snyder test

齲蝕活動性試験の1つで，唾液中の細菌，とくに乳酸桿菌による酸産生をみる方法．pH指示薬であるブロモクレゾールグリーンと糖として2%グルコースが添加された寒天培地に，患者唾液を接種して，24〜96時間培養後，培地の色の変化で酸の産生を判定する．Snyderによる原法とAlbanによる改良法がある．

667 スピーチエイド すぴーちえいど
speech aid

鼻咽腔閉鎖機能不全の治療に用いる装置．鼻咽腔に挿入するバルブ（咽頭部）部分，維持装置としての硬口蓋床部，両者を連結する軟口蓋部の3つの部分からなる．鼻咽腔部に栓塞子としてのバルブを挿入することで，鼻咽腔閉鎖不全部分を縮小化することを目的とする．

668 スペースリゲーナー すぺーすりげーなー
space regainer
[同義語] 萌出余地回復装置

第一大臼歯の近心移動や近心傾斜，切歯の舌側傾斜などにより歯列弓周長が短縮し，永久歯側方歯群の萌出余地が不足した場合に，第一大臼歯の遠心移動や切歯歯軸傾斜の改善によって，失われた萌出余地を回復させる処置である．歯の大きさと歯槽基底の大きさに著しい不調和がなく，移動の対象となる歯を本来の位置に戻すことにより，改善が見込める場合に使用する．比較的簡単な床矯正装置や延長型

舌側弧線装置，ユーティリティアーチなどが用いられる．

669 スライシング すらいしんぐ
→ディスキング（857）

せ

670 生活歯 せいかつし
vital tooth
[同義語] 有髄歯

生きている歯髄を有する歯をいい，歯髄があることより有髄歯ともいう．その歯髄は健全歯髄のこともあり，病的歯髄のこともある．病的歯髄としては，①歯髄充血，②歯髄炎：急性歯髄炎，慢性潰瘍性歯髄炎，慢性増殖性歯髄炎，③歯髄の変性：石灰変性，線維変性，変性萎縮，内部吸収，④歯髄壊死または歯髄壊疽がある．病的歯髄の場合は歯髄を除去（抜髄法）する．歯髄のない歯を有髄歯に対比させて無髄歯という．→無髄歯（1122）

671 生活歯髄切断法 せいかつしずいせつだんほう
vital pulp amputation
[同義語] 生活断髄法

局所麻酔下に感染した歯冠部歯髄を根管口部で切断・除去し，歯髄切断面を水酸化カルシウム糊剤で被覆し，残留させた歯根部歯髄を生活状態で保存することによって，その固有機能を発揮させることを目的とする歯髄切断法である．これによって，歯根吸収期の乳歯においては生理的歯根吸収を，歯根未完成歯においては生理的歯根形成を順調に営ませることができるため，歯根未完成期から生理的歯根吸収が歯根長の1/2まで進行した歯根吸収期乳歯まで，広い範囲に応用可能である．

672 生活習慣 せいかつしゅうかん
habit of life

ヒトが後天的に獲得した日常生活を送るために必要な基本的知識と技能で，繰り返すことにより身についた固定的な行動．排泄行動，食事行動，衣服着脱行動，清潔行動，睡眠行動などからなる．生活習慣は持続するので，良好でない場合，慢性的な疾病を引き起こす原因になることがある．それらは総称して生活習慣病といわれ，肥満やメタボリックシンドローム，高血圧，動脈硬化，歯科領域では齲蝕や歯周疾患がある．

673 生活断髄法 せいかつだんずいほう
→生活歯髄切断法（671）

674 成形修復 せいけいしゅうふく
plastic restration
[同義語] 形成充塡

練和など物理的加工によって流動状になった修復材を窩洞に塡入し，可塑性のある間に加圧・成形し

た後に硬化させることによって歯冠修復を行う．コンポジットレジン修復，アマルガム修復，セメント修復があげられる．

675 生検 せいけん

biopsy

組織診，細胞診ともいい，生体の臓器組織の一部を検査のために採取し，病理組織学的に検索する検査法で，臨床診断の確定，治療効果や予後の判定，治療方法の選択などに重要な情報を与えるものである．組織の採取方法により，試験切除生検，内視鏡の鉗子などを用いるパンチ生検，穿刺針による針生検，鋭匙で掻き取る試験掻爬などがある．

676 生歯 せいし →萌出 (1061)

677 生歯困難 せいしこんなん

difficult eruption

さまざまな原因により，歯の生理的な萌出が妨げられている状態．原因としては，歯の位置異常，萌出方向の異常，萌出余地の不足，歯肉の肥厚，外傷による瘢痕，全身的な原因として内分泌異常などがある．一方，乳歯が萌出する時期に一致してみられる発熱，下痢，痙攣などの全身的障害を生歯困難ということもあるが，これらの症状が歯の萌出と直接関係があるかどうかは疑問である．

678 生歯熱 せいしねつ →萌出熱 (1067)

679 正常咬合 せいじょうこうごう

normal occlusion

咬頭嵌合位において上下顎の歯が解剖学的に正常と思われる咬合状態をいう．正常咬合の概念として，静的状態での上下顎歯の接触関係だけでなく機能的な面からの評価も必要である．永久歯列における咬合関係は，1歯対2歯の関係をとり，臼歯部では咬頭と窩で咬み合う．なお正常咬合の種類として，①仮想正常咬合，②典型正常咬合，③個性正常咬合，④機能正常咬合，⑤暦齢正常咬合がある．このうち暦齢正常咬合については，乳歯列における切端咬合や前歯部の生理的歯間空隙の存在，また混合歯列前期における永久切歯交換時期の前歯部空隙の存在はおのおのの時期では正常とみなされる．

680 生殖器型〔Scammon の発育曲線の〕
せいしょくきがた

genital type

Scammon の発育曲線の1つで，おもに生殖器系の発育である．小学校前半までほとんど発育しないが，思春期に入ると急激に発育し，女児は10歳ころ，男児は12〜13歳ころから第二次性徴が発現する．例：男児の陰茎・睾丸，女児の卵巣・子宮．

681 精神障害 せいしんしょうがい

mental disorder

精神機能に障害をきたして日常生活や社会生活に支障を生じた状態の総称をさす．精神疾患には，統合失調症，双極性障害（躁うつ病），アルコールによる精神障害や薬物依存症などがある．精神障害の原因は，外傷や感染によって脳が障害されたり薬物使用によるものを除けば現時点では不明である．

682 精神遅滞 せいしんちたい

mental retardation

同義語 知的障害，知的発達症

18歳以前に発症し，全般的知的機能が平均より明らかに低く，コミュニケーション・自己管理・家庭生活・社会的かかわりや対人的技能・学習能力などのうちのいくつかに適応機能障害が認められる状態をいう．知的機能の程度によって，①軽度（知能指数 50〜69），②中等度（35〜49），③重度（20〜34），④最重度（20 未満）に分類される（ICD-10）．

683 精神鎮静法 せいしんちんせいほう

psychosedation

歯科において，笑気ガスや音楽，薬剤などを用いて精神の鎮静をはかることにより，治療への不安や緊張を緩和する方法である．行動調整法の1つである．笑気吸入鎮静法，聴覚減痛法，前投薬法，静脈内鎮静法などがある．いずれも意識を消失させることなく精神の鎮静を得ることを目的として行われる．

684 精神年齢 せいしんねんれい

mental age

精神的な年齢尺度から測定された知能（学習能力，抽象的思考能力，環境適応能力などの総合的能力）水準を測定する方法の一種で，Binet によって考案された．精神年齢の測定は，各生活年齢に相応した大多数の児童（65〜75％）が解決可能な問題を解答させることによって判定する．しかし，一般的には生活年齢との比によって表現される知能指数が使用される．

685 生体計測 せいたいけいそく

somatometry

生理的現象としての成長をとらえるために行う身体の計測で，身長，体重，胸囲，頭囲，座高などの計測がある．頭囲からは水頭症，小頭症をスクリーニングし，個人の年齢ごとの計測値をつないだ曲線を成長曲線といい，低身長の診断などに使用される．さらに身長体重の比から栄養状態や肥満度を評価する Kaup 指数や Rohrer 指数がある．

→ Kaup 指数 (131)，Rohrer 指数 (1189)

686 正中口蓋縫合 せいちゅうこうがいほうごう

median palatine suture

両側の上顎骨口蓋突起の間と，両側の口蓋骨水平板の間でつくられた一連の縫合で，骨口蓋の正中を走る．両側の癒合は胎生9週に前方部から始まり，

せ

胎生 12 週には完了する．口腔内表面の口蓋縫線は両側口蓋突起癒合の痕跡である．この縫合の前端に切歯管の開く切歯窩がある．頭蓋における矢状縫合系の 1 つで，口腔の幅の成長に関与する．

687 正中歯 せいちゅうし
mesiodens
上顎切歯部の正中線上に出現する円錐状あるいは不定形状の過剰歯をいう．口蓋側に出現するが左右側中切歯の間に出現すると正中離開をきたす．正中歯は埋伏歯として顎骨内にとどまることもある．

688 正中矢状平面 せいちゅうしじょうへいめん
median sagittal plane
正中口蓋縫合を通り，フランクフルト平面に垂直な仮想平面．眼窩平面，フランクフルト平面とともに顎態模型を製作する際の基準平面となる．

689 正中離開 せいちゅうりかい
midline diasthema
上顎中切歯の正中部に空隙のみられる状態．原因は，過剰歯，上唇小帯の異常，習癖，側切歯の先天性欠如，側切歯の円錐化（矮小歯），乳歯の残根，中切歯の位置異常，遺伝などがあるが，前歯の萌出期にみられる一時的な現象であることも多い．

690 成長 せいちょう
growth
全身や身体各部の細胞増殖による細胞数の増加と細胞間質の増加による細胞の大きさの増大により生物の容量や重量などが量的に増加する正常な過程を表す．身長，体重，座高，頭囲，胸囲などを計測し，身体の大きさ，形態，比率の変化として表現される．

691 成長期 せいちょうき
growth stage
歯の発生の過程は連続しているが，発生歴を説明する目的で，歯胚が顎骨より萌出する前の時期を成長期とよぶ．成長期には，歯胚の上皮部分の形態上で分類した蕾状期，帽状期，鐘状期が含まれる．成長期に続き顎骨より萌出する時期を萌出期とよぶ．

692 成長発育 せいちょうはついく
growth and development
発育（発達）は器官組織などの未熟な状態や機能が進歩向上してより高度な状態機能に成熟して完成していく質的増加をいう．成長と切り離せないので成長発育という．

693 静的咬合誘導 せいてきこうごうゆうどう
→受動的咬合誘導（559）

694 生理的空隙 せいりてきくうげき
physiological space
乳歯列において，後継永久歯を正常に排列するために生理的に存在する歯間空隙．永久歯列に歯間空隙がみられる場合には，異常となる原因の存在が疑

われるが，乳歯列では生理的に成長する顎骨と乳歯の大きさとの関係によって歯間空隙が生じると考えられることから，異常として扱われない．生理的空隙には，霊長空隙と発育空隙がある．
→発育空隙（959），霊長空隙（1179）

695 生理的体重減少 せいりてきたいじゅうげんしょう
physiological decrease of body weight
出生後数日間で体重が 200～250 g 減少し，7～10 日間で出生体重に戻る現象のこと．一般に体重の減少は体重の 10% を超えない．胎便，尿排泄，羊水の嘔吐や皮膚からの水分の蒸発による物質の排出が哺乳による補給を上回ることによる．

696 生理的年齢 せいりてきねんれい
physiological age
成長発達の評価は，一般に出生時を基準とした暦年齢が用いられるが，小児期の発育は個体差が大きいため，各個体の組織や器官の生理的状態を基準にした成熟度合を評価する方法が考案され，これを生理的年齢とよんでいる．小児歯科領域でよく用いられる生理的年齢には，骨年齢（骨の化骨度を評価するもので，手根骨や足根骨の化骨点の発現数を基準に判定する），歯齢（歯胚の石灰化状態から判定する）がある．

697 舌炎 ぜつえん
glossitis
外傷によるものと全身疾患が関連したものに大別される．小児は局所麻酔下の処置後のみでなく，口腔内に玩具などを入れたりするため舌の受傷頻度が高く，外傷性舌炎は頻繁にみられる．全身疾患による舌炎は熱性疾患，消耗性疾患，消化吸収不全，食欲不振による栄養障害などでみられ，重症齲蝕罹患児において赤色または顆粒状舌炎がみられるのもそのためである．ほかでは猩紅熱の苺舌，悪性貧血の Hunter 舌炎などがあげられる．

698 石灰化 せっかいか
calcification
血液中や組織液中に溶解しているカルシウムがカルシウム塩として組織に沈着すること．歯や骨は外胚葉，中胚葉の細胞から分化したエナメル芽細胞，骨芽細胞，象牙芽細胞，セメント芽細胞などによってつくられる基質線維に，リン酸カルシウムであるアパタイトが沈着することでつくられる．歯の石灰化は，リモデリングがなく経時的な変化が反映されることから，その個体の生理的年齢の指標の 1 つとして用いられている．乳歯では乳前歯が胎生 4 か月から 4 か月半で石灰化を開始し，永久歯では出生時ころに第一大臼歯がもっとも早く石灰化を開始する．

699 石灰化期 せっかいかき
calcification stage

歯胚の添加期に分泌されたエナメル質基質や象牙前質が，高度に石灰化し，エナメル質，象牙質がそれぞれ形成される時期をいう．石灰化時期を経て，歯胚はそれぞれの歯に特有の形態と大きさを獲得する．とくにエナメル質の石灰化は96%の無機成分と4%の有機成分，水分からなり，生体内でもっとも固い石灰化組織となる．

700 舌下腺 ぜっかせん
sublingual gland

三大唾液腺の1つで，3つのうちでもっとも小さい．口腔底の粘膜と顎舌骨筋との間で，腺の外側面は下顎体の内側（舌下腺窩）に沿い，内側面はオトガイ舌骨筋に接する底辺（長さ約3〜5cm）を上方に向けた扁平な逆三角形（高さ約2cm，厚さ約1cm，重さ約2g）で，尖端を下方に向けている．それによって舌下腺は外側・内側の2面と，底面である上縁・前縁および後縁が区別される．この上縁が口腔底粘膜にある舌下ヒダと一致している．

701 舌強直症 ぜつきょうちょくしょう
ankyloglossia
同義語 舌癒着症

舌小帯異常で，舌が口腔底部に癒着しているものをいう．舌小帯が短く，舌尖の運動障害，ラ行やサ行などの構音障害をともなう．また，哺乳障害，嚥下障害をみることもある．小帯は成長とともに伸展しやすくなるので，経過観察を行うことが多いが，障害が著しい場合は小帯切開術，小帯伸展術を行う．術後は舌挙上運動や構音練習を行う．

702 舌小帯 ぜつしょうたい
lingual frenulum

口腔底の前方の正中線で，歯肉の後面から舌の下面に移行する薄い粘膜のヒダ．この起始部の両側には1対の舌下小丘があり，大舌下腺管と顎下腺管が開口している．

703 舌小帯切除術 ぜつしょうたいせつじょじゅつ
frenotomy of the lingual frenulum

舌小帯異常（短舌症）の場合，舌先で口蓋に触れたり，前方に出すことができない．舌の運動・構音・発音障害が認められる場合に行う手術．方法として，①舌小帯部を止血鉗子で舌下部と口庭部にV字に挟む．②挟んだ舌小帯部をメスまたは歯肉剪刀で切除し，縫合する．③抗菌薬，消炎剤を処方する．④1週間後に抜糸を行う．

704 摂食障害 せっしょくしょうがい
eating disorder

精神・心理的な障害による摂食行動の異常をいう．具体的には，①食事を受けつけなくなり，体重が減少する神経性食欲不振症（拒食症），②食べても満足感が得られず，食べずにはいられない状態の神経性大食症（過食症）がある．摂食嚥下機能そのものの障害は，摂食嚥下障害または摂食機能障害という用語で区別して用いられている．

705 接触点 せっしょくてん
contact point

歯列内で個々の歯は，隣接面で隣在歯と接触している．この接触部にある点を接触点またはコンタクトポイントとよぶ．正常な接触点の位置は，上下的には前歯部で歯冠の切縁から1/5〜1/4，臼歯部では歯冠の咬合面から1/3のところにあり，頬舌的には前歯部では中央かやや舌側寄りに，臼歯部では中央からやや頬側寄りのところにある．この接触点を中心に，上下的，頬舌的に開放している空間を鼓形空隙とよび，その広さと形態は，食片圧入，歯垢沈着性，自浄性などと密接に関係している．

706 舌側移動 ぜっそくいどう
lingual movement

矯正力を加えて，歯を舌の存在する方向，すなわち固有口腔に面する側へ移動させることをいう．上顎において固有口腔に面する側は，口蓋に向いているため口蓋側移動という．臼歯鋏状咬合では，交叉ゴムなどを用いて上顎臼歯を口蓋側へ移動，下顎臼歯を頬側へ移動し，咬合の改善をはかる．

707 舌側弧線装置 ぜっそくこせんそうち
lingual arch appliance
同義語 リンガルアーチ

主線が歯列の舌側（口蓋側）歯頸部にあり，ワイヤーの弾力を利用して，唇（頬）側あるいは近遠心方向へ歯の移動を行う装置の総称である．基本構造は固定源に装着されるバンドと主線からなり，主線と維持装置がろう着された固定式のものと，主線の着脱可能なものがある．主線にろう着された補助弾線により，持続的な歯の移動を行う．ほかに保隙装置として使用される．

708 舌苔 ぜったい
coat of the tongue

舌背に付着する灰白色ないし褐色の苔状物で，剝離した角化上皮，白血球，食物残渣および微生物の混合物である．成人では健康な人でも薄苔が認められることがあるが，5歳程度までの小児の乳頭は未発達で舌表面はなめらかなため，健康状態で舌苔がみられることは少ない．熱性疾患などによる著明な脱水症状や，唾液腺や舌腺の分泌障害でみられるため，輸液の必要性の指標になることもある．

709 絶対成長 ぜったいせいちょう
absolute growth

時間（暦年齢）を基準として成長をとらえること

をいう．横軸に時間（年齢，月齢など），縦軸に生体の計測値をとり，経時的にプロットすることにより平均成長と個成長を把握することができる．

710 切端咬合 せったんこうごう

edge-to-edge bite

咬頭嵌合位において，前歯部の上下顎歯が切縁（端）で接触して咬合した状態をいう．乳歯列では乳切歯切縁および乳臼歯咬頭の生理的な咬耗により，被蓋が徐々に浅くなり，切端咬合となる場合もある．この場合，一般に永久切歯の交換にともない正常な被蓋が得られることから，暦齢正常咬合として扱う．

711 接着性レジン せっちゃくせいれじん

adhesive resin

歯質，陶材や歯科用合金などに物理的あるいは化学的に強固に接着する高分子接着材の総称．増原らが MMA モノマーのなかにトリブチルボランを重合開始剤に用いて象牙質コラーゲンとレジンとの接着現象を見出してから急速に研究が進展した．歯科矯正用ブラケット，クラウン，ブリッジの接着材などが狭義の接着性レジンであるが，広義にはボンディング用ライナーも含まれる．当初は歯のエナメル質や象牙質が接着の対象とされたが，近年では金属やほかの材料とも接着するレジンの開発が行われている．

712 舌突出癖 ぜつとっしゅつへき

tongue thrusting habit

舌の習癖の1つで，舌を無意識のうちに必要な運動以外の位置や方向へ習慣的に運動させることをいう．歯列を越えて口腔前庭まで舌を突出させる場合を舌前突出癖という．異常嚥下癖と関係が深く，また口唇をなめる癖がある場合，口唇が広がったようにみえることがある．

713 舌癒着症 ぜつゆちゃくしょう →舌強直症（701）

714 セファログラム せふぁろぐらむ

→頭部エックス線規格写真（885）

715 セメント充塡 せめんとじゅうてん

cement filling

セメントは粉末と液体を混和あるいは練和することにより硬化反応が起こり硬化する．操作性が比較的容易であることから日常臨床で幅広く用いられている．理工学的には比較的もろい材料で，唾液などに溶解，浸食されやすいために，永久的な保持を必要とする部位や強い外力がかかる部位への使用は適当ではない．一般的にはグラスアイオノマーセメントが使用されるが，リン酸亜鉛セメント，カルボキシレートセメント，酸化亜鉛ユージノールセメント，レジンセメントなどが用いられることもある．

716 S〔セファロ分析の〕 せら

Sella turcica

セラ．頭部エックス線規格写真におけるトルコ鞍の壺状陰影像の中心点をいう．

717 セルフケア せるふけあ

selfcare

ブラッシング，フロッシング，フッ化物や洗口液による洗口などを個人が毎日自分で行うこと．歯科疾患を予防するためには，歯科医院を定期的に訪れて受けるプロフェッショナルケアとともに，セルフケアによって口腔内の細菌数を減少させ，プラークコントロールを日常的に行うことが重要である．

718 線維腫症 せんいしゅしょう

fibromatosis

線維芽細胞と膠原線維をおもな構成要素とする良性の限局性腫瘍状病変のうち，びまん性に周囲組織に移行するため境界不明瞭で，しばしば浸潤性に発育を示すものを線維腫症という．周囲組織と境界明瞭で結節状を示すものは線維腫という．発育は緩慢で転移することはない．全身にみられるが，とくに皮膚，筋膜，腱膜，骨，腎臓などがあげられ，発生部位により特徴がある．

719 前顔面高 ぜんがんめんこう

anterior facial height

頭蓋における人類学的計測法での計測部位の1つで，顔面部では前顔面高，上顔面高，歯部高，下顔面高などを計測するが，前顔面高は，頭部エックス線規格写真における N（ナジオン）–Gn（グナチオン）間の垂直的長さ（距離）を表す．

720 穿孔 せんこう

perforation

髄床底あるいは根管壁から，歯根膜腔に交通した状態．歯内療法時に偶発的に穿孔する場合と，病的歯根吸収により歯根分岐部の内側面などに穿孔をきたしている場合とがある．乳歯で穿孔がみられる場合は，抜歯の適応となることが多い．

721 洗口液 せんこうえき

mouth wash solution

同義語 洗口剤

口腔内の殺菌，浄化，口臭予防などを目的とした洗口用の溶液であり，塩化セチルピリジニウムや塩酸クロルヘキシジンなどの薬用成分を配合した製品が多い．また，齲蝕予防，再石灰化促進を目的としたフッ物洗口液も使用されている．

722 洗口剤 せんこうざい →洗口液（721）

723 先行乳歯 せんこうにゅうし

deciduous predecessor

ヒトの歯は，一生のうち1回生えかわる．すなわち，最初に萌出するのが乳歯で，あとから萌出する

永久歯を代生歯という．先行乳歯とは代生歯を有する乳歯のことである．乳歯は通常，生後6か月ころに下顎乳中切歯の萌出から始まり，2歳6か月ころに上顎第二乳臼歯が萌出して，乳歯列が完成する．先行乳歯は，とくにあとから萌出する永久歯を保護し，正しい萌出位置に誘導する役目を果たしている．

724 栓状歯 せんじょうし　→円錐歯（95）

725 染色体異常 せんしょくたいいじょう

chromosome aberration

染色体異常の大部分は卵子，精子の形成過程および受精期に生じ，発達の過程でさまざまな異常を引き起こす．高い頻度（新生児で0.5～0.8%，自然流産児で50～60%）で生じ，そのほとんどが自然流産する．染色体異常には数的異常と構造的異常があり，数的異常には異数体，モザイク，倍数体がある．

726 全身麻酔 ぜんしんますい

general anesthesia

薬物により中枢神経系を可逆的に抑制し，催眠，鎮痛を起こすとともに，有害反射の防止を得るものである．麻酔薬はシナプス伝達を抑制することにより全身麻酔状態を得る．

727 全身麻酔下集中治療法
ぜんしんますいかしゅうちゅうちりょうほう

comprehensive treatment under general anesthesia

重度な精神発達遅滞などを有する小児あるいは成人に対して歯科治療を施す場合，有意識下では体動が激しく，精度の高い処置は困難である．このような患者においては，全身麻酔処置を行い，体動がまったくない状態で歯科治療を行うことになる．一般に重度心身障害児・者には多数の齲蝕歯や歯周疾患に罹患していることが多いため，全身麻酔下で多くの歯科疾患を集中して治療することから全身麻酔下集中治療という．

728 喘息 ぜんそく

asthma

慢性の炎症性気道障害で肥満細胞，好中球，Tリンパ球がおもに関与している．気管支攣縮，粘稠な喀痰，粘膜の浮腫により気道閉塞が起こり，喘鳴，咳，呼吸困難が生じる．小児の慢性疾患でもっとも頻度が高く有病率は10～15%である．吸入ステロイドやβ2刺激薬が使用される．アトピー性喘息と非アトピー性喘息があり小児では90%がアトピー性である．

729 前側頭泉門 ぜんそくとうせんもん

anterolateral fontanel

新生児の頭蓋冠を構成する各頭蓋骨の周縁部で3個以上の骨が会合し，2つ以上の縫合が交わる部分を泉門という．泉門には大泉門，小泉門，前側頭泉門，後側頭泉門がある．冠状縫合と鱗状縫合の交点を前側頭泉門といい，閉鎖時期は臨床的には2～3か月，解剖学的には6か月～1歳である．また，これらの泉門閉鎖時期が早いと小頭症，遅いと水頭症やくる病が疑われる．

730 先天歯 せんてんし

congenital tooth

同義語 出産歯，先天性歯

歯の萌出時期が異常に早く，出生時にすでに萌出している乳歯をいう．下顎の乳中切歯がほとんどで，授乳時に舌下部を刺激することでRiga-Fede病を誘発することが多い．エナメル質が形成途中で萌出してしまうため，しばらくすると象牙質が露出して歯髄感染を起こすことがある．→Riga-Fede病（1161）

731 先天性エプーリス せんてんせいえぷーりす

congenital epulis

新生児の生下時に歯肉にみられる限局性小腫瘤で，組織像は顆粒細胞腫と同様の所見を呈するものが多い．組織由来については神経原説，線維芽細胞説，歯肉粘膜の基底細胞説，血管原説などがあるが，歯胚との関係を重視する説もあり一定しない．この型のエプーリスはかなりまれなもので，患児は女児が圧倒的に多い．好発部位は上顎切歯の萌出部位であり，下顎切歯部にもみられるが臼歯部には少ない．治療法は摘出手術で，通常，切除後に再発することはない．

732 先天性欠如歯 せんてんせいけつじょし

congenitally missing of tooth

先天的な歯の欠如をいう．歯の発育段階の初期になんらかの障害があり，歯胚形成が行われなかったり，細胞増殖が抑制されたために起こる．先天性欠如歯が多数の場合，遺伝要因や全身疾患，内分泌障害，栄養障害などが考えられる．

733 先天性甲状腺機能低下症
せんてんせいこうじょうせんきのうていかしょう
　→クレチン症（287）

734 先天性好中球機能不全症
せんてんせいこうちゅうきゅうきのうふぜんしょう

congenital neutropenia

およそ2歳ころまでに，口腔内潰瘍と有痛性歯肉炎や口内炎をきたす．またブドウ球菌やレンサ球菌による中耳炎，気道感染症，蜂窩織炎，皮膚感染症などを反復し，ときに敗血症も発症する．原因は骨髄中の顆粒球系細胞の成熟障害による好中球減少によるものである．

735 先天性歯 せんてんせいし　→先天歯（730）

736 先天性色素失調症
せんてんせいしきそしっちょうしょう

congenital incontinentia pigmenti

発症頻度は75,000回の出産に対して1例とされ，95%が女子にみられる．そのため，X染色体優性遺伝形式をとると考えられている．皮膚病変が特徴的で，通常4期に区分される．第1期は出生時あるいは生後すぐに出現し，体幹，四肢近位側に紅斑，水疱が生じる．続いて第2期は，これらの水疱が破れ痂皮を形成しイボ状となる．第3期は生後数か月ないし1歳くらいから，発疹部位に飛沫状の褐色あるいは青灰色の色素沈着が生じる．これらの色素沈着は4，5歳ころより消退しはじめ，ほとんどの症例で完全に消失する（第4期）．神経症状としては，痙性四肢麻痺，片麻痺，精神発達遅滞，てんかんなどが報告されている．約30%の症例で眼症状がみられる．その他，歯の先天性欠如，爪の欠損，骨病変（四肢の短縮など）などの合併がみられる．

737 先天性心疾患 せんてんせいしんしっかん

congenital heart disease

胎生期における心臓や大血管の分化発育の異常による心奇形である．発生頻度は0.8～1.0%である．原因の多くは遺伝的因子と妊娠初期の環境的因子が関係する．心室中隔欠損症，心房中隔欠損症，動脈管開存症，肺動脈狭窄症，Fallot四徴症，大血管転位などがある．チアノーゼ性心疾患では，口唇，舌，爪床，指尖などに著明なチアノーゼがみられ，バチ状指，蹲踞の姿勢，無酸素発作などがみられる．主治医と密接な連携が必要で，とくに感染性心内膜炎の予防，チアノーゼへの対処，局所麻酔薬の選択などに注意が必要である．

738 先天性代謝異常 せんてんせいたいしゃいじょう

inborn error of metabolism

遺伝性代謝疾患であり，ほとんどすべての身体組織に臨床的影響を与える．アミノ酸代謝異常（メープルシロップ尿症など），糖質代謝障害（糖尿病，糖原病など），プリンおよびピリミジン代謝欠陥（高尿酸血症など），赤血球代謝障害（遺伝性メトヘモグロビン血症など），脂質代謝異常（高リポタンパク血症など），色素代謝異常（ポルフィリン症など），ビタミン代謝異常（ビタミンD依存性くる病など），ミネラル代謝異常（Wilson病など）などがあり，先天性代謝異常は次々に発見されている．

739 先天性梅毒 せんてんせいばいどく

congenital syphilis

梅毒の母親から胎盤を通して感染する梅毒トレポネーマによる感染症である．胎児性，乳児性，晩期性があり，学童期以降の晩期性の症状にHutchinson三徴（①Hutchinson歯，②実質性角膜炎，③内耳性難聴）がある．Hutchinson歯は半月状凹入切痕があり，歯冠修復が必要になる．治療薬としてペニシリンが使用される．

740 先天性表皮水疱症
せんてんせいひょうひすいほうしょう

epidermolysis bullosa hereditaria

軽度の物理的刺激で容易に皮膚や粘膜に水疱やびらんを生じ，瘢痕治癒を繰り返す，常染色体優性（栄養障害型）または劣性（単純型）の遺伝形式を示す疾患である．栄養不良になりやすく，成長発育の遅延が認められる．爪の萎縮または喪失，合指症，関節拘縮，耳介奇形，頭頂部の脱毛などがみられる．歯科的所見では，口腔粘膜の著明な水疱とびらん，皮膚および粘膜の瘢痕萎縮による開口障害がみられ，エナメル質形成不全をともなう場合もある．歯科治療上の問題点として，皮膚への外的刺激が禁忌であるため抑制治療が不可能であり，開口障害による歯科治療の困難性の増加，剥離しやすい口腔粘膜への注意，口腔清掃の困難性などがあげられる．

741 先天性無痛無汗症 せんてんせいむつうむかんしょう
congenital insensitivity to pain with anhidrosis （CIPA）

常染色体劣性遺伝性の疾患で，全身の痛覚および発汗機能欠如，精神運動発達遅滞をともなう．舌，口唇，頬粘膜の咬傷や自傷癖が著しい．疼痛がないため齲蝕や創傷の発見が遅れると重篤化の恐れがある．口傷予防，創部保護のためにプラスティックシーネ（保護床）を装着するが，コントロールは難しい．

742 尖頭合指症Ⅰ型 せんとうごうししょういちがた
→Apert症候群（10）

743 前頭上顎縫合 ぜんとうじょうがくほうごう

frontomaxillary suture

前頭骨鼻稜と上顎骨前頭突起を連結する縫合をいい，脳頭蓋と顔面頭蓋の境界をなす．この縫合は顔面頭蓋，とくに上顎骨の発育方向に重要である．前頭上顎縫合，頬骨上顎縫合，頬骨側頭縫合，翼突口蓋縫合の4つの縫合は互いに平行に存在し，脳頭蓋底に対して横断方向に直交しているので，上顎は前下方に発育するといわれる．

744 前頭突起 ぜんとうとっき

frontal process

上顎骨を構成する頬骨の上内側前方の隅から上方に向かう突起をいう．前頭突起の接する骨は，鼻骨，涙骨，前頭骨である．上顎突起の内側は鼻骨により鼻骨上顎縫合を形成し，上縁を前頭骨とともに前頭上顎縫合をなす．内下方は上顎骨体の内側と鼻切痕を形成する．

745 前頭縫合　ぜんとうほうごう
frontal suture

　胎生期では前頭骨は左右1対の骨として発生する．生後2年ころから左右の前頭骨は癒合しはじめ前頭縫合がみられるが，成人では完全癒合して無対性の骨となり，縫合線は消失する．しかし，成人でも癒合が完了せずに，左右の前頭骨の接合部が縫合として残存することもある．

746 前投薬　ぜんとうやく
premedication

　歯科治療をスムーズに行うために，診療前に投薬する方法．歯科治療時の恐怖心，不安および緊張を軽減するための精神安定剤や催眠剤，術中術後の疼痛や炎症を軽減するための消炎鎮痛薬，局所および全身への感染を予防するための抗菌薬および全身麻酔時の反射や分泌物を抑制するための副交感神経遮断薬などがある．

747 前鼻棘　ぜんびきょく
anterior nasal spine（ANS）

　頭部エックス線規格写真における梨状口下縁正中部の上顎骨体で水平・前方に突出した突起の最先端点をいう．

そ

748 早期接触　そうきせっしょく
premature contact

　咬合時にすべての歯が同時に接触する前に，一部の歯（歯面）が先行して接触する状態．早期接触する歯は負担過重となるため歯頸部歯肉の退縮がみられることがある．乳歯列や混合歯列前期では，上下顎乳犬歯や切歯の切縁に早期接触を認め，下顎が前方あるいは側方に偏位して反対咬合や交叉咬合を呈することがある．

749 早期喪失〔乳歯の〕　そうきそうしつ
premature loss

　標準的乳歯脱落期より早くに，乳歯がなんらかの原因で失われた状態をいう．原因としては，全身性・遺伝性疾患にともなう早期脱落，外傷による脱落，重度齲蝕による抜歯，永久歯の異所萌出による歯根吸収などがある．早期喪失した部位は後継永久歯の萌出まで長い時間があるので，放置すると隣在歯の移動が起こり永久歯萌出余地の不足を生じる．空隙の減少を防ぐ目的で保隙装置が用いられる．

750 早期脱落　そうきだつらく
premature exfoliation

　標準的乳歯脱落期より早くに乳歯が自然脱落してしまうこと．第一大臼歯や側切歯の異所萌出が原因で第二乳臼歯，乳犬歯に異常な歯根吸収が生じて早期脱落することがある．また，Papillon-Lefèvre症

候群，低ホスファターゼ症，Coffin-Lowry症候群などで乳歯の早期脱落が報告されている．これらの疾患では歯根吸収がほとんどみられずに乳歯が早期脱落する．

751 早期治療　そうきちりょう　→初期治療（602）

752 早期萌出　そうきほうしゅつ
early eruption

　歯がなんらかの原因で平均的萌出時期よりも，非常に早期に萌出することをいう．出生時すでに萌出している歯を先天歯，生後1か月以内に萌出した歯を新生児歯という．永久歯が早期萌出する原因には，局所的には乳歯齲蝕に起因した周囲歯槽骨の異常吸収によるものや歯根の形成障害，全身的には甲状腺機能亢進症などがある．

753 象牙芽細胞　ぞうげがさいぼう
odontoblast

　歯髄の最外層に1層に並び，象牙質を形成する細胞である．象牙質のなかへ細胞突起（象牙芽細胞突起）を伸ばしており，象牙質の形成後の代謝機能の調節あるいは象牙質の知覚機能においてもなんらかの重要な働きをしていると考えられる．象牙芽細胞は内エナメル上皮の誘導により，歯乳頭表面に存在する外胚葉性間葉細胞から分化する．

754 象牙質異形成症　ぞうげしついけいせいしょう
dentin dysplasia

　象牙質の形成が遺伝の要因によって原発性に障害され，歯髄腔の閉塞や歯根の形成障害などを示す疾患．遺伝様式は常染色体優性遺伝を示すことが多い．象牙質形成不全症との異同について議論がある．Shieldsは本症を歯根の形成障害を示すⅠ型とアザミ状歯髄腔を示すⅡ型に分類している．Ⅰ型は円錐形の短根と多数の根尖部透過像を，Ⅱ型はアザミ状歯髄腔と歯髄結石の存在をそれぞれエックス線学的特徴としている．

755 象牙質形成不全症　ぞうげしつけいせいふぜんしょう
dentinogenesis imperfecta

　象牙質の形成が遺伝的要因によって原発性に障害され，歯が透明度の高いオパール様の色調を示す疾患．遺伝様式は常染色体優性遺伝を示すことが多い．遺伝性象牙質形成不全症ともいう．透明度の高いオパール様外観のほか，顕著な咬耗，歯頸部狭窄，細く短い歯根，歯髄腔狭窄などの臨床症状を示す．Shieldsは本症を骨形成不全症に随伴するⅠ型，単独で発生するⅡ型，殻状歯とよばれるⅢ型に分類している．Ⅱ型は従来から遺伝性オパール様象牙質（hereditary opalesent dentin）とよばれているものをさす．

そ

756 早産児 そうさんじ

premature infant

妊娠 24 週以後から 37 週未満の分娩によって娩出された児をいう．WHO は早期の定義を「満 37 週未満」とし，その下限については規定せず各国の事情に任せている．早産児の体重はほぼ 700〜2,500 g で，低出生体重として適切な保育看護を要する場合が多い．頻度は全分娩の 5〜10%，原因としては子宮の奇形，腫瘍，感染症などがある．

757 桑実状臼歯 そうじつじょうきゅうし

mulberry molar

同義語 蕾状臼歯

先天性梅毒においてみられる歯の形態異常の 1 つで，おもに第一大臼歯および第二乳臼歯にみられる．前歯部における Hutchinson 歯に対して，臼歯部には桑実状臼歯がみられる．肉眼部には臼歯の咬合面の発育が悪いもので，表面が顆粒状の凹凸を呈し，桑の実状である．晩期先天性梅毒児では桑実状臼歯および Hutchinson 歯が，いずれも 60% 以上に認められる．

758 増殖期 ぞうしょくき

proliferation stage

歯胚の発生開始期に形成された歯原性上皮細胞の塊である歯堤は，歯堤完成後，急速に増殖し，上皮細胞層の下層にある外胚葉性間葉組織のなかへ貫入を続ける．この時期を歯胚の増殖期とよぶ．この成長によって歯胚は，おのおのの定められた形態へと形成され，その機能的な形態を獲得する．

759 増殖性歯肉炎 ぞうしょくせいしにくえん

hyperplastic gingivitis

歯肉組織の増殖性変化が顕著な型の炎症である．通常，増殖性歯肉炎の場合は細胞成分の増殖ではなく，結合組織線維の増殖が主である．線維性エプーリスや義歯性線維腫などでみられるほか，金属冠による機械的慢性刺激，抗痙攣薬などの薬物の連用，炎症，腫瘍のほか，結合組織，血管，リンパ管，神経線維などの先天的な過剰形成（過誤腫），さらに家族性に認められるものなどがある．

760 叢生 そうせい

crowding

数歯にわたり歯が唇舌，頰舌に傾斜転位し重なり合った状態をいう．原因は歯と顎の大きさの不調和，乳歯早期喪失，晩期残存，萌出異常などである．

761 双生歯 そうせいし

geminated tooth

発育途中で歯胚歯冠部の分割が始まり，分割が不完全な状態で歯の形成が完了したものをいう．歯冠の分割が完全に生じているものと不完全なものがあるが，ほとんどの場合，歯根と根管には分割の徴候がなく，それぞれ単根，単根管を示す．外形が癒合歯と類似しているが，歯数を確認することでほぼ判別が可能である．

762 相対成長 そうたいせいちょう

relative growth

成長中の生体の全部または一部を基準として，ほかの部分との成長の相対性について検討する方法を相対成長という．具体的には，生体の一部（X）を基準としたとき，ほかの部分（Y）との関係が，Y ＝ aX ＋ b という簡便な一次式（アロメトリー式）で表されることが Huxley や Thompson によって確立されている．この原則にもとづいて成長系の 2 つの部分を相対的に比較すると，時間という尺度を離れて評価できることになる．

763 側枝 そくし

accessory canal

主根管と歯根外表面を交通する根管の枝．多くは歯根の根尖側 1/3 や根分岐部にみられる．これらは歯周疾患，歯髄疾患の炎症性病変，細菌感染の波及経路となる危険性がある．乳歯の髄床底には複数の副根管が存在するので生活歯髄切断後の貼薬や根管充塡の際には髄床底まで薬剤で覆う必要がある．

764 即時重合レジン そくじじゅうごうれじん

cold cured resin

室温で化学的に重合硬化するアクリルレジンをいう．義歯床用としても使用されるが，変形の原因となる加熱操作を含まないので義歯床の修理やリベース用として使用されている．加熱重合アクリルレジンと比べると，重合が不完全になりやすく，3〜5% の残留モノマーを含んでいる．そのため圧縮，曲げ，引張強度はいずれも 20〜40% 低い．

765 側頭泉門 そくとうせんもん

lateral fontanel

新生児の頭蓋冠を構成する各頭蓋骨の周縁部で 3 個以上の骨が会合し，2 つ以上の縫合が交わる部分を泉門という．泉門には大泉門，小泉門，前側頭泉門，後側頭泉門がある．側頭泉門は前側頭泉門と後側頭泉門をさす．冠状縫合と鱗状縫合の交点を前側頭泉門といい，閉鎖時期は 6 か月〜1 歳である．また，ラムダ縫合と鱗状縫合の交点を後側頭泉門といい，閉鎖時期は 1 歳〜1 歳 6 か月である．これらの泉門閉鎖時期が早いと小頭症，遅いと水頭症・くる病が疑われる．

766 側方拡大 そくほうかくだい

lateral expansion

歯列弓を側方に拡大し，永久歯の萌出余地の確保や上下歯列弓の形態の調和を得る方法．可撤式拡大装置は，拡大ねじを埋入したレジン床とクラスプより構成され，固定式拡大装置のヘリックス型は屈曲

そ

したワイヤーをバンドにろう着した構造となっている. 両装置とも傾斜移動を主体とした緩徐な拡大を行う. 一方, 固定式拡大装置のスケルトン型は正中口蓋縫合の拡大を目的とした整形外科的な効果を期待して行う方法である.

767 側方歯群 そくほうしぐん

lateral teeth

側切歯と第一大臼歯に挟まれた部分にある歯のことで, 乳歯では, 乳犬歯, 第一乳臼歯, 第二乳臼歯の3歯種を, 永久歯では, 犬歯, 第一小臼歯, 第二小臼歯の3歯種をいう. 側方歯群の交換に際しては, 乳歯側方歯群と永久歯側方歯群の歯冠近遠心幅径総和の差であるリーウェイスペースが第一大臼歯の咬合の調整に関与する.

768 側貌頭部エックス線規格写真

そくぼうとうぶえっくすせんきかくしゃしん

→側面頭部エックス線規格写真 (769)

769 側面頭部エックス線規格写真

そくめんとうぶえっくすせんきかくしゃしん

lateral x-ray cephalogram

同義語 側貌頭部エックス線規格写真

頭部エックス線規格写真のうち, 頭部固定位置により側貌位で撮影したもの. →頭部エックス線規格写真 (885)

770 組織分化期 そしきぶんかき

histodifferentiation stage

歯胚の増殖期に引き続いて組織分化が起こる. 増殖期に間葉へと陥入しながら, 歯胚の形態を獲得した細胞は, その細胞の将来が規定される. 上皮組織において, 歯乳頭に接する側の細胞は内エナメル上皮とよばれ, この時期にエナメル芽細胞に分化し, 内エナメル上皮と接する歯乳頭側の細胞は, 象牙芽細胞へと分化する.

771 咀嚼 そしゃく

mastication

食物を摂取した後, これを食塊にして嚥下するまでに口腔, 咽頭中で行われる生理的過程をいう. 咀嚼を行う意義は, ①食物を咬断・粉砕・臼磨し, 食塊を形成して嚥下しやすくする, ②味覚を刺激して唾液や消化液の分泌を促進し, 消化管における食物の消化・吸収を助ける, ③口腔諸組織の血流を増加させてその健康を保持し, これらの組織の生理的発育を促進する, ④食物を咀嚼することによる心理的な満足感を満たすことなどがあげられる.

772 咀嚼機能 そしゃくきのう

masticatory function

乳前歯が萌出しはじめる生後6か月ころから発達しはじめ, 乳臼歯の萌出が完了する1〜3歳で一応完成される. この期間内には離乳期が含まれるが,

離乳は単に乳から離れさせるというものではなく, 液体食から流動食, 流動食から軟食, 軟食から普通食へと段階を追って咀嚼機能を発達させるという意味が含まれている. つまり, 離乳期は咀嚼の学習期となるため, 離乳の仕方によって咀嚼機能の発達は大きく左右される.

773 咀嚼障害 そしゃくしょうがい

masticatory disturbance

齲蝕や歯周病によって歯を失うと, 隣在歯の移動や咬合干渉 (咬み合わせの不調和) が起こり, 残存歯はさらに歯周病や齲蝕が悪化し, さらなる歯の喪失を招くという悪循環が発生する. その結果, 咀嚼障害が生じる. 咀嚼障害の原因としては, ①歯の喪失, ②口腔外科疾患, ③顎関節・咀嚼筋の障害, ④唾液分泌の異常, ⑤口腔内感覚の異常, があげられる.

774 染め出し液 そめだしえき

disclosing solution

歯表面への歯垢の付着状況を検査するための溶液で, 錠剤のものも販売されている. ブラッシングが適切に行われているかを患者自身が確認でき, 口腔清掃指導上の動機づけに有効である.

た

775 Turner 歯 たーなーし

Turner tooth

永久歯の形成期にその先行乳歯に根尖性歯周炎が生じると永久歯の歯質に形成不全を起こすことがある. これを Turner 歯とよぶ. 障害状態は炎症の程度や範囲, その影響を受けた時期により異なり, エナメル質の白斑や黄褐色の変色にとどまるものから, 象牙質の形成不全をともなうものまで種々の症状を呈する.

776 Turner 症候群 たーなーしょうこうぐん

Turner syndrome

X 染色体の欠損 (45, X) に起因する. 女児100〜2,000人に1人の頻度. 低身長, 性機能不全による無月経, 外表奇形を3徴候とする. 糖尿病, 高血圧, 心, 血管系の奇形がある. 低身長, 短頸, 翼状頸, 外反肘などの身体所見を呈する. 口腔所見は高口蓋, 口蓋裂, 上顎歯列弓の狭窄, 歯列弓と歯の大きさの不調和, 下顎骨の短縮, 歯の萌出が早いなどの報告がある.

777 ターミナルプレーン たーみなるぷれーん

terminal plane

乳歯列が中心咬合位にあるときの上下顎第二乳臼歯の遠心面の近遠心的位置関係を表したもので, 乳歯列の咬合評価に使用される. ターミナルプレーンには, 垂直型, 近心階段型, 遠心階段型の3つの型

た

た

がある．乳歯列におけるターミナルプレーンの型は上下顎第一大臼歯の初期咬合の関係に密接に関係している．

778 第一第二鰓弓症候群
だいいちだいにさいきゅうしょうこうぐん

first and second brachial arch syndrome

胎生期に現れる第一第二鰓弓由来器官の形成不全を示す先天異常である．症状には片側性と両側性があり，巨口症（横顔裂），下顎では小下顎症，下顎関節突起形成不全，筋突起形成不全，耳奇形では副耳，耳珠・耳輪・耳介欠損，小耳症，外耳道閉鎖症，中耳形成不全，その他上顎・頬骨・側頭部の形成不全などをともなうこともある．合併奇形として，脊椎・肋骨・眼瞼・心臓・腎臓・指趾の奇形，唇裂・口蓋裂，鎖肛，母斑症，顔面神経麻痺，知的障害などがあげられる．

779 胎児 たいじ
fetus

受精した卵子は分割・分化して胚芽（14日目）になる．さらに器官形成が進み，妊娠9週ころには主要な臓器や組織の原形ができあがってヒトの形態になる．この9週以降出生までを胎児という．

780 胎児期 たいじき
fetal stage

出生前期の受精から14日までを細胞期，14日から9週までを胎芽期といい，それ以降出生まで（9週から通常40週）を胎児期という．ヒトの発育のなかで，胎児期がもっとも発育速度が速い．

781 代謝異常 たいしゃいじょう
metabolic disorder

細胞の代謝に異常が生じた状態をいい，多くは遺伝子の異常が原因で発症する．生体内の物質代謝の過程が先天的に障害されている状態を，先天性代謝異常と総称する．先天性代謝異常症は500以上が知られており，脂質代謝異常，糖質代謝異常，アミノ酸代謝異常，金属代謝異常などがある．その一部については食餌療法や酵素補充療法などが行われるが，ほとんどの疾患においては有効な治療法はない．

782 代謝疾患 たいしゃしっかん
metabolic disease

生体内の物質代謝の障害が原因で発症する疾患をいう．糖尿病，高脂血症，肥満，痛風などがあり，まれなものとして先天性疾患であるフェニルケトン尿症や糖原病などのアミノ酸や糖質の代謝異常がある．糖尿病では糖尿病性細小血管症といわれる血管の障害が生じ，失明や腎障害を起す場合がある．また高脂血症では，血液中のコレステロールなどの増加により動脈硬化が促進され，心筋梗塞や脳梗塞が起こりやすくなる．

783 帯状疱疹 たいじょうほうしん
herpes zoster

水痘・帯状疱疹ウイルス（varicella zoster virus，VZV）の初感染ののち脊髄神経節後根（知覚神経節）に潜伏していたVZVの再活性化により発症する．知覚神経を通って皮膚にいたり皮膚病変を形成するため痛みをともない，左右どちらかの半身に出現する．皮膚症状は，浮腫性の紅斑が帯状に配列し，その上に小水疱が群生する．水疱は半米粒大から小豆大までの大きさで，扁平に隆起し，しばしば中央に臍窩を有し，ときには膿疱化し，しだいに黒色痂皮状となり，びらん，潰瘍面をつくり，約3週間の経過で治癒する．神経痛様疼痛はこの間持続することが多い．ときには発熱，風邪症状などの全身症状をともなう．健康小児においては，重症化することは少ないが，免疫不全状態では重症化する．

784 大泉門 だいせんもん
anterior fontanel

胎児，新生児，乳幼児の頭蓋骨間の膜状間隙を泉門とよぶが，新生児頭蓋泉門のなかで，もっとも広いのが大泉門である．大泉門は2個の頭頂骨と2個の前頭骨が会合する場所にあり，左右の頭頂骨の間の矢状縫合と前頭骨左右の頭頂骨との間の冠状縫合と前頭縫合の3縫合の接合点にあり，大きな菱形を呈している．大泉門の閉鎖時期は臨床的には1歳6か月～2歳，解剖学的には2歳6か月～3歳である．また，閉鎖前には拍動が触れる．タイなどの仏教国では，泉門閉鎖前に傷つかないように幼児の頭上にはお釈迦様がおられるといって「なでなで」をするなどの頭頂には触れさせない習慣があるのも脳に損傷を与えないようにする生活の知恵と思われる．

785 大唾液腺 だいだえきせん
major salivary gland

口腔粘膜よりすこし離れたところにある3対（耳下腺，顎下腺および舌下腺）の大型の唾液腺である．耳下腺は上顎第二大臼歯に接する頬粘膜に開口し，口腔前庭に漿液性の唾液を送る．顎下腺は口腔底の粘膜下を舌下ヒダに沿って走り，舌下小丘に開口，漿液・粘液混合の唾液を送る．舌下腺は舌下ヒダの粘膜下に小型の腺が並び，そのおのおのより短い排泄管が出て付近の粘膜に開口し，前端の大きな腺は単独にまたは顎下腺と共同で舌下小丘に開口する．粘液・漿液混合の唾液を送る．

786 第二次性徴 だいにじせいちょう
secondary sex characters

思春期に起こる身体的特徴の変化のことをいう．脳下垂体から分泌される性腺刺激ホルモンにより男子は精巣，女子は卵巣の発達が著明となり，それらから分泌される男性ホルモン，女性ホルモンによっ

787 第二次性徴年齢 だいにじせいちょうねんれい
secondary sexual age

　発育速度の急増期と第二次性徴の発現は相ともなってみられる．発育速度のスパート開始時期は男子10.9歳，女子9.4歳であり，ピークは男子13.3歳，女子11.6歳である．第二次性徴発現の経過や分類は，Tannerによる分類が国際的にも採用されている．

788 第二象牙質 だいにぞうげしつ
secondary dentin

　歯根完成後に形成される帯状の象牙質のことをいう．この象牙質に含まれる象牙細管は一次象牙質よりも少ない．一次象牙質と二次象牙質とが向かい合うところでは通常は細管が曲がっている．

789 大理石骨病 だいりせきこつびょう
osteopetrosis

　先天性，遺伝性原因による長管骨の形成障害にもとづく骨組織異常を示す疾患である．常染色体優性遺伝を示すが，大部分は孤発例である．新生児より発症する早発性の悪性型と遅発性の良性型の2型があり，早発型の多くは乳児期に死亡する．遅発型は無症状で経過し，骨折時あるいはほかの目的でエックス線撮影を行った際，偶然に発見される．

790 大菱形骨 だいりょうけいこつ
trapezium bone

　手掌を構成する短骨で，8個ある手根骨の1つ．遠位列の最外側に位置する．→手根骨（551）

791 タウロドント たうろどんと
taurodont
同義語 長胴歯

　歯冠部歯髄腔の長軸的延長によって歯冠，歯根の区分が不明瞭で，歯根形態の異常を示すものをいう．タウロドントとは牡牛という意味で，反芻動物や有蹄類にみられる歯で，ネアンデルタール人に高い頻度でみられる．下顎第一乳臼歯にもっとも高頻度で出現する．

792 Down症候群 だうんしょうこうぐん
Down syndrome

　染色体異常による疾患の1つである．大部分は21番目の染色体が3本ある21トリソミー型（染色体数47）であるが，約5％は転座型およびモザイク型が占める．前者は母親の出産年齢が高くなるほどその発症率が高い．一般集団の出産頻度は1/600〜1/700である．精神運動発達遅滞がみられるが，生命予後は重篤な合併症をともなわない限り比較的良好である．歯科的には，矮小歯や巨舌などの特徴を有し，歯周疾患を発生しやすい．歯科診療において，先天性心疾患，頸椎脱臼に注意が必要である．

793 唾液 だえき
saliva

　口腔に外分泌されて貯留した体液の総称．適度の粘性をもち，わずかに白濁した透明の液体で，比重は1.003〜1.010，pHは6〜8，99％以上は水分である．固形成分は約0.3％の無機化合物と，0.2〜0.5％の有機化合物とからなり，きわめて多数の微量成分が含まれている．しかし，唾液の組成は唾液腺の種類，唾液分泌量の多寡および分泌刺激の違いなどの諸因子によって，容易に影響を受ける．

794 唾液腺 だえきせん
salivary glands

　口腔に開口する唾液（外）分泌腺は，大唾液腺および小唾液腺からなる．大唾液腺は耳介下方，下顎下縁，舌下部に存在し，耳下腺，顎下腺および舌下腺（各腺左右1対）からなる．小唾液腺は口腔粘膜に分布する位置によって口唇腺，頬腺，口蓋腺，舌腺および臼歯腺という．また，腺組織を構成する腺（房部）細胞の色素（ヘマトキシリン-エオジン）染色性の違いから，漿液腺，粘液腺および混合腺に分類される．

795 唾液分泌 だえきぶんぴつ
salivation

　唾液はつねに口のなかに分泌されており，睡眠中より起きているときのほうが多く分泌され，咀嚼などの刺激によりさらに分泌は増加する．唾液の作用には消化機能を助ける，刺激のあるものが口のなかに入った際に刺激を弱める緩衝作用などがあるが，とくに大切な作用は，たえず口のなかを流れて歯や粘膜の汚物を洗い流し，口腔内を清潔に保つことである．唾液が飲み込めず，口の外に流れ出てきたものをよだれとよぶ．乳児は口を閉じる機能や唾液を飲み込む機能が未熟なため，起きている姿勢のときにはうまく唾液を飲み込めないことが多く，口からあふれてよだれとなる．

796 高原氏病 たかはらしびょう
→無カタラーゼ血症（1114）

797 多形性紅斑 たけいせいこうはん
erythema multiform

　主として四肢の関節伸側に紅斑を生じる．定形疹は円形，中心はやや陥凹しているがしばしば融合して多形となる．通常は無症状であるが，熱感や掻痒，風邪様症状が認められることもある．原因は不明だがウイルス，細菌などの感染，薬物などが考えられる．薬物により発症した症例は重症型に移行することもある．治療は非ステロイド性抗炎症薬，抗プラスミン薬，重症時には副腎皮質ステロイド薬が使用される．

798 多骨性線維性骨異形成症
たこつせいせんいせいこついけいせいしょう

→ McCune-Albright 症候群（1096）

799 打診 だしん

percussion

　歯の検査方法の1つで，ピンセットの柄で歯を叩打し，その音質，疼痛の程度，叩打の方向から，根尖周囲組織，または歯周組織の病状を推測する診査法．垂直方向に打診して，濁音，不快感，または疼痛を有する場合は根尖部に異常を，水平打診，すなわち近遠心方向，頬舌方向の打診により，不快感，疼痛を有する場合は歯周組織の異常を推測できる．反対側同名歯，または隣在歯と比較して判断する必要がある．

800 脱灰 だっかい

decalcification

　骨や歯など石灰化組織の無機質が溶解し除去される現象をいう．骨や歯が生理的に吸収される際には炭酸脱水酵素II型によってプロトンが産生され，無機質の溶解が生じるとされている．一方，齲蝕においては口腔内細菌の産生する酸によって歯質が病的に脱灰する．また，臨床では歯冠修復，シーラント，矯正のダイレクトボンディングなどで接着性向上のための人工的な脱灰も行われている．

801 脱臼〔歯の〕だっきゅう

luxation

　外力が歯根膜におよんだことにより，歯根膜が断裂し歯槽窩から歯が移動した状態をいう．不完全脱臼と完全脱臼に分けられ，さらに不完全脱臼は陥入，挺出，側方転位に分けられる．陥入とは歯の歯軸方向の歯槽骨内への転位で，歯槽窩の破折をともなう．挺出とは歯の歯軸方向の歯槽窩外への転位をいう．側方転位とは歯軸方向以外の転位で，歯槽窩の破折をともなう．完全脱臼とは，歯が歯槽窩から完全に遊離した場合をいい，再植処置までの経過時間や保存方法が重要である．

802 脱水症状 だっすいしょうじょう

dehydration

　溶質に対する水の量が減少した状態である水欠乏性脱水（高張性脱水），溶質に対する水の量が多くなった状態である塩類欠乏脱水（低張性脱水），体液から水と電解質がさまざまな比率で脱失した状態である混合性脱水がある．細胞外液の減少により皮膚の緊張性の低下，末梢静脈の虚脱，頻脈，血圧低下，尿量減少などが現れる．また細胞内液量の減少により悪心，嘔吐，痙攣などの中枢神経症状を呈し，進行すれば昏睡にいたる．治療法としてはそれぞれの状態に応じて水，電解質を適切に補う．

803 脱落〔歯の〕だつらく

exfoliation

　正常または病的な原因によって，歯と支持組織の間の生物学的連絡がなくなり，歯が歯槽骨から完全に飛び出した状態をいう．正常なものには，歯の交換期における乳歯の自然脱落がある．後継永久歯の萌出過程に合わせて先行乳歯根の吸収が起こり，最終的に乳歯の遊離にいたる．病的なものとしては，根尖性歯周炎に接する歯根象牙質および歯槽骨の病的吸収や，生活歯髄切断法を施した歯の内部吸収，外傷歯の歯根吸収などによるものがある．

804 多目的超音波治療器
たもくてきちょうおんぱちりょうき

dental ultrasonic multi-purposed device

　歯周治療・歯内療法・保存修復など，保存領域全般の治療を行える超音波振動装置のこと．従来の装置（超音波スケーラー）は，おもにスケーリングに使用していたが，超音波用チップの先端を交換することで，多くの目的で使用できるようになった．

805 単純性歯肉炎 たんじゅんせいしにくえん

simple gingivitis

　歯間乳頭部から歯肉辺縁部に限局する歯肉炎で，軽度の充血，腫脹，出血を特徴とする．原因の除去と正しい口腔清掃，歯垢の除去により容易に炎症は消退するが再発しやすい．口呼吸があると発現しやすい．一般的に小児では，歯口清掃の不十分なことから生じるものが多く，その場合は不潔性歯肉炎ともよばれる．

806 単純ヘルペスウイルス
たんじゅんへるぺすういるす

→単純疱疹ウイルス（807）

807 単純疱疹ウイルス たんじゅんほうしんういるす

herpes simplex virus

同義語 単純ヘルペスウイルス

　口腔粘膜や眼に感染する単純疱疹ウイルス1型（HSV-1）と，陰部粘膜に感染する単純疱疹ウイルス2型（HSV-2）とがある．1型はやがて三叉神経節に，2型は仙骨神経節に潜伏感染し，発熱，月経，過労などに誘因され再発する．1型は1，2歳の幼児にヘルペス性歯肉口内炎として初感染がみられ，また，2型は性器ヘルペスで妊婦の産道で新生児に感染することがある．→口唇ヘルペス（365）

808 断髄法 だんずいほう　→歯髄切断法（495）

809 短頭型 たんとうがた

brachycephaly

　Martinの人類計測学的な方法などを応用した個体の頭蓋発育評価で，頭蓋の外形を把握する頭蓋指数81.0〜85.9のものが短頭型，86.0以上は超短頭型と分類される．短頭型，超短頭型は欧米人に比べ

日本人には多い.

810 **短頭合指症Ⅰ型**
たんとうごうししょういちがた　→ Apert 症候群（10）

811 **単麻痺**　たんまひ
monoplegia
　一側一肢のみの麻痺で，片側の上肢または下肢の運動機能障害である．脳性麻痺の障害範囲としては頻度は少ない.

812 **断面研究**　だんめんけんきゅう
→横断的研究（99）

813 **断面資料**　だんめんしりょう　→横断的資料（100）

ち

814 **チアノーゼ**　ちあのーぜ
cyanosis
　血液中の還元ヘモグロビンが 5g/dL 以上になり，皮膚が青紫色を呈した状態．原因は，中枢性，末梢性および血液性に分類される．チアノーゼ型の先天性心疾患，心不全および呼吸器系疾患などで出現するものは，中枢性チアノーゼであり，動脈血の酸素飽和度が低下したために起こる.

815 **置換骨**　ちかんこつ　→軟骨性骨（905）

816 **地図状舌**　ちずじょうぜつ
geographic tongue
　虚弱な小児，とくに微熱，風邪，ほかの消耗性疾患などに罹患している小児の舌背部にみられる灰色の境界を有する炎症性紅斑で，数日ないし数週間で形を変えて移動する．紅斑部は茸状乳頭が剥離するため平滑で，通常自覚症状はないが，まれに軽度な搔痒感をともなうことがある．本症は数年におよぶものもあるが，幼児期を過ぎると自然消滅するため治療はとくに必要ない．疼痛をともなう場合には低刺激の含嗽剤や外用薬などで対処する.

817 **チック症**　ちっくしょう
tic
　突然に起こる急激で常同的，かつ反復性の非律動的な不随意運動または発声と定義される．症状と経過により Tourette 障害，慢性運動性チック，慢性発声チック，一過性チックの 3 臨床型に分類される．好発部位は上半身でとくに頭頸部，肩，上肢である．治療としては薬物療法，行動療法，心理療法などがある.

818 **知的障害**　ちてきしょうがい　→精神遅滞（682）

819 **知的発達症**　ちてきはったつしょう
→精神遅滞（682）

820 **知能指数**　ちのうしすう
intelligence quotient（IQ）
同義語　IQ
　知能検査の結果から知能の程度を指数として表現したもの．知能指数＝知能年齢（精神年齢）/暦年齢（生活年齢）×100 として算出する．平均は 100，標準偏差 15 の正規分布を示す．知能指数 100 以上なら標準以上，100 以下なら標準以下の知能を意味する．知能指数が平均から -2SD 低い 70 以下の場合，知的障害の程度により 4 段階に分類する．軽度 50〜69，中等度 35〜49，重度 20〜34，最重度 20 未満で，境界は 71〜84 である（ICD-10）.

821 **知能テスト**　ちのうてすと
intelligence test
　発達評価のための個別検査法の 1 つ．適応年齢と評価に特徴がある.
　WISC Ⅲ知能検査：適応年齢は 6〜16 歳で，言語性・動作性・全体の 3 種類の知能指数が算定できる．下位検査のプロフィールから知能構造の特徴を評価できる．所要時間は約 1 時間前後.
　WPPSI 知能検査：3〜7 歳，WISC 知能検査の幼児版.
　1987 年版全訂版田中-Binet 知能検査：1 歳〜成人，個別知能検査としては比較的簡便で 30〜60 分，低年齢では動作性の課題が多い.

822 **着色**〔歯の〕ちゃくしょく
discoloration of tooth
　歯の着色の原因には外因性のものと内因性のものがある．外因性着色の原因は，①コーヒー，紅茶などの飲料中の色素によるもの，②色素産生菌が産生した色素の沈着，③アマルガム，フッ化ジアンミン銀による着色，④たばこによる着色などである．内因性着色の原因は，①歯の形成中に色素が沈着する，②歯の基質形成や石灰化の不良，③歯髄内の出血，壊死，④テトラサイクリンによる着色，⑤エナメル質形成不全，⑥斑状歯などが代表的である.

823 **注意欠陥（欠如）多動性障害**
ちゅういけっかん（けつじょ）たどうせいしょうがい
attention-dificit hyperactivity disorder（ADHD）
同義語　注意欠如多動症
　中枢神経系の発達障害と考えられ，基本症状は，年齢不相応に著しい多動性，不注意，衝動性の 3 つである．これらの症状が 7 歳以前に現れ，生活や学習上の障害となる．男児に多い.

824 **注意欠如多動症**　ちゅういけつじょたどうしょう
→注意欠陥（欠如）多動性障害（823）

825 **中心結節**　ちゅうしんけっせつ
central tubercle
　小臼歯や大臼歯の咬合面に存在する円錐状または棒状の突起物をさす．過剰結節に分類される場合があるが，成因と発生場所からすると異常咬頭に含めるほうが妥当性が高い．歯胚の発育過程で歯乳頭の一部が増殖して，エナメル器に侵入することで発生

ち

すると考えられている．歯髄が先端近くまで達していることから，破折によって容易に歯髄感染をきたす．

826 鋳造冠 ちゅうぞうかん

cast crown

金属冠の一種で，一塊鋳造により製作される歯冠をいう．鋳造冠は製作過程で少なくとも2回の来院を必要とするが，歯頸部の適合性，耐摩耗性，歯冠形態の再現性，接触点の回復，咬合関係の回復などの特性を有している．乳歯に対する適応症は既製乳歯冠と同様であるが，歯冠後高径が短く，頬舌面の傾斜の強い下顎第一乳臼歯などでは十分な保持力が得られないなどの理由で，保持溝の設定などが必要となる．

827 鋳造修復 ちゅうぞうしゅうふく

cast restoration

一塊鋳造によって製作された鋳造体による歯冠修復をいう．ワックスにより精密に再現された原形から得られる鋳造体による修復を一括して鋳造修復と総称している．比較的単純なインレー修復から，広範な齲蝕や失活歯の歯冠修復まで幅広く適用されている．しかし，歯質の削除量が多い，審美性に劣るなどの理由や近年の高分子材料の発達にともない，鋳造修復の適応範囲は狭められつつある．

828 中頭型 ちゅうとうがた

mesocephaly

Martinの人類計測学的な方法などを応用した個体の頭蓋発育評価で，頭蓋指数が76.0〜80.9の間にある場合は中頭型（中間型）と評価する．

829 中胚葉 ちゅうはいよう

mesoderm

受精卵の発生が進み，初期胚の段階で現れる三胚葉のうち，外胚葉と内胚葉の間に現れる胚葉のことをいう．中胚葉は胚内中胚葉と胚外中胚葉に分けられるが，後者は胚組織の分化には直接関係しないので単に中胚葉というときは前者をさす．ここから骨格，筋肉，循環器，排出器，生殖器系などが形成される．　→外胚葉（127），内胚葉（893）

830 聴覚減痛法 ちょうかくげんつうほう
　　　→オーディオアナルゲジア（105）

831 蝶形骨間軟骨結合
ちょうけいこつかんなんこつけつごう

inter-sphenoidal synchondrosis

4つある頭蓋底軟骨結合の1つで頭蓋底の成長に関与する．蝶形骨間軟骨結合は出生時から7歳までに軟骨内骨化する．→後頭骨内軟骨結合（379）

832 蝶後頭軟骨結合 ちょうこうとうなんこつけつごう

spheno-occipital synchondrosis

4つある頭蓋底軟骨結合の1つで頭蓋底の成長に

関与する．蝶後頭軟骨結合は男性14〜15歳，女性12〜13歳の間に軟骨内骨化する．→後頭骨内軟骨結合（379）

833 蝶篩骨軟骨結合 ちょうしこつなんこつけつごう

spheno-ethmoidal synchondrosis

4つある頭蓋底軟骨結合の1つで頭蓋底の成長に関与する．蝶篩骨軟骨結合は5〜20歳の間に軟骨内骨化する．→後頭骨内軟骨結合（379）

834 超短頭型 ちょうたんとうがた

hyperbrachycephaly

Martinの人類計測学的な方法などを応用した個体の頭蓋発育評価で，頭蓋指数が86.0以上の場合に超短頭型に分類される．

835 長頭型 ちょうとうがた

dolichocephaly

Martinの人類計測学的な方法などを応用した個体の頭蓋発育評価で，頭蓋指数が75.9以下の場合に長頭型に分類される．

836 長胴歯 ちょうどうし　→タウロドント（791）

837 直接覆髄法 ちょくせつふくずいほう

direct pulp capping

歯髄保存療法の1つで，窩洞形成や支台歯形成の過程で健全象牙質を切削中に偶発的に露髄させた症例や，受傷直後で歯髄感染が生じていないごく小範囲の露髄（点状露髄）を生じた外傷による歯冠破折歯に対し，覆髄剤で歯髄露出面を被覆，保護することにより露髄面に象牙質の新生を促し，欠損した髄腔壁象牙質を修復させるための処置である．覆髄剤には象牙質形成能の高い水酸化カルシウム製剤が用いられる．

838 貯留嚢胞 ちょりゅうのうほう

retention cyst

唾液腺の流出障害によって貯留してできた嚢胞をいう．小唾液腺の場合は粘液嚢胞，顎下腺・舌下腺と小唾液腺の場合にはガマ腫とよばれる．粘液嚢胞の場合は小唾液腺を含んで摘出する．ガマ腫の場合は全摘出となるか，嚢胞壁が薄いために全摘出が困難なことも多い．その場合は副腔形成術が行われる．→粘液嚢胞（929）

839 治療計画 ちりょうけいかく

treatment planning

医療面接による医療情報の収集分析ならびに診察結果，検査結果にもとづいてその患者にとってもっとも望ましい治療手段，処置法を選択し，治療順序を決定すること．小児歯科領域では成人歯科領域とは異なり，齲蝕予防計画，歯列咬合の育成計画，恐怖心や不安感を軽減するための行動変容計画など幅広い治療計画が必要である．また，成長発育過程にある小児には，定期的な健康診断や治療結果の確認

ち

や生活習慣の指導のための定期診査が不可欠であり，治療計画の必須項目である．

840 チンキャップ ちんきゃっぷ
chin cap

顎外固定装置の1つで，反対咬合の治療に用いられる．頭部のヘッドキャップを固定源として，オトガイ部のチンキャップを両側のゴムで後上方に牽引する．下顎の軽度の過成長や下顎突出癖をともなう発育途上の前歯部反対咬合には有効であるが，強度の骨格性下顎前突症では数年間使用しても改善が困難な場合もある．通常400～500gの牽引力で就寝時を中心に1日8時間以上使用することが望ましい．

841 沈着物 ちんちゃくぶつ
deposit

組織内または内臓あるいは口腔内に蓄積した外来物質のことである．歯の沈着物としてペリクル（歯垢形成の場をつくる），歯垢（齲蝕発生や歯周疾患の原因，歯石形成の母体，口臭の原因），マテリア・アルバ（口腔の不潔増大），食物残渣（不潔因子，齲蝕発病性），色素沈着物（緑色性，黒褐色性，喫煙による，重金属性），歯石（局所の不良環境化，歯周疾患や口臭の原因）がある．

つ

842 対麻痺 ついまひ
paraplegia

身体の両側性に麻痺がみられ，通常は上肢や体幹の障害は軽度で目立たないが，下肢の機能障害が明らかなものをさす．伸展尖足や股関節開排制限が初期症状でみられる．

843 蕾状臼歯 つぼみじょうきゅうし
→桑実状臼歯（757）

て

844 手足口病 てあしくちびょう
hand, foot and mouth disease

コクサッキーウイルスAとエンテロウイルスによる口腔粘膜疹と皮膚発疹を主徴とする乳幼児のウイルス性疾患である．夏季に多発し，好発年齢は1～3歳である．高熱を主訴とし全身倦怠，頭痛，食欲不振などをともなう．1～2日で下熱後，口腔粘膜にアフタ，手掌・足蹠・指趾などに3～7mmの水疱を形成するが，1週間以内に吸収される．潜伏期間4～6日である．

845 低位〔歯の〕 ていい
submergence

咬合平面より低い位置にあり，咬合を営まない状態にとどまること．低位乳歯は，晩期残存を起こすことが多いため，対合歯が挺出したり，隣在歯の生理的移動を障害することがある．一方，萌出途中で咬合平面に達していない歯は，その位置にとどまっているわけではないので，萌出未完了歯といい，低位歯とは区別される．

846 TAB てぃーえーびー
trangient apical break down

1986年にAndreasenにより報告されたもので，外傷により壊死に陥った歯根完成歯の歯髄が自然の治癒力で生活反応を取り戻す際にみられる一連の炎症と修復現象．しかしこの現象は脱臼性外傷で壊死した歯の4.2%のみにみられたものである．

847 TSD法 てぃーえすでぃーほう
→Tell-Show-Do法（863）

848 DMF指数 でぃーえむえふしすう
DMF index

永久歯の齲蝕経験を表す指数で，集団における永久歯列の齲蝕罹患状態を示す．Dはdecayed toothで未処置齲蝕歯，Mはmissing tooth because of cariesで齲蝕による喪失歯，Fはfilled toothで齲蝕が原因で処置された歯をそれぞれ意味する．歯数で数えたものをDMFT（toothの略），歯面で数えたものをDMFS（surfaceの略）とよぶ．乳歯については小文字でdmfあるいはdef（eは抜去乳歯を意味する）と表記し，dfのみで表すこともある．

849 DQ でぃーきゅー →発達指数（965）

850 TEACCH てぃーち
treatment and education of autistic and related communication handcapped children

自閉スペクトラム症および関連領域のコミュニケーション障害児の治療と教育のことで，早期幼児期の診断と評価から，早期治療教育，学校教育，家族援助，地域社会への対策，青年期，成人期の訓練，援助など，包括的な視点と視野をもって自閉スペクトラム症児とその家族への支援を継続することを特徴とする．関連する領域の人々が，一貫性のある理念と方針をもち，協働することが必要である．

851 低位乳歯 ていいにゅうし
infraoccluded deciduous teeth

かつて咬合していた乳歯が，咬合平面より低位にある状態をいう．萌出期に強直状態に陥り，隣在歯の持続的な萌出と歯槽骨の成長，歯槽堤の増高のために歯肉内に沈下したようにみえる場合もある．好発部位は，下顎第一乳臼歯，第二乳臼歯で，原因には乳歯根の骨性癒着，後継永久歯の欠如，隣接永久歯の萌出による圧迫，外傷や感染による歯槽骨の発育不全などがある．

852 低カルシウム血症 ていかるしうむけっしょう
hypocalcemia

血中カルシウム濃度が，新生児で7mg/dL未満，

乳児以上で 8.5 mg/dL 未満の状態をいう．原因疾患は，副甲状腺ホルモン分泌低下，副甲状腺ホルモン受容体異常，ビタミン D 異常などである．臨床症状は，テタニー，白内障，下痢，乳頭浮腫，知能低下，行動異常，精神異常などである．歯の形成時期に発症するとエナメル質減形成を引き起こす．

853 定期健診〔小児の〕 ていきけんしん
periodical examination

乳歯は齲蝕に罹患しやすく，一度罹患すると急速に進行，拡大する．また，小児は成長発育の途上にあるため，とくに歯の交換期には種々の問題が起こり，その予測も困難なため，治療が完了しても短期間のうちにふたたび問題が起こることが多い．治療終了後，口腔内に発生しそうな，または発生しつつある問題を早期に発見し，予防ないしは治療により健康の維持管理をはかる．これが定期健診である．間隔は通常 3～4 か月で，問題の少ない小児では 6 か月でもよい．→リコール（1163）

854 抵抗形態 ていこうけいたい
resistance form

窩洞形成時および修復後に加わる外力によって，歯および修復物が変形しないように考慮して窩洞に付与される形態．

855 挺出〔歯の〕 ていしゅつ
extrusion

主として，外傷により歯が不完全脱臼し，歯の長軸の歯冠方向へ転位した状態で，動揺が認められる．外傷以外には，対合歯の欠損などによって起こるものと，矯正などの意図的なものがある．外傷により歯槽窩から逸脱している場合は，復位し暫間固定を行う．外傷時に歯髄を損傷している場合があるため，長期の経過観察が必要である．矯正によるものでは歯槽底が牽引靱帯となり，骨添加が生じる．この際，歯槽頂にも新生骨の添加がわずかにみられる．

856 低出生体重児 ていしゅっしょうたいじゅうじ
low birth weight infant

在胎期間にかかわらず，出生体重が 2,500 g 未満の児をいう．さらに 1,500 g 未満の児を極低出生体重児，1,000 g 未満の児を超低出生体重児とよぶ．

857 ディスキング でぃすきんぐ
disking
同義語 スライシング

永久前歯交換期から永久側方歯群交換期に，永久前歯および永久側方歯群の正しい萌出位置への誘導を目的に行う．乳歯の隣接面エナメル質を削除する方法．空隙が著しく不足している場合は，ディスキングのみで叢生の改善はできないが，不足が軽度であれば，萌出誘導に有効な方法である．

858 ディスクレパンシー でぃすくれぱんしー
discrepancy

歯の大きさと歯を排列できる歯槽骨（歯槽基底）の大きさとの間に不調和がみられること．

859 ディスタルシュー保隙装置
でぃすたるしゅーほげきそうち
distal shoe space maintainer
同義語 クラウンディスタルシュー保隙装置

固定保隙装置の 1 つで，第一大臼歯が未萌出の時期に，第二乳臼歯を齲蝕などの原因で早期に抜去せざるをえない場合，支台歯（第一乳臼歯）に装着する乳歯冠と，直角に屈曲した水平部と垂直部からなるシューとをろう着した装置で，第一大臼歯の近心移動を防止し，後継永久歯である第二小臼歯の萌出余地を確保する．第一大臼歯萌出後はクラウンループ保隙装置に置き換える．

860 低ホスファターゼ症 ていほすふぁたーぜしょう
hypophosphatasia

血清アルカリホスファターゼの低下とホスホエタノールアミンの増加を示す疾患．常染色体劣性遺伝とされ，骨基質の石灰化障害による先天性骨形成異常がみられる．便秘・食欲不振・嘔吐などの過カルシウム血症の症状も合併する．頭蓋の早期閉鎖，骨成長障害，長管骨彎曲，くる病様変化など多彩な症状を示す．歯科的には，セメント質形成不全により，乳歯の早期脱落が特徴である．

861 鉄欠乏性貧血 てつけつぼうせいひんけつ
iron deficiency anemia

鉄の生体需要における負のバランスによって生じる．原因は，単一のものでは鉄需要の増加（低出生体重児，急速な成長），鉄供給の異常（食餌性鉄摂取不足，鉄吸収障害），鉄の喪失（周期性失血，消化管出血，慢性出血など）があるが，複数の原因が相互に関連して生じることが多い．特有な症状として，異食症，舌炎，口角炎，嚥下困難などが認められる．また一般症候では，倦怠感，食欲不振，いらいら感などの不定愁訴が多く，元気がなく，無欲，無関心，注意力散漫，学習障害，易刺激性などの精神・神経症状を認めることが多い．歯科的注意事項として，全身状態の把握のために主治医と緊密な連絡をとり，観血処置は全身状態が回復するまで控える．

862 de Lange 症候群 でらんげしょうこうぐん
→ Brachmann-de Lange 症候群（1031）

863 Tell-Show-Do 法 てるしょうどうほう
tell, show and do technique
同義語 TSD 法

Addelston によって提唱された小児への対応法である．この方法は小児の未知なものへの恐れや想像

にもとづく恐れを説明や段階的な体験によって克服させようとするもので，行動変容法の一種である．これからどのようなことを，どのようにして行うかを小児がわかるように話し（Tell），その処置に用いる器具をみせたり，どのように使うのかをみせて（Show），それから話して，みせたとおりの治療を実施（Do）するという方法．3歳以上の意思疎通の可能な小児が適応となる．

864 転位〔歯の〕 てんい
displacement

歯の萌出位置の異常の1つで，正常な歯列から頬（唇）側，口蓋（舌）側，近心，遠心側への位置変化をいう．原因としては，後方歯の近心傾斜にともなう永久歯萌出部位の減少，乳歯根尖病巣による永久歯胚形成異常，乳歯の晩期残存，乳歯の外傷による永久歯胚形成異常，過剰歯などがあげられる．

865 添加期 てんかき
apposition stage

歯胚の組織分化期にエナメル芽細胞や象牙芽細胞へと分化した細胞は，歯の構造物のもとになるマトリックスを分泌するようになる．この時期を歯胚の添加期とよぶ．この時期に分泌されたマトリックス分子は歯の基質となり，この後に続くエナメル質，象牙質の石灰化の足場となる．

866 てんかん てんかん
epilepsy

脳のニューロンの異常な過剰放電にもとづく，中枢神経機能の慢性かつ反復性の障害．高頻度で意識の障害をともなう発作が出現する．運動痙攣発作，行動異常，意識変化，内臓症状，感覚異常など，その症状は多岐にわたる．脳性麻痺，知的障害，自閉スペクトラム症などに随伴してみられることがある．代表的な抗痙攣薬の1つにフェニトインがある．

867 電気抵抗値 でんきていこうち
electrical resistance

エナメル質，象牙質の電気抵抗値が異なることを利用して，歯に微弱な電流を流したときの齲窩と口腔粘膜間のインピーダンスを測定することによって，齲蝕の診断，仮性露髄・露髄の診断を行うことができる．電気抵抗値を測定するための専用の機器を用いる．

868 填塞 てんそく
condensation

小窩裂溝などの狭小な間隙に小窩裂溝填塞材などを填入して封鎖すること．それによって，形態を平滑かつ単純化し，さらに辺縁封鎖により間隙への物質の侵入を防ぐ．

869 伝達麻酔 でんたつますい
conduction anesthesia

神経幹ないし神経叢に局所麻酔薬を注入し，そこからの神経を麻痺させる歯科麻酔法をいう．伝達麻酔には直接，神経幹に薬液を注射する方法と神経幹周囲に薬液を注射する方法がある．これは少量の麻酔薬で広範囲に奏効し，麻酔の持続時間が長く得られることから1回の刺入でブロック治療が可能となる．また化膿巣に直接刺入しないので，病変部の刺激や感染物の伝播が避けられる利点がある．

870 デンタル・ショック でんたるしょっく
dental shock
同義語 神経性ショック

歯科治療中にみられる全身的偶発症である．その成因として，歯科治療に対する緊張感，不安感，恐怖感によって交感神経が優位となり，一過性の血圧の上昇，頻脈が起きる．この血圧上昇によって圧受容体反射が起こる．すなわち副交感神経が優位となったところに注射針の刺入などの疼痛刺激によって三叉-迷走神経反射が起こり，さらに副交感神経の緊張状態が高まりショック症状を呈する．

871 デンタルフロス でんたるふろす
dental floss

フロッシング法に用いる歯科用絹糸（糸楊枝）のことで，形態や太さおよび材質の異なった種類があり，適用部位の状態によって使い分ける．一般に，ワックス付きフロスとワックスなしフロスの2種類があるが，フロッシングにはワックスなしフロスが望ましい．材質にはナイロン糸，毛糸，絹糸，綿糸などがある．隣接歯面や歯肉溝内歯面に付着する歯垢除去だけでなく，隣接歯間部の齲蝕好発部位の触診にも用いる．

872 デンティンブリッジ でんてぃんぶりっじ
dentin bridge

生活歯髄切断後の露出した歯髄面に貼薬された水酸化カルシウム糊剤の作用によって，切断面直下に形成される歯髄を被覆する硬組織の層をいう．この硬組織は骨様象牙質を含む新生象牙質で，内層には象牙芽細胞が配列する．デンティンブリッジの下の歯根部歯髄は健康に保たれる．

と

873 樋状根管 といじょうこんかん
C-shaped canal

下顎第二大臼歯の2〜3割にみられる特殊な形態の根管．近心根と遠心根が，頬側で癒合し，遠心から近心頬側にかけて扁平な根管と近心舌側根管を認め，水平断面は「C」の字型を呈する．頬側からみると単根であるが，舌側には深い縦溝が存在する．

乳白歯の根管にも認められる．治療は困難で予後不良になりやすい．

874 頭蓋顔面異骨症 とうがいがんめんいこつしょう
cranio-facial dysostosis
→ Crouzon 症候群（285）

875 頭蓋顔面の発育 とうがいがんめんのはついく
cranio-facial development
　頭蓋は，脳頭蓋と顔面頭蓋からなり，両者の境となる部分を頭蓋底という．脳頭蓋は神経型の成長を示し，6歳で成人の脳頭蓋容量の92%，12歳で97%が完成する．また顔面頭蓋は一般型を示し，顔の幅，高さ，深さの順で完成していくが，12歳で成人の大きさの約90%にまで成長する．

876 頭蓋計測法 とうがいけいそくほう
craniometry
　頭囲，顔面の高さ，幅，深さについて計測，評価するために Martin や Hellman の人類計測学的な方法が用いられている．とくに，頭蓋の外形を把握・評価するために，頭蓋指数を用いている．顔面頭蓋の成長を評価するには，成長発育の時期，部位，形成量，速度など立体的な分析が求められる．

877 頭蓋骨 とうがいこつ
cranial bone
　脳を包む骨で，前頭骨，頭頂骨，後頭骨，側頭骨，蝶形骨，篩骨，下鼻甲介，涙骨，鼻骨および鋤骨の10種15個の骨で構成される．

878 頭蓋指数 とうがいしすう
cephalic index
　脳頭蓋の成長発育の評価に用いられるものであり，長幅指数，長高指数，幅高指数の3つを総称したものである．一般的には長幅指数を用い，最大頭幅（左右の側頭点間の直線距離）/最大頭頂（眉間点と外後頭隆起との直線距離）×100で示される．長高指数は最大頭蓋長に対する頭蓋高の百分率，幅高指数は最大頭蓋幅に対する頭蓋高の百分率である．

879 動機づけ どうきづけ
motivation
　保健指導などにおいて，行動を起こすきっかけとなる事項．欲求（need）が生じ，動機（motive）が生じて行動が触発され，目標に到達すると欲求は解消される．欲求-動機-目標到達という一連の過程を動機づけという．

880 橈骨・尺骨遠位端 とうこつしゃくこつえんいたん
distal epiphyses of radius and ulna
　橈骨は尺骨とともに前腕を構成する骨で，その手掌側をいう．手掌のエックス線写真を用いて骨年齢を評価するときの評価部位に含まれる．橈骨と尺骨の骨核と手根骨8つの骨核の計10個のうち，いくつ骨核が形成されているかを調べ，成長を評価する

方法を骨年齢による生理的年齢の評価という．

881 豆状骨 とうじょうこつ
pisiform bone
　手掌を構成する骨で，8個ある手根骨のなかの1つで，遠位列の最内側に位置する．→手根骨（551）

882 等長法 とうちょうほう
bisecting technic
同義語 二等分法
　歯の歯軸とフィルムのなす角度に仮想の二等分線を引き，この二等分線に対して垂直にエックス線を投影する．歯の実態に近い等長投影が得られる．

883 動的咬合誘導 どうてきこうごうゆうどう
→能動的咬合誘導（934）

884 糖尿病 とうにょうびょう
diabetes
　高血糖を主症状とする慢性代謝性疾患である．網膜症，腎障害，神経障害などの合併症がある．急性期の症状は低インスリン血症による高血糖ケトアシドーシスである．膵臓のβ細胞が破壊されインスリンの絶対的不足がみられる1型糖尿病と，肥満などの原因による2型糖尿病がある．1型は若年者に多く，2型は成人に多い．歯科治療に際して易感染性であり，低血糖によるショックも起こりうるので十分注意が必要である．→1型糖尿病（24），2型糖尿病（911）

885 頭部エックス線規格写真
とうぶえっくすせんきかくしゃしん
x-ray cephalogram
同義語 セファログラム
　一定の規格で撮影された頭部のエックス線写真．頭部は外耳孔に入れるイヤーロッドで固定され，被写体-エックス線管の焦点，被写体-フィルムの位置と距離がつねに一定，主エックス線が一定の場所を通過する．頭部固定位置により側貌位（90°），前後位，斜位（45°，30°）があり，また下顎の状態が咬頭嵌合位，安静位，早期接触位，最大開口位での写真が得られる．これらのエックス線写真から顎顔面頭蓋の内部構造に関して，経時的に形態学的な研究分析が可能であり，Broadbent，Hafrath がそれぞれ独立して発表している．

886 動揺〔歯の〕 どうよう
mobility
　歯根膜の炎症あるいは歯根破折，さらには歯槽骨吸収を意味する．その判定には Miller の検査法によることが多い．生理的動揺は0度，唇舌方向のみの動揺は1度（軽度），唇舌方向および近遠心方向の動揺は2度（中等度），垂直的方向をともなう著明な動揺は3度（重度）である．

887 特異体質 とくいたいしつ

idiosyncrasy

薬物に対してアレルギー反応に似た反応や症状を示すが，免疫学的反応によらないことがあり，このような反応が生体に起こる素因をいう．

888 特異的学習症 とくいてきがくしゅうしょう

→学習障害（160）

889 突発性発疹 とっぱつせいほっしん

idiopathic eruption

数日間の高熱後，全身にピンクないし紅色の斑状丘疹が出現するウイルス性疾患．発疹は1〜2日で消失する．原因はおもにヒト疱疹ウイルス-6（HHV-6）で，乳児に多い．治療は対症療法で予後良好であるが，脳炎などをともなうこともある．

890 Treacher Collins 症候群
とりーちゃーこりんずしょうこうぐん

Treacher Collins syndrome

同義語 下顎顔面異骨症

常染色体優性遺伝疾患である．第一鰓弓，第二鰓弓由来の組織・器官の発育不全で，頰骨や下顎の形成不全による小下顎，外側ほど下がる眼裂，虹彩一部欠損，難聴，下睫毛の欠損，耳介奇形，巨口症，口蓋裂，歯列不正などがみられる．

な

891 内歯瘻 ないしろう

internal dental fistula

齲蝕に継発する根尖性歯周炎（根尖病巣）や辺縁性歯周炎化膿によって膿瘍を形成し，切開または自壊によって膿の排膿路として瘻が形成される歯瘻のうち，瘻孔が口腔内にあるものをいう．口腔外に瘻孔がみられる外歯瘻に対する用語として用いられる．発生部位は上下顎とも，頰側歯肉に形成されることが多い．→瘻孔（1185），歯瘻（618），外歯瘻（124）

892 内側鼻突起 ないそくびとっき

medial nasal process

鼻と上唇の内側部，上顎の前部および一次口蓋を形成する．胎生4週後半において前頭鼻突起（隆起）のうち鼻板とよばれる部分が口窩の上外側に形成される．鼻板の周縁では間葉が増殖して，内側に内側鼻突起，外側に外側鼻突起が形成される．胎生6〜7週に左右の内側鼻突起と上顎突起が癒合することによって上唇の基礎が形成される．

893 内胚葉 ないはいよう

endoderm

発生の過程でみられる三胚葉の1つで，もっとも内方または下方に位置するものをいい，その他の部分は外胚葉，中胚葉になる．一般に内胚葉は原腸形成によって外胚葉から分かれ，原腸壁の全部または一部を構成する．内胚葉からは消化管およびその付属腺としての肝臓・膵臓や，胸腺・甲状腺，気管・肺などが形成される．→外胚葉（127），中胚葉（829）

894 内部吸収 ないぶきゅうしゅう

internal resorption

象牙質の歯髄側からの吸収のことをいう．生活歯髄切断法の予後不良例や外傷の予後観察中にみられることがある．また，歯冠の一部がピンク色に変化する場合があり（ピンクスポット），エックス線写真で内部吸収が認められる症例があるが，原因は特定されていない．乳歯の生理的歯根吸収後期から脱落期にも歯冠の内部吸収が認められる．

895 内分泌障害 ないぶんぴつしょうがい

endocrinism

ホルモンをつくる内分泌臓器の障害により，ホルモン分泌の異常（増加または低下）を生じた状態か，あるいはそのホルモンが作用する対象臓器の異常（ホルモン受容体やホルモン情報の障害）により，ホルモン作用に異常が起きた状態をいう．

896 長さ的計測法 ながさてきけいそくほう

dimensional analysis

同義語 長さ的分析法

側面頭部エックス線規格写真における顎顔面頭蓋の形態的評価では，設定した各点をもとに角度的計測や長さ的計測（距離的計測）が行われる．長さ的計測では設定した2点間距離の実長を計測する場合と，基準平面あるいはこれに平行もしくは直交する座標軸（直線）に投影された距離を計測する場合とがある．座標の設定ではSを基準点にフランクフルト平面に平行となる直交座標や，Sを基準点にS-N平面およびそれに直交する座標で計測する方法がある．これらの距離的計測から関連ある部位間での計測値の比率を求める方法もある．

897 長さ的分析法 ながさてきぶんせきほう

→長さ的計測法（896）

898 泣き なき

crying

情動の分化および言語知能の発達と関連する．乳児期には，生後すぐより不快に対して，6か月ころより恐れに，7〜8か月ころには見知らぬ人に対して泣くことで感情を表出する．さらに増齢的に，嫉妬，羞恥心，困惑などの複雑な感情から泣き，不快な状態から脱却したいと表現する．心身の発達により，自分の要求を言葉で表現して目的を達成しようとするが，成人しても，うれし泣きなどのように，言語などの表現より，感情の表現が優先する場合がある．診療室における小児の泣きには，疼痛，恐怖や不安，甘えの原因があり，それを理解して原因を

除去すれば泣きは止む.

899 N〔セファロ分析の〕なじおん
Nasion

ナジオン. 頭部エックス線規格写真（側面頭部エックス線規格写真）の計測で用いる計測点の1つであり，鼻骨前頭縫合の最前点と定義され，鼻根点ともいう（N点と表記する）．顔面頭蓋と脳頭蓋の境界点である．小児では縫合部が切痕状にみえるため，鼻骨の前縁を上方に延長し，前頭骨と接した点を代用する．

900 軟化象牙質の除去 なんかぞうげしつのじょきょ
excavation of the softened dentin

齲蝕の治療にあたって，齲蝕により軟化した象牙質を機械的，化学的に除去すること．軟化象牙質には軟化脱灰して細菌感染のある外層と軟化はしているが細菌感染のない内層が区別される．細菌感染のある外層は，完全に除去される必要がある．この層は齲蝕検知液に赤染するので，感染象牙質の除去の確認に利用するとよい．

901 喃語 なんご
babbling

生後2か月を過ぎるころにみられる，高低や長短を混ぜ一部口唇を使った発声をいう．3〜8か月ころまで出現するが，自分自身の発声をフィードバックして，それを模倣し，ある発音の確実性を高めていく過程と考えられている．したがって，喃語は発声の習得に重要な役割を果たしている．

902 軟口蓋 なんこうがい
soft palate

硬口蓋の後方に続き，口蓋後方部1/3を占める口腔上壁の一部である．後端は遊離して口狭上縁となり，正中部で筋性ヒダの口蓋垂を形成する．軟口蓋とその上面を合わせて口蓋帆とよび，おもに横紋筋によって構成されており，骨性の支柱がないため軟らかく，嚥下時や発声時に後鼻孔をふさぐ弁としての働きをする．口蓋裂児では鼻咽腔閉鎖機能不全が生じ，嚥下機能障害や開鼻声の原因となる．→口蓋（317），硬口蓋（343）

903 軟口蓋裂 なんこうがいれつ
cleft soft palate

左右の口蓋突起が癒合不全を起こすことによって口蓋裂が発現する．裂の程度は軟口蓋，口蓋垂にとどまるものから，硬軟口蓋におよぶものまである．軟口蓋にとどまったものが軟口蓋裂で，硬口蓋中央後縁に骨の欠損を認めることが多い．口蓋垂にとどまるもののなかには，軟口蓋諸筋が粘膜下正中で裂を生じる粘膜下口蓋裂を示すものがある．

904 軟骨結合 なんこつけつごう
synchondrosis

骨と骨が硝子軟骨を介して連結する軟骨性の連結のことをいう．軟骨は一般に加齢にともない多くは骨に置換される．この結合は，長管骨の骨端軟骨，一次軟骨頭蓋の残遺として，頭蓋底に存在する蝶形骨，蝶形骨間，および蝶後頭の3種の軟骨がある．軟骨性の連結には軟骨結合のほかに線維軟骨結合がある．この結合は骨間を満たす組織が線維軟骨から形成される．

905 軟骨性骨 なんこつせいこつ
endochondral bone

同義語 置換骨

骨の発生は，既存の結合組織が骨組織に置換されることによる．これには，2種類の様式があり，1つは胎生期の原始結合組織中に直接骨組織ができてくる膜性骨（膜性骨化）で，頭蓋冠を構成する扁平骨，下顎骨の一部，鎖骨などがこの様式をとる．もう1つが骨形成部にはじめ軟骨のモデルができ，これが骨組織に置き換えられていくもので，軟骨性骨（軟骨内骨化）とよばれる．

906 軟骨性成長 なんこつせいせいちょう
cartilaginous growth

下顎骨は軟骨内骨化と膜性骨化という2つの骨化様式によって成長する．軟骨内骨化による成長を軟骨性成長という．下顎骨において，軟骨性成長をする下顎頭は，下顎の前方成長に重要な役割を果たしているとされている．下顎頭における軟骨性成長は，ほかの骨端軟骨とは若干様相が異なり，軟骨の原基になる未分化な間葉系細胞は，骨芽細胞にも分化する能力をもつと考えられている．

907 軟骨内骨化 なんこつないこつか
enchondral ossification

骨の発生には2つの様式があり，1つには軟骨が骨の原型をつくり，それが骨に置き換えられる骨化様式でこれが軟骨内骨化である．もう1つは線維性結合組織のなかに化骨点ができ，直接，骨がつくられる膜性骨化である．軟骨内骨化は，軟骨の骨化点から開始され，軟骨の表面に細胞と血管に富んだ造骨組織が現れて軟骨内に侵入し，軟骨基質の破壊が進行する．そのために軟骨細胞は萎縮退化していく．軟骨膜の内層は，骨芽細胞増殖とともに骨芽細胞となって原始髄腔に侵入し，線維性骨質をつくって骨化は進む．→膜性骨化（1094）

908 軟骨無形成症 なんこつむけいせいしょう
achondroplasia

四肢短縮型小人症を呈する骨系統疾患の原型であり，成人身長は120〜130cmと低い．病理学的には，骨端軟骨板の軟骨増殖障害がある．頭は大きく鼻根

な

陥没をともなう特徴的な顔貌を示す. 生命の予後は良好であるが, 低身長のため社会生活にさまざまな制約が強いられる. 常染色体優性遺伝であるが, 実際には健康両親からの突然変異が多い（約2万人に1人）.

909 Nance のホールディングアーチ
なんすのほーるでぃんぐあーち

Nance holding arch

上顎乳臼歯が早期喪失した場合, その歯列周長を維持するために使用される固定保隙装置の1つで, とくに第一大臼歯の近心移動を防止するために使用される. 舌側弧線装置と異なり, 主線部が中切歯の口蓋側歯頸部ではなく口蓋雛壁斜面上を通り, この部にレジン製のボタンを付与して, 口蓋部を近心移動の抵抗源としている.

910 軟組織疾患 なんそしきしっかん

soft tissues diseases

歯や骨などの硬組織以外に発生する疾患. 口腔領域では歯肉, 舌, 頬, 口蓋, 口唇など, またそれらを覆う口腔粘膜に発生する疾患のことをさす.

に

911 2型糖尿病 にがたとうにょうびょう

diabetes mellitus type 2, non-insulin
dependent diabetes mellitus（NIDDM）

遺伝因子としてのインスリン感受性低下や, 過食による肥満, 運動不足, ストレスなどの環境因子と, 加齢も関連して発症する. 糖尿病患者の90%程度を占める. インスリン非依存型糖尿病（NIDDM）とよばれていた.

912 肉芽腫 にくげしゅ

granuloma

肉芽組織からなる境界明瞭な炎症性の結節のこと. 結核菌, 癩菌, 梅毒スピロヘータ, 真菌などによる感染性肉芽腫と, 縫合系, 油など種々の異物に対する生体内組織反応として現れる異物性肉芽腫とがある.

913 肉芽組織 にくげそしき

granulation tissue

一定の組織の再生, 種々の器質化, 増殖性炎症, ことに特殊炎などの際に, さかんに増殖して重要な役割を果たす若い結合組織のことである. その基本的成分は線維芽細胞であり, その他に栄養供給の意味での多数の毛細血管や, 病的産物除去融解の目的に沿う種々の遊走細胞も確認される. 通常, 新鮮な間は細胞や血管に富んでいるが, 陳旧になるに従い遊走細胞や血管が消失し, 変わって線維化が進んで瘢痕組織となり安定する場合が多い.

914 二次齲蝕 にじうしょく

secondary caries

同義語 二次カリエス

修復物と接する歯質に生じた齲蝕のことをいう. 修復物が不適合であったり, 辺縁が破折したりすると生じやすい. 一方, 類似した齲蝕に, 窩洞に残存した齲蝕が再発することによって生じる再発性齲蝕がある. 広義にはこの再発性齲蝕を含めて, 不適切な歯科医療によりもたらされる, 再度の歯科医療を必要とする齲蝕を意味することもある.

915 二次カリエス にじかりえす →二次齲蝕（914）

916 二次感染 にじかんせん

secondary infection

ある病原体によって宿主が感染し, 発病中にほかの病原体が同一宿主にさらに感染した場合に, 二次病原体の感染を二次感染という.

917 二等分法 にとうぶんほう →等長法（882）

918 乳歯 にゅうし

deciduous tooth

生後7～8か月から3歳までの間に萌出し, 7歳ころから順次脱落し代生歯と交換する20本を乳歯という. ①色沢：青白色である. ②大きさ：代生歯より小さいが, 特殊形態の乳臼歯の近遠心径は代生歯より大きい. ③歯冠歯頸部：歯帯またはシンギュラムとよばれる帯状の隆起が存在する. ④咬合面：歯冠全体の大きさに対して占める本来の咬合面の割合が小さく, 全体的に丸みを帯びる. ⑤歯冠・歯根移行部：歯帯の存在のため, 両者の区別は明らかである. ⑥歯根：乳前歯の歯根は中央から先が唇側に曲がり, 乳臼歯の歯根は大きく離開している. ⑦歯髄腔：歯の大きさに比べ相対的に広い. ⑧エナメル質と象牙質の厚さ：絶対的にも相対的にも薄い.

919 乳児 にゅうじ

infant

出生より満1歳までの児をいう. 栄養の補給が主として母乳や人工乳によるため, このようによばれる. 生理機能が未熟であり, 外的な刺激に対する抵抗力も未熟である. 母体からの免疫は生後6か月以内に消失する.

920 乳児期 にゅうじき

infancy

出生から満1年までの期間をいう. 身体の成長速度が出生後でもっとも著しい時期である. 感覚器官や運動機能, 情動の発達も顕著である. 乳児期の半ばころには, 哺乳の反射が消失し, 離乳が開始される. 生後6～8か月ころには乳歯の萌出も開始される.

921 乳歯萌出期 にゅうしほうしゅつき

eruption stage of primary teeth

歯列・咬合の発育段階で，乳歯が萌出する時期を
さす．Hellman の歯齢では IC 期に相当する．通常
7～8 か月に下顎乳中切歯の萌出で始まり，上顎第
二乳臼歯が萌出する 3 歳前までである．乳歯の萌出
にともなって歯列弓は前後，側方への発育変化を示
す．

922 乳歯用既製金属冠 にゅうしようきせいきんぞくかん

preformed metal crown for the primary teeth
restoration

多くは乳臼歯に用いられるニッケルクロム合金な
どが主体の既製の金属冠で，各部位ごとに数種類の
異なるサイズがある．乳切歯や乳犬歯用の既製冠も
以前は市販されていたが，現在はない．歯冠崩壊の
著しい乳臼歯，齲蝕が多数歯にわたっている場合，齲
蝕感受性の高い乳臼歯，エナメル質減形成，歯髄処
置を施した乳臼歯，保隙装置の支台歯などに用いる．

923 乳歯列 にゅうしれつ

deciduous dentition

人類は二生歯性で最初に萌出する歯を乳歯とい
い，永久歯が萌出開始するまでの歯列をいう．

924 乳歯列期 にゅうしれつき

primary dentition period

歯列・咬合の発育段階で，歯列上に乳歯のみが存
在する時期をさす．Hellman の歯齢では乳歯萌出期
（IC 期）と乳歯列完成期（ⅡA 期）に細分される．

925 乳頭腫 にゅうとうしゅ

papilloma

WHO の口腔腫瘍分類では，扁平上皮の良性腫瘍
の項に分類されるもので，頰粘膜，舌など口腔粘膜
に比較的多くみられる外向性の腫瘍である．性別，
年齢別の特徴は少ない．原因は不明とされるが，機
械的慢性刺激あるいはウイルスの関与が注目されて
いる．治療は外科的完全切除がすすめられる．とき
には悪性化，癌腫に転化するので，再発などのみら
れるときは根治的外科処置が必要とされる．

926 妊娠中毒症 にんしんちゅうどくしょう

gestosis

妊娠中に高血圧，タンパク尿，浮腫のうち 1 つあ
るいは 2 つ以上の症状がみられ，かつこれらの症状
が単なる妊娠偶発合併症によらないものと定義さ
れ，純粋型，混合型，および痙攣発作をともなう子
癇（eclampsia）の 3 型に分類される．通常妊娠 24
週以降に出現し，分娩後すみやかに症状は回復し，
大半の症例では分娩 6 週後には軽快する．子癇では
胎児の死亡率が高い．

ね

927 ネコ鳴き症候群 ねこなきしょうこうぐん

cat cry syndrome

同義語 5p-症候群

5 番染色体短縮（5p）の部分欠失に起因する．頻
度は 1 万 5,000 人～5 万人に 1 人．重度の精神障害
があり，全身所見は成長障害，筋緊張低下，心奇形，
腎奇形をともなう．特異顔貌（小顎症，両眼隔離，
眼瞼裂斜下，鞍鼻，外斜視）を有する．特有の猫の
ような鳴き声は乳幼児以降に消失する．口腔所見と
して，永久歯の萌出はやや遅く，小顎症，前歯部叢
生，骨格性Ⅱ級，その他，開咬，高口蓋が報告され
ている．

928 ネフローゼ症候群 ねふろーぜしょうこうぐん

nephrotic syndrome

高度の浮腫，低タンパク血症，高脂血症，高度の
タンパク尿の排泄を主症状とする疾患である．幼児
期に好発し，小児では特発性ネフローゼが多い．原
因は感染，中毒，急性腎炎からの移行などが考えら
れているが，不明な場合も多い．副腎皮質ステロイ
ド薬がもっとも効果的で広く使用されているが，投
与が長期にわたった場合には副作用としてムーン
フェイス（満月様顔貌）となる．

929 粘液囊胞 ねんえきのうほう

mucocele

顎口腔領域の軟組織に発生する囊胞中もっとも多
く，小唾液腺の流出障害によって生じる．粘膜面か
ら半球状に膨隆し，境界明瞭な波動性のある軟らか
い腫瘤である．増大すると緊張し薄く半透明の青紫
色を呈する．下口唇，口腔底部，舌尖下面（Blan-
din-Nuhn 腺囊胞），頰粘膜に好発し，口蓋，上口唇，
歯槽部には少ない．組織学的には内面を上皮で裏層
されている停滞型粘液囊胞と，上皮裏層のない溢出
型粘液囊胞があり，その半数は明瞭な壁で囲まれた
腔形成をみる．内容液は粘液である．治療は，小唾
液腺を含んで摘出する．→貯留囊胞（838）

930 捻転〔歯の〕 ねんてん

torsiversion

歯の萌出異常の 1 つ．歯が正しく萌出しないで垂
直軸に対してねじれを生じる歯の萌出異常．

931 粘膜弁切除術 ねんまくべんせつじょじゅつ

operculectomy

歯の萌出時に歯肉粘膜が自然消滅せず，歯肉炎な
ど発症した場合に，粘膜弁を切除する施術．

の

932 脳下垂体機能低下症
のうかすいたいきのうていかしょう

hypopituitarism

下垂体は前葉と後葉からなるが，本症は通常，下垂体前葉機能が低下したものをいう．病因として先天性の発生異常，下垂体の発生分化やホルモン分泌・ホルモン作用にかかわる遺伝子の異常，脳腫瘍や自己免疫異常などに続発して生じる異常，特発性の異常があげられる．成長ホルモン（GH）がもっとも障害されやすい．下垂体前葉ホルモンすべての分泌低下を汎下垂体機能低下症という．

933 脳性麻痺　のうせいまひ

cerebral palsy

脳の発育期間中に各種の障害を受け，それらの脳損傷（大脳の非進行病変）によって引き起こされた中枢性の運動機能に永久的に障害を残したものと定義され，症状は満2歳までに発現するといわれる．筋機能が亢進した痙直型がもっとも多く（約50％），ついで不随的な非協調運動がみられるアテトーゼ型（約15％），その他に失調型や強剛型，弛緩型などの病型がある．

934 能動的咬合誘導　のうどうてきこうごうゆうどう

active occlusal guidance

同義語 動的咬合誘導

発達期において咀嚼器官を構成する顎顔面頭蓋の形態と機能の成長発育における異常を早期に発見し，積極的な対応により発育を正常な軌道に修正する概念と方法である．受動的咬合誘導と対をなすものであり，異常が顕在化する前に良好な歯列咬合状態に発育するよう対処する．→受動的咬合誘導（559）

935 囊胞　のうほう

cyst

生体のなかに病的に形成された球状の囊状構造物で，そのなかに流動体あるいは半流動体，まれには気体を含有する．上皮による固有の壁をもち，完全に閉ざされた内腔を有する点で，膿瘍や憩室などの病変と区別される．厳密に規定することは困難で，実際上，慣用的に用いられている．

936 膿瘍形成　のうようけいせい

abscess formation

化膿性炎のなかで，好中球の滲出が限局性に起こり，その崩壊が局所の組織を融解して発生した膿で腔を満たした状態をいう．膿瘍が皮膚や粘膜の表層部にあるものは囊胞，毛包およびその皮膚付属器官を中心としたものは癤，それらが集合したものは癰とよばれる．表在性膿瘍で，触診にて波動を触知したときは切開を行い，深い膿瘍では試験穿刺にて膿汁を確認してから切開を行う．

937 ノーマライゼーション　のーまらいぜーしょん

nomalization

障害者や適応力の乏しい高齢者が，できる限り健常者と同じように生活を営めるようにすること．さらに障害者を含めたあらゆる人が，地域社会で普通の体験ができて，あたりまえの尊敬が払われ，自己決定ができ，普通の経済と環境の水準にあること，などを保障しようとする考え方である．1950年代のデンマークで，施設に隔離された障害児を地域に帰す親の運動から始まったとされる．

938 Nolla の石灰化年齢　のらのせっかいかねんれい

Nolla calcification age

Nollaにより示された永久歯の発育評価法．経年的に撮影されたエックス線写真を用いて，骨包の出現の有無，歯冠の完成度，歯根の完成度によって永久歯の発育段階を10段階に分類した．生理的年齢の1つである．

は

939 把握反射　はあくはんしゃ

grasp reflex

新生児期にみられる原始反射の1つ．新生児の開いている手掌を指で押すと強く握りしめ，足の場合では指のつけ根に触れるとつかもうとする指の屈曲がみられる．生後，3〜4か月から減弱しはじめ，5〜6か月で消失する．

940 Buckley 処方の FC 溶液
ばーくれーしょほうのえふしーようえき

Buckley formula of formocresol

ホルマリンとトリクレゾールからなる溶液をホルモクレゾール（formocresol, FC）とよび，20世紀初頭にBuckleyによって根管の消毒用として紹介された．乳歯における歯髄切断法において切断した歯髄面への貼薬にこのFCが用いられる．成書によれば歯髄切断法に用いるFCとして，クレゾール35mL，ホルマリン19mL，グリセリン25mL，水21mLの処方が，BuckleyのFCとして多く掲載されている．

941 Hallerman-Streiff 症候群
はーらーまんすとらいふしょうこうぐん

Hallerman-Streiff syndrome

低身長，鳥貌，先天性白内障，小眼球，減毛症および皮膚の萎縮を特徴とする先天奇形症候群．原因は不明である．口腔内は小さい口，高口蓋，歯の欠如および歯列不正を認める．乳児期に上気道感染が多いが，それ以降の生命予後は比較的良好である．

は

942 バイオフィルム ばいおふぃるむ
biofilm

微生物とその微生物による産生物の混合体をいう．バイオフィルム形成は微生物の宿主内での生存に有利に作用する．口腔の歯垢は口腔細菌と口腔細菌が産生するグルカン（グルコースのポリマー），フルクタン（フルクトースのポリマー）などが合わさっており，バイオフィルムそのものであるといえる．なかでもミュータンスレンサ球菌がショ糖を基質として産生する非水溶性粘着性のグルカンはバイオフィルムの形成と齲蝕の病原因子として重要である．根尖性歯周炎をともなう歯の根管内にも認められる．

943 胚形成 はいけいせい
embryo-genesis

動物も植物も受精卵という1個の細胞から始まり，これら多細胞生物が受精卵から成体になるまでの過程のことをいう．動物の場合，初期の細胞分裂は卵割とよばれ，卵割が進むと，しだいにその生物の構造ができあがる．初期の発生にはさまざまな動物群を通じて共通する構造がみられる．卵割が進んだものを桑実胚，分化のない細胞層が表面を覆う状態を胞胚，一部の細胞層が内部に陥入して原腸を構成する原腸胚（嚢胚）などである．

944 敗血症 はいけつしょう
septicemia

細菌が血液中に侵入増殖し，重篤な全身症状を呈する状態．血中に細菌が侵入（菌血症）しても，通常は食細胞や網内系などの感染防御機構が働き，敗血症を発症することはないが，血液疾患，悪性腫瘍などの基礎疾患により易感染状態にあったり，生体の処理能力を超えた大量の細菌が侵入すると発症する．易感染状態では根尖性歯周炎などの感染病巣や，抜歯などの外科処置が敗血症の原因となりうる．

945 排泄 はいせつ
excretion

老廃物（物質代謝の結果生じた不要物や有害物）などを，生物が体外遊離させる現象である．とくにまとまった量の固体や液体を体外に排出する点に重きが置かれ，発汗や蒸散のような緩慢な放出や，消化管内で発生したガスおよび呼吸にともなう二酸化炭素の放出などは通常除外される．生物にとって有用な物質の放出や，放出すること自体に意味がある場合は分泌として区別される．

946 バイタルサイン ばいたるさいん
vital sign

生命徴候ともよばれ，生きている状態を示す指標で，呼吸，血圧，脈拍，体温の4徴候をいう．救急患者ではこれに意識レベルを加える．歯科治療においてはつねにこのバイタルサインを監視していくことが必要である．麻酔処置，観血処置時などには必須であり，経時的に呼吸数，血圧，脈拍数，体温を監視する．

947 梅毒 ばいどく
lues

スピロヘータの梅毒トレポネーマによる性感染症（sexually transmitted disease, SDT）で，第1期〜第3期までの臨床段階および何年もの潜伏期間を特徴とする．おもな症状は性器潰瘍，皮膚病変，髄膜炎，大動脈疾患および神経性症候群がある．治療薬としてペニシリンが使用される．

948 ハイドロキシアパタイト はいどろきしあぱたいと
hydroxyapatite

骨と歯の主成分はリン酸カルシウムでその基本構造は六方晶系のアパタイト結晶構造をとる．分子式は $Ca_{10}(PO_4)_6(OH)_2$ であるが，生体によってつくられるハイドロキシアパタイトには多くの元素が含まれ，また格子欠陥も存在する．フッ化物の塗布などによって，分子式中のOH（水酸基）はフッ素と置換してさまざまな比率でフッ素を含むハイドロキシ-フルオロアパタイトになる．

949 排膿 はいのう
pus discharge

齲蝕から歯髄腔を経て根尖孔にて化膿性炎を起こした場合，ときに限局・貯留した膿瘍を形成することがある．この膿瘍を切開して膿を排出させること，あるいは根管から排出できるように処置することをいう．排膿させることにより内部の圧を減少させることができ，また通過洗浄が可能となる．

950 歯ぎしり はぎしり
bruxism

睡眠中にみられることが多いが，覚醒時においても，無意識に歯を強く咬みしめたり，あるいは上下顎の歯を強く摩擦することをいう．対応として，精神的影響の解消をはかることや，咬合に原因している場合には咬合調整やナイトガードを装着することもある．

951 白斑 はくはん
white spot

エナメル質はおもにハイドロキシアパタイトの結晶からなり，健全な状態では透明感のある色調をしている．これが齲蝕によって脱灰を受け，カルシウムやリン酸が溶出すると組織学的には表層下脱灰の像を呈し，光の屈折率が変化して臨床的には白斑となる．こうした実質欠損のない初期段階の齲蝕は，十分な清掃やフッ化物の作用によって再石灰化が可能とされており，今後ミニマルインターベンションの観点から重要な治療法になるものと考えられる．

952 破骨細胞 はこつさいぼう
osteoclast
　骨髄の間葉系細胞から由来する，骨を吸収する多核巨細胞である．電子顕微鏡的に，細胞質内に豊富なミトコンドリア，リソゾームが観察される．また特徴的な細胞構造として，骨と接する面に多数の細い突起を有する波状縁（ruffled border）とそれを取り囲みシールドとなる均質無構造の明帯（clear zone）が存在する．この波状縁部分からH$^+$と酵素を分泌して，無機質の脱灰と有機質の溶解を行い，骨を吸収する．酵素組織化学的には，著明な酒石酸耐性酸ホスファターゼ活性を有している．破骨細胞は，骨の吸収を行い骨の再構築に関与するほか，副甲状腺ホルモンとカルシトニンに反応し血清カルシウム値の恒常性の維持にかかわっている．

953 鋏状咬合 はさみじょうこうごう
scissors bite
　上顎臼歯と下顎臼歯とが鋏状に咬合する状態のものをいう．上顎臼歯の舌側咬頭が下顎臼歯の頰側に接触して咬合し，通常の咬頭嵌合の関係をとらない．

954 Ba〔セファロ分析の〕 ばじおん
Basion
　バジオン．頭部エックス線規格写真における外後頭孔最前縁部下縁をいう．

955 破歯細胞 はしさいぼう
odontoclast
　破骨細胞と形態的にきわめて類似した，歯質を吸収する多核巨細胞である．破骨細胞同様，著明な酒石酸耐性酸ホスファターゼ活性を有している．破歯細胞は，乳歯と後継永久歯の交換における乳歯歯根の生理的吸収を司る．その他に炎症や外傷による歯根吸収にも関与している．破骨細胞と破歯細胞の差異については，明らかにされていない．→破骨細胞（952）

956 バス法 ばすほう
Bass method
　ブラッシング法の1つ．毛先を使う方法で，歯軸に45°に当て歯肉溝内で毛先は根尖方向へ向け，近遠心方向へ前後微振動させる．歯間部や歯肉溝内（歯周ポケット）の清掃に効果的である．

957 破折〔歯の〕 はせつ
fracture
　歯冠部の破折にはエナメル質に限局，あるいは象牙質までおよぶ単純性破折と，露髄をともなう複雑性破折に分けられる．また，歯根破折には，横断破折と縦断破折がある．横断破折は破折の位置が予後に影響し，歯根中央1/3から根尖方向に生じた破折は保存可能なことが多い．歯冠と歯根を含む縦断破折は，歯肉縁からの感染や修復の困難性から予後

は不良である．

958 発育 はついく
development
　成長は身長体重など形態面の増加に用いられ，発達は精神運動生理など機能面の成熟にいたる変化に対して用いられる．発育は形態と機能両面に用いられる．

959 発育空隙 はついくくうげき
developmental space
　乳歯列における霊長空隙以外の歯間空隙．個体によって発現部位は異なるが，後継永久歯の正常な排列を行うために使われる．上顎乳切歯部において，後継永久切歯の萌出が近づく5〜6歳になると出現する歯間空隙も発育空隙の1つである．→歯間空隙（463）

960 発育葉 はついくよう
developmental lobe
　歯の発育過程では咬頭頂あるいは切縁結節部から石灰化が始まる．これらの石灰化起始点からつくられた歯冠の一部が発育葉である．切歯は近心葉，中心葉，遠心葉と舌側歯頸葉の4つの発育葉からなっている．臼歯では5つの発育葉をもつものがある．

961 発音障害 はつおんしょうがい
speech difficulty
　特定の語音を習慣的に誤って発する現象．器質的な障害と機能的な障害とに分けられる．器質的な障害としては，唇裂，口蓋裂，舌小帯短縮症，不正咬合，歯列不正，歯の欠損などがあり，機能的な障害には，認めるべき器質的異常をともなわない発音の異常をいい，カ行，サ行，タ行などにみられる．

962 白血病 はっけつびょう
leukemia
　骨髄，リンパ節などの細網内皮系組織において白血球が腫瘍性に異常増殖し，末梢血中に病的な腫瘍白血球が出現する疾患である．したがって，白血病細胞は増殖するが，赤血球の産生は抑制されて貧血になり，血小板産生も抑制され，易出血となる．発症年齢は0〜6歳に多い．発症率は約3〜4/100,000である．原因は不明であるが，遺伝的要因，ウイルス感染，放射線の影響などが考えられている．病型としては，急性骨髄性白血病，急性リンパ性白血病，慢性骨髄性白血病，慢性リンパ性白血病などがある．歯科的特徴として，易出血性で粘膜の点状出血や歯肉出血が，易感染性で歯肉増殖，口腔潰瘍，歯槽骨吸収などがみられる．歯科治療は寛解期にのみ行い，観血処置時には抗菌薬の予防投与が必要である．

963 抜歯創の治癒 ばっしそうのちゆ
healing of extracted tooth socket
　抜歯したことで，開放性機械的損傷が生じた傷口

が徐々に縮小し，約10日で閉鎖する．最初は凝血で覆われ，しだいに肉芽組織に置換される．そして，約6か月後には骨性治癒し歯槽堤となる．

964 抜髄法 ばつずいほう
extirpation of the pulp

歯髄除去療法の1つで，歯髄の大部分に感染が波及した症例に対し，歯髄全部を器械的に除去する処置である．処置に際して用いられる除痛法によって麻酔抜髄法と失活抜髄法とがある．炎症が歯根部歯髄にまで拡大し，さらに根尖歯周組織に波及するおそれのある症例に応用される．細菌感染が根管壁象牙細管におよんでいると診断された場合は，抜髄法と同時に感染根管治療が必要である．歯根形成が歯根長の1/2未満の歯根未完成歯や生理的歯根吸収が歯根長の1/2以上進行した歯根吸収期乳歯に対し本法を応用しても良好な予後は期待できないため，適応症から除外される．

965 発達指数 はったつしすう
developmental index
同義語 DQ

乳幼児の知能指数をとくに発達指数という．知能検査は言語能力に依存するが，乳幼児は言語による調査が困難なため，行動発達検査としてGesellの発達順序の検査が使用される．Gesellは行動を運動発達，適応行動，言語，個人-社会的行動の4つに大別して，その発達順序を示し，被験者の成績がその年齢に相当するか評価した．これを発達年齢（精神年齢）とする．発達指数＝発達年齢（精神年齢）/暦年齢（生活年齢）×100.

966 Hutchinson歯 はっちんそんし
Hutchinson incisors

英国の外科医Hutchinsonは，先天性梅毒に特有な病変として，実質性角膜炎，内耳性難聴および半月状切痕歯をあげた（Hutchinson三徴）．このうち半月状切痕歯はHutchinson歯とよばれている．永久歯の上顎中切歯の切縁に浅い半月状の切痕があり，歯冠は切縁にいくにしたがって狭窄している．隅角は丸みを帯びているため歯冠は樽状をなし，また歯冠の幅も正常な歯に比べて小さく，しばしば位置の異常をともなっている．通常，上顎中切歯に両側性に発現するが，片側性のこともあり，半月状切痕をともなわないものもある．

967 歯の支持組織 はのしじそしき
dental supporting tissue

小児の歯周組織の構造は成人と基本構造は同じであるが，乳歯から永久歯への交換という過程のなかで変化していく．歯周組織は，歯肉，歯槽骨，歯根膜そしてセメント質から構成される．歯肉は遊離歯肉と付着歯肉からなるが，乳歯列期はその境界が明瞭で，付着歯肉の幅は発育とともに変化する．

968 歯のフッ素症 はのふっそしょう
dental fluorosis

歯の石灰化の時期に過量のフッ素を継続的に摂取することによって起こる歯の石灰化不全の1型．主として飲料水中のフッ素濃度に起因する．エナメル質に白斑または白濁状に現れ，褐色または黒褐色をともなうこともある．白濁状態が強くなるとエナメル質に実質欠損がみられる．歯の形成期の影響であるので，エナメル質の石灰化形成線または帯に沿って発現する特徴がある．エナメル質の全面に散在性白濁斑がみられることもある．乳歯に発現することはまれで，永久歯前歯部唇面に左右対称性に現れることが多い．→斑状歯（974）

969 パノラマエックス線撮影法 ぱのらまえっくすせんさつえいほう
panoramic radiography

1枚のフィルムに全顎を展開像として撮影する手法で，総覧エックス線撮影法ともいう．細かい構造，撮影法の相違など10種類以上の装置があるが，大別すると断層（回転）方式パノラマエックス線撮影法と体腔管（口腔内線源）方式パノラマエックス線撮影法がある．

970 Papillon-Lefèvre症候群 ぱぴよんるふぇーぶるしょうこうぐん
Papillon-Lefèvre syndrome

常染色体劣性遺伝する皮膚の過角化病変を特徴とする全身疾患で，歯科的には歯周炎を発症する．歯周炎の発症は乳歯列期からみられ，乳歯および永久歯の早期喪失がみられる．原因としてカテプシンC遺伝子変異があげられている．

971 Babinski反射 ばびんすきーはんしゃ
Babinski reflex

Babinskiによって述べられた乳幼児期にみられる原始反射．足の裏を軟らかいものでくすぐると足の指を扇状に広げる．1年ほどで消失する．

972 晩期残存 ばんきざんぞん
prolonged retention

乳歯の歯根吸収が正常に行われず，永久歯の萌出時期になっても脱落せず，歯列内に存在する乳歯のことである．これにともなって，永久歯列の不正の生じることがある．永久歯の先天性欠如がその原因の1つで，パノラマエックス線写真を撮影し，歯胚形成状態などの確認が必要である．また，遺伝的要因や全身疾患も関与している場合がある．その他として，乳歯の骨癒着なども考えられる．

973 瘢痕 はんこん
scar

潰瘍，創傷治癒後の組織欠損を埋めた肉芽組織上

に表皮が覆った状態をさす．形状によって次のように分類される．①肥厚性瘢痕：創面の範囲を超えた増殖のないもの．数年のうちにしだいに萎縮，扁平化する．②ケロイド：軽微な外傷または外傷歴はなく，突然，紅色～紅褐色の半球状，表面平滑の硬い皮膚結節を形成し，徐々に拡大，増殖する反応性の結合組織増殖．掻痒感あり．③萎縮性瘢痕：真皮の炎症が強く，皮下組織が萎縮により部分的に陥没して治癒した状態．

974 斑状歯　はんじょうし
　　mottled teeth
　フッ素の継続的摂取による為害作用として発生するエナメル質の石灰化不全の1型で，歯のフッ素症の症状名である．主として飲料水中のフッ素濃度に起因する．エナメル質に白斑または白濁状に現れる．褐色または黒褐色を示すこともある．重症になるにつれて白斑・白濁部が多くなり，実質欠損や着色をともなうようになる．→歯のフッ素症（968）

975 伴性遺伝　ばんせいいでん
　　sex-linked inheritance
　X染色体上の遺伝子により伝えられる遺伝形式をいう．男児の場合，対立遺伝子をもつヘミ接合（雄はX染色体を1個だけもっていること）となるため，形質が現れる（伴性劣性遺伝）．一方，女児では，劣性遺伝子がホモの場合に形質が現れ，ヘテロの場合は保因者となる．また，X染色体上の優性遺伝子1つのみで，ある形質が発現する場合の遺伝を伴性優性遺伝という．

976 半側性肥大症　はんそくせいひだいしょう
　　hemihypertrophy
　片側の体躯あるいはその一部が肥大する疾患．男性に多く発症する．肥大の範囲と重症度はさまざまで，全身的な場合は罹患側の筋骨格に加え内臓器官にも異常を認める．乳幼児に好発するWilms腫瘍（腎芽腫）では，半側性肥大をともなうことが多い．

977 反対咬合　はんたいこうごう
　　cross bite
　同義語 下顎前突
　上顎歯列に対して咬合位で下顎前歯部が逆被蓋で咬合する状態のものをいう．反対咬合の原因としては，歯槽性の反対咬合と骨格性の反対咬合（下顎前突）とがある．骨格性の反対咬合では，下顎の過成長による場合と上顎の劣成長による場合とがある．小児期の乳歯列や混合歯列では，骨格型に異常のあるものと咬合型（歯槽性）に異常のあるもの，双方に異常があるものとに分けられる．乳歯列や混合歯列では，とくに上顎切歯の萌出位置や萌出方向（歯の舌側傾斜）に起因して上下顎切歯の早期接触とこれに引き続いて下顎が前方に偏位する咬合型（歯槽

性）の反対咬合も多くみられる．

978 ハンドオーバーマウス法　はんどおーばーまうすほう
　　hand-over-mouth technique
　興奮して泣き騒ぎ，術者の話を聞き入れようとしない小児に対して，大声を出して暴れたりするのをやめさせて，術者のほうへ注意を向けさせ，コミュニケーションがとれるようにする方法．患児の口を術者の手でしっかり覆い，術者のいうことをきかせるという方法．罰を与えているようにもみえるため，あらかじめ保護者に説明して了解を得てから行う．

979 Hand-Schüller-Christian病
　　はんどしゅーらーくりすちゃんびょう
　　Hand-Schüller-Christian disease
　骨好酸性肉芽腫が多発し，リンパ節腫脹，肝・脾腫が慢性経過をとりながら進行する．
　→Langerhans細胞組織球症（1157）

980 バンドループ保隙装置　ばんどるーぷほげきそうち
　　band loop space maintainer
　乳歯の早期喪失に対し，その空隙を保持するために用いられる保隙装置の1つ．支台歯にはバンドが適合され，バンドにループがろう着される．支台歯が健全歯あるいはすでに適切な修復がされている場合に用いられる．第一乳臼歯の早期喪失に対して，第二乳臼歯を支台歯として適応されることが多い．

981 半萌出　はんほうしゅつ
　　partial eruption
　歯冠の一部だけが萌出していて，残りの部分が口腔粘膜下に残留している萌出状態．この時期の歯肉辺縁部は，歯の歯冠外形から保護されず，食物の機械的刺激によって，炎症を引き起こしやすい．歯垢はこれらの部分に堆積しやすく，歯肉辺縁部への刺激として働く．ときに，細菌感染により発熱することもあるので注意を要する．

ひ

982 B点〔セファロ分析の〕　びーてん
　　point B
　頭部エックス線規格写真における下顎歯槽基底部の最前出点をいう．インフラデンターレ（下顎中切歯間歯槽突起最前点）とポゴニオン（下顎骨オトガイ隆起最突出点）との間の最深点をとる．

983 Pierre-Robin症候群　ぴえーるろばんしょうこうぐん
　　Pierre-Robin syndrome
　　→Robinシークエンス（1191）

984 光重合型コンポジットレジン
　　ひかりじゅうごうがたこんぽじっとれじん
　　light-cured composite resin
　光線の照射により重合反応が開始されて硬化する

システムのコンポジットレジンをいう．光重合型コンポジットレジンは可視光線の照射数十秒で硬化し，ペーストは練和を必要とせず，操作が簡便であり，材質的に無気泡の重合体が得られる．

985 鼻高 びこう
nasal height
　頭蓋における人類学的計測法での計測部位の1つで，頭部エックス線規格写真における顔面部でのN（ナジオン）からサブナザーレ（鼻下点）までの垂直的長さ（距離）を表す．

986 鼻上顎複合体 びじょうがくふくごうたい
naso-maxillary complex
　顔面頭蓋の成長をみる場合，上顎骨と隣接する周囲の骨は1つの複合体とみなされる．これを鼻上顎複合体とよび，中顔面部の上顎骨と頬骨，篩骨，鼻骨，涙骨，口蓋骨，鋤骨により構成される．前頭上顎縫合部，頬骨上顎縫合部，頬骨側頭縫合部，頬骨蝶形縫合部，篩骨上顎縫合部，鼻前頭縫合部，前頭涙骨縫合部，口蓋縫合部，鋤骨縫合部を含み，その成長過程には，骨の添加と吸収による変化，および複合体の転位による変化がみられる．

987 ヒスチオサイトーシスX
ひすちおさいとーしすえっくす　histiocytosis X
→ Langerhans 細胞組織球症（1157）

988 微生物叢 びせいぶつそう
microflora
　皮膚や粘膜の表面に存在する種々の微生物の集団を微生物叢という．微生物叢は生体の部位，年齢によって，それを構成する菌種は決まっており，宿主との間ならびに細菌相互間に生態学的平衡関係が維持されている．

989 ビタミン欠乏症 びたみんけつぼうしょう
vitamin deficiency
　ビタミンは生体機能を維持するために必須の物質であるが，生体内では産生されないため，食物その他の形で摂取しなければならない．ビタミン欠乏症は摂取量の不足，体内での利用障害，消費の亢進で起こり，各ビタミンに特有の欠乏症状をきたす．種々のビタミン欠乏は抗体産生の阻害，貪食細胞の数の減少や活性の低下，皮膚・粘膜の抵抗性の減弱，膠原形成の低下にもとづく創傷治癒の遅延をきたす．

990 ビタミン欠乏性口内炎
びたみんけつぼうせいこうないえん
vitamin deficiency stomatitis
　種々のビタミン欠乏によって生じる口内炎で，その症状は欠乏するビタミンにより異なる．ビタミンA：口唇乾燥亀裂，ビタミンB_2：口唇炎，口角炎，舌炎，口周囲の脂漏性皮膚炎，ビタミンB_{12}：舌乳頭萎縮による舌の平滑化，発赤で牛肉様舌，灼熱感，

ビタミンC：歯間乳頭の発赤，出血，口内炎，パントテン酸：口角亀裂，ニコチン酸：口唇粘膜の口紅様発赤，ナイアシン：口角炎，口唇炎，牛肉様舌となり有痛性に腫脹．→ビタミン欠乏症（989）

991 皮内反応テスト ひないはんのうてすと
intradermal reaction test
　薬物に対するアレルギー反応を調べるために用いられる検査法．目的の薬液あるいはこれを希釈したものを皮下に注入し，数分後の即時型反応と十数時間後の遅延型反応を調べる．皮内反応テストの信頼性は絶対ではなく，また，このテストによってもアナフィラキシーショックを起こす可能性があり，注意が必要である．

992 病巣感染 びょうそうかんせん
focal infection
　Billingsが提唱した歯や扁桃腺などの限局性慢性感染巣（原病巣）が全身病変を引き起こすという説である．骨，関節，筋肉，腱，漿膜（関節リウマチなど）などの疾患，心臓，血管の障害，糸球体腎炎，神経炎，アレルギー性皮膚疾患などがあげられている．原因としては，細菌毒素説やアレルギー説，ストレス説などがある．

993 病的吸収 びょうてききゅうしゅう
pathological resorption
　乳歯の生理的な歯根吸収以外の吸収をいう．これには根尖性歯周炎による外部吸収と根管内の歯髄組織の変化による内部吸収がある．乳歯では，根尖性歯周炎，外傷などの機械的刺激，埋伏歯，嚢胞などによる圧迫，歯内療法の予後不良として内部あるいは外部吸収，再植後の置換性吸収，異所萌出による歯根吸収などがある．

994 表面麻酔 ひょうめんますい
surface anesthesia
　局所麻酔薬を粘膜に塗布することで，知覚神経終末を麻痺させる局所麻酔法．局所麻酔時の注射針刺入による疼痛の軽減，粘膜表層の処置および口腔内の反射の抑制などに用いられる．表面麻酔の効果は表在性であり，短時間の効果しか期待できず，ほかの麻酔法の補助として用いられることが多い．

995 表面麻酔薬 ひょうめんますいやく
surface anesthetics
　表面麻酔を行うときに用いる麻酔薬．アミノ安息香酸メチル，リドカインおよびテトラカインなどがある．性状としては，ゲル状，軟膏および液などがあり，用途に応じて使用する．

996 病歴 びょうれき
medical history
　患者の疾患に関する医療情報記録のことで，その記録は，主訴，現病歴のほか，既往歴，家族歴，現

症，診断名，治療方針などの初診時の記録と，種々の検査結果，診察所見，治療内容や症状の経過，さらには病気の終末（治癒，転医，死亡）までが含まれる．

997 貧血 ひんけつ
anemia

ヘモグロビン濃度が正常値以下に低下した状態で，WHOの基準によると健常成人男子では，13.0 g/dL，女子では12.0 g/dL以下をいう．赤血球産生量の減少，あるいは消失量の増大，その両者の合併により起こりヘモグロビン濃度が低下すると血液の酸素運搬能が減少し，種々の臓器ないし組織は酸素欠乏状態に陥るため，これを代償するために循環調節，ヘモグロビンの酸素親和性の低下，赤血球産生亢進などが起こる．症状は微熱，皮膚・粘膜蒼白，心悸亢進，息切れ，頭痛，易疲労感など多様である．

ふ

998 Fallot 四徴症 ふぁろーしちょうしょう
tetralogy of Fallot

肺動脈狭窄，高位心室中隔欠損，大動脈の右方転位（騎乗）および右心室肥大の四病変をともなうチアノーゼ性の先天性心疾患．症状はチアノーゼで，歩行開始後にとくに明らかになり，多血症，太鼓バチ指，タンパク尿，失神発作（無酸素のため），呼吸困難，心電図で右心室肥大，胸部エックス線で長靴型の心陰影など特徴的な所見がみられる．

999 V字型歯列弓 ぶいじがたしれつきゅう
V-shaped dental arch

前歯の唇側転位と犬歯間幅の狭小で歯列弓があたかもV字型にみえるもので，狭窄型歯列弓に属する．拇指吸引癖によって起こることが多い．

1000 風疹 ふうしん
rubella

発熱，発疹，リンパ節腫脹を特徴とする風疹ウイルスによるウイルス性発疹症である．症状が2〜3日で消退することから三日はしかとよばれている．妊婦が本疾患に罹患した場合，まれに先天性風疹症候群児（先天性白内障，先天性心疾患，感音性難聴などをもつ児）を出産するおそれがあるため，妊娠可能年齢およびそれ以前の女性に対するワクチン対策が重要である．

1001 フェニトイン歯肉増殖症
ふぇにといんしにくぞうしょくしょう

phenytoin gingival hyperplasia

抗痙攣薬であるフェニトインの長期服用時に起きる歯肉の異常増殖．歯肉はピンク色を呈し，硬く，非出血性に増殖する．ときに，歯の移動や動揺をともなうこともある．治療法としては，薬剤投与中止，

薬剤量の調整が効果的であるが，歯垢が増殖の誘因となるので，プラークコントロールが重要である．対症療法として歯肉切除術が行われることもある．

1002 フェニルケトン尿症 ふぇにるけとんにょうしょう
phenylketonuria

中枢神経障害，メラニン欠乏による赤毛や白い皮膚，およびカビ様の臭気をもつ尿などを特徴とする常染色体劣性遺伝病．フェニルアラニン水酸化酵素の欠損のため，高フェニルアラニン血症が起こることによる．わが国では，新生児マススクリーニングにより早期発見が可能になり，本症と診断された場合，フェニルアラニン制限食により，症状の悪化が改善されている．

1003 フォーンズ法 ふぉーんずほう
Fones method

ブラッシング法の1つ．毛先を使う方法で，頬側面の磨き方は，上下の歯を咬み合わせはブラシを歯面に対し90°に当て，円を描くように奥から前へ歯ブラシを移動させながら磨く．舌・口蓋側面の磨き方は近遠心方向に前後往復運動を行う．操作が容易なため，小児が行うブラッシングに適している．

1004 von Willebrand 病 ふぉんびれぶらんどびょう
von Willebrand disease

von Willebrand 因子は，血管内皮下組織への血小板粘着，血小板血栓形成を担うとともに，第Ⅷ因子の運搬，安定化に関与しており，本疾患は von Willebrand 因子の異常による出血性疾患で，常染色体（染色体12番染色体上に位置する）劣性遺伝性の疾患である．したがって，男女に発現する．血液検査所見としては，出血時間は延長するが，ほとんどの症例で血小板数は正常である．通常，血小板粘着能の低下，第Ⅷ因子活性の低下を認める．

1005 von Recklinghausen 病
ふぉんれっくりんぐはうぜんびょう

von Recklinghausen disease

同義語 神経線維腫症Ⅰ型

皮膚の特有な色素斑（カフェオレ斑），多発性神経線維腫，虹彩の Lisch 結節を特徴とする常染色体優性遺伝疾患．2,500〜3,000人に1人の頻度．大頭症，蝶形骨の形成異常がみられる．濃い褐色のカフェオレ班が全身にみられる．虹彩の Lisch 結節や視神経膠腫がみられる．口腔所見として，口腔軟組織に神経線維腫が発生する．顎関節，上顎骨，下顎骨の低形成が報告されている．→神経線維腫症（623）

1006 副甲状腺機能低下症
ふくこうじょうせんきのうていかしょう

hypoparathyroidism

副甲状腺ホルモン（PTH）の作用の不足により，低カルシウム血症および高リン血症を主徴とする代

謝異常をきたす疾患をいう．エナメル質減形成を認めることが多い．原因として，PTHの分泌不全，PTHに対する標的組織の応答性の低下，活性をもたない異常なPTHの産生などがあげられる．PTHの分泌低下の原因が不明の場合，特発性副甲状腺機能低下症とよぶ．

1007 副根管 ふくこんかん
accessory canal
主根管以外の根管をさし，その多くは歯根の根尖側1/3および根分岐部にみられ，副根尖孔として歯根膜に開く．しかし，加齢にともなう石灰化により副根尖孔の数は減少する．一般に，根分岐部に存在するものを歯髄歯根膜枝（髄管）という．象牙細管の走向と一致し，根表面に開口する副根管を側枝という．なお，根尖部で，主根管が2本または数本の根管に分かれていることがあり，三角州状になったものを根尖分岐という．

1008 複雑窩洞 ふくざつかどう
complex cavity
歯面の2面以上にわたり形成する窩洞をいい，1面に限定される単純窩洞に対応するものである．窩洞の存在する歯面の名称から，咬合面・近心窩洞（MO窩洞），咬合面・頬面窩洞（OB窩洞），切縁・近心窩洞（IM窩洞），近心面・咬合面・遠心面窩洞（MOD窩洞）などとよばれる．複雑窩洞は単純窩洞と異なり窩洞側壁を一部欠くため，修復物が脱落しやすく，修復操作が困難なものが多い．

1009 腹式呼吸 ふくしきこきゅう
→胸式呼吸（260）を参照

1010 複式弾線 ふくしきだんせん
double spring
舌側弧線装置の補助弾線の1つであり，弾線の遊離端が二重に屈曲されているもので，主として前歯の唇側移動や小臼歯の頬側移動に用いられる．弾線を長くすることができるので，より弱く持続性の矯正力が得られる利点がある．

1011 覆髄法 ふくずいほう
pulp capping
同義語 覆罩法
歯髄腔と齲窩底部の間に健全象牙質が存在する症例に対し適応される間接覆髄法や暫間的間接覆髄法と，非感染歯髄が偶発的に露髄した症例に適応する直接覆髄法とがある．いずれも歯髄を生活状態で保存する歯髄保存療法である．→間接覆髄法（208），暫間的間接覆髄法（454），直接覆髄法（837）

1012 覆罩法 ふくとうほう →覆髄法（1011）

1013 不潔域 ふけついき
uncleansable area
歯面の自浄作用がおよびにくく不潔になりやすい領域を不潔域とよぶ．おもな不潔域は小窩裂溝部の狭い凹部と隣接面の接触点下の鼓形空隙に面する部分，それに歯冠唇頬側面の歯頸側1/3である．乳歯では隣接面が面接触のため，接触点下が不潔域となりやすい．

1014 不潔性歯肉炎 ふけつせいしにくえん
filth gingivitis
歯肉辺縁部や歯間乳頭部に限局した歯肉炎で，歯肉辺縁部は発赤，腫脹し，歯間乳頭が著しく腫脹，出血しやすい．炎症を示す歯肉辺縁部から歯面，歯間三角にかけて歯垢，食渣などの付着物があり，口腔清掃の不十分なことに起因する．ブラッシングの不徹底により発現し，歯垢除去によって炎症は消退する．

1015 不顕性露髄 ふけんせいろずい
inapparent pulp exposure
罹患した象牙質（軟化象牙質）で被覆された歯髄の状態をさし，軟化象牙質を除去すると露髄する．歯髄への細菌感染が疑われ，歯髄に炎症を生じていることもある．自覚的かつ他覚的な症状が認められない場合は，露髄を確認することがきわめて難しい．電気抵抗測定検査にて不顕性露髄を発見できることもある．→仮性露髄（180）

1016 腐骨 ふこつ
sequester
急性化膿性骨炎などに罹患すると，骨髄中の膿がHavers管やVolkmann管を通って骨皮質に入り，骨膜を下方からもちあげて骨膜下膿瘍をつくる．骨皮質は膿に包まれ，血行の閉塞によって壊死に陥る．壊死骨と生骨との間に反応性炎症が起こり，肉芽組織が形成され，壊死骨と健康な骨との連絡が断たれ分離する．この壊死骨を腐骨という．腐骨は摘出・除去しないと炎症は消退しない．

1017 浮腫 ふしゅ
edema
同義語 水腫
組織間質液の増加によって生じる．臨床的には体重の増加，下肢の腫脹，顔の膨らみ，腹囲の増加として認められる．全身性浮腫と局所性浮腫に大別される．全身性浮腫は，心性浮腫，肝性浮腫，腎性浮腫などがあげられる．局所性浮腫は毛細血管静水圧の上昇，血漿膠質浸透圧の低下，毛細血管透過性亢進，リンパ流障害が原因である．

1018 不随意運動 ふずいいうんどう
involuntary movement
出生直後の新生児は反射による動きが主体である

が，大脳が発達し，神経－筋機構が発達することにより徐々に自分の意志による随意的な動きを身につけていく．脳機能障害がある小児では，脳から筋肉への伝達が障害されて不随意な動きが生じやすく，また運動を協調させることも困難になりやすい．

1019 不正咬合 ふせいこうごう
malocclusion
同義語 咬合異常

乳歯列，混合歯列，永久歯列において個々の歯の位置異常や歯列弓形態の異常，上下顎歯列の咬合関係の異常などの総称．個々の歯の位置異常による歯列不正・不正咬合としては，歯の偏位（転位），捻転，高位または低位，正中離開，叢生などがある．歯列弓形態の異常では狭窄型歯列弓，V字型歯列弓などが，また上下顎歯列の咬合関係の異常では近遠心関係の異常として上顎前突，反対咬合，垂直関係の異常としての開咬や過蓋咬合が，また左右関係の異常として臼歯部交叉咬合などがある．また永久歯の不正咬合の分類にはAngleの不正咬合分類などがある．

1020 不全麻痺 ふぜんまひ
monoparesis

不完全な麻痺の状態をいう．神経の損傷が部分的な場合は不完全な麻痺が起こるが，知覚や運動機能が一部存在することにより，麻痺の改善の可能性が高くなる．

1021 付着歯肉 ふちゃくしにく
attached gingiva

歯肉は付着歯肉と遊離歯肉に大別され，付着歯肉は，歯頸部付近の遊離歯肉溝から唇頬側では歯肉歯槽粘膜，上顎口蓋側では口蓋粘膜，下顎舌側では口腔底歯槽粘膜までの歯肉をいう．付着歯肉の表層は，角化し重層扁平上皮とその下の結合組織からなり，かたく，弾力性に富み，下層のセメント質や歯槽骨と結合し非可動性である．

1022 フッ化ジアンミン銀溶液 ふっかじあんみんぎんようえき
diammine silver fluoride solution

小児歯科において，乳歯齲蝕の進行抑制を目的に用いられる薬剤で，分子式は$Ag(NH_3)_2F$である．硝酸銀の効果とフッ化物の効果をあわせもち，歯質と反応したときに硝酸銀と異なりカルシウムやリン酸の溶出がないという特徴を有する．本薬剤を塗布された齲蝕歯質は黒く着色することに関してインフォームドコンセントを得ておく必要がある．

1023 フッ化第一スズ溶液 ふっかだいいちすずようえき
stannous fluoride solution

齲蝕予防のための歯面塗布剤として用いられるフッ化物製剤．分子式はSnF_2であり，通常8%水溶液を用いるが，渋味と収斂性があるうえ，調製後白色沈殿（$SnOF_2$）を生じると効力を失う不安定な溶液であるため使用しにくい．

1024 フッ化ナトリウム溶液 ふっかなとりうむようえき
sodium fluoride solution

フッ化物による齲蝕予防のための薬剤としてはもっとも一般的に用いられる．分子式はNaFであり，歯面塗布剤としては2%水溶液，フッ化物洗口液としては0.02〜0.2%水溶液が用いられている．

1025 フッ化物 ふっかぶつ
fluoride

元素としてのフッ素は原子番号9，原子量19で「F」と表記され，英語ではfluorineであるが，臨床で用いられる「フッ素」はフッ化ナトリウム，フッ化第一スズなどの化合物（英語ではfluoride）であり，区別して用いられる．

1026 フッ化物の局所塗布 ふっかぶつのきょくしょとふ
topical application of fluoride

齲蝕予防のためにフッ化物を用いる方法のうち歯科医院で施されるもっとも一般的な方法である．用いられる溶液としては，①酸性フッ素リン酸溶液（APF溶液），②2%フッ化ナトリウム溶液，③8%フッ化第一スズ溶液などがあるが，ゲル状，フォーム状にした製品も用いられる．塗布法としては，①綿球による直接塗布法，②専用のトレーを用いるトレー法，③イオン導入法などがある．フッ素の濃度が比較的高いので飲み込ませない配慮が必要である．

1027 部分性無歯症 ぶぶんせいむししょう
partial anodontia

先天的に歯胚が欠如したため，歯数が不足する無歯症（anodontia）のうち，部分的に歯が欠損した状態をいう．これに対し，すべての歯が欠如する場合を完全無歯症（total anodontia）という．また，6歯未満の欠損をhypodontia，6歯以上の欠損をoligodontia，すべての歯の欠損を単にanodontiaということもある．

1028 プラーク ぷらーく →歯垢（470）

1029 プラークコントロール ぷらーくこんとろーる
plaque control

歯科の二大疾患である齲蝕と歯周病との病因における歯垢の関与は大きく，そのコントロールは疾患予防に重要な意味をもっている．歯ブラシやデンタルフロスによる機械的なコントロールが本来の意味するところであるが，広義には，フッ化物や洗口液による化学的なコントロール，さらには細菌叢を調節しようとする生物学的なコントロールも含まれる．

1030 プライマリーヘルスケア ぷらいまりーへるすけあ
primary health care

医学の特定分野の診療・教育・研究に従事する専門医が行う医療に対して，地域の診療所で地域住民に対して，その家庭の背景を理解しつつ，継続的，包括的に第一線医療を担当する家庭医が行う公衆衛生的な保健活動を意味する．

1031 Brachmann-de Lange 症候群
ぷらっくまんでらんげしょうこうぐん

Brachmann-de Lange syndrome

同義語 Cornelia de Lange 症候群，de Lange 症候群
Brachmann により報告された低体重出生，低身長，小さい頭囲，濃く中央で癒合した眉毛，低くうなるような泣き声を特徴とする先天性疾患．精神運動発達遅滞は必発である．小顎症，短頸，四肢や背部の多毛，指趾欠損や合指症などの手足の奇形を認める．遺伝子の突然変異によるものが大半であり，責任遺伝子の1つが5番染色体に存在することが報告されている．以前は Cornelia de Lange 症候群とよばれていたが，Cornelia de Lange より先に Brachmann による記載があることから，Brachmann-de Lange 症候群とよぶようになってきている．

1032 フランクフルト平面 ふらんくふるとへいめん
Frankfort Horizontal plane

同義語 FH 平面，眼耳平面
側面頭部エックス線規格写真の分析法に用いる基準平面の1つであり，オルビターレ（Or）とポリオン（Po）を結んだ直線から得られる平面．生体では正面を直視した際での左右の瞳孔直下の眼窩下縁と耳珠の上端を結んだ平面に相当する．

1033 Frank 法 ふらんくほう
Frank technique

歯根未完成歯に対する歯内療法のうち，抜髄法あるいは感染根管治療が適応となる症例に用いられる方法で，Frank らによって提唱されたものである．根管の拡大・清掃後，CMCP（camphorated para-monochlorophenol）と水酸化カルシウムを用いた糊剤で暫間的根管充填を行い，アペキシフィケーションをはかろうというものである．根尖部の閉鎖がみられた後はガッタパーチャにて根管充填を行う．

1034 ブランチテスト ぶらんちてすと
branch test

上唇小帯の付着状態を評価するため，上唇を上部に押し上げた際に現れる小帯付着部の貧血帯の範囲から小帯の付着位置を確認する検査のこと．上唇小帯は出生時には口蓋の切歯乳頭と連結しているが，発育にともないしだいに退縮がみられ，細く薄くなり付着位置を変化させる．

1035 Blandin-Nuhn 腺嚢胞
ぶらんでぃんぬーんせんのうほう

Blandin-Nuhn cyst

Blandin と Nuhn の名をとって命名された Blandin-Nuhn 腺（前舌腺）の導管あるいは開口部が，歯の切縁や誤咬などの慢性刺激や外傷，あるいは異物や炎症によって閉鎖することにより舌尖下面に生じた粘液嚢胞をいう．比較的まれな疾患である．若年者に多く，通常自発痛や圧痛はなく軽度の違和感で，表面は正常粘膜で覆われ，半球状または角状に突出し，波動を触れ，圧迫しても消失しない．治療法は完全摘出である．

1036 フルオロアパタイト ふるおろあぱたいと
fluoroapatite

骨と歯の主成分であるハイドロキシアパタイトはその基本構造は六方晶系のアパタイト結晶構造をとるが，その水酸基がフッ素に置き換わったものがフルオロアパタイトであり，分子式は $Ca_{10}(PO_4)_6F_2$ である．酸に対する溶解性がハイドロキシアパタイトよりも低いことが齲蝕予防にフッ素が用いられる重要な理由である．

1037 ブロック治療 ぶろっくちりょう
sextant treatment

多数歯にわたって齲蝕が存在する場合，口腔内を数ブロックに区切り，ブロックごとにまとめて治療を行う方法．通常は6ブロックに分割することが多い．小児の歯科診療では，1個人1口腔単位の治療計画を作成するが，齲蝕の状態，処置内容，処置時間および患児の協力度を考慮してブロックごとに効率的に行う．

1038 フロッシング ふろっしんぐ
flossing

隣接歯面や歯肉溝内歯面に付着している歯垢は歯ブラシだけでは除去しにくいため，デンタルフロスを用いて清掃を行うことが効果的である．これをフロッシングとよぶ．通常のデンタルフロスを手指に巻きつけて行う方法，ホルダーに装着して用いる方法などがあるが，適量のデンタルフロスがホルダーに装着されている既製のディスポーザブルフロスも市販されている．

1039 プロフィログラム ぷろふぃろぐらむ
profilogram

撮影された側面頭部エックス線規格写真から側貌を図形化して視覚（直視）的に観察する方法で，設定点として S，N，Or，ANS，PNS，A，U1，L1，B，Pog，Me，Go，Ar の各点を順次直線で結んで顎・顔面（頭蓋）の概形を表記する．各ステージ（年齢または歯齢）で作成された標準的なプロフィログラムに重ね合わせて形態的発育状況の特徴を比較評価

したり，個人の経年的発育変化を観察する．プロフィログラムは，Sを基準点としてS-N平面をX軸にする場合とフランクフルト平面に平行な直線をX軸にし，いずれもこれに直交する直線をY軸とする場合とがある．

へ

1040 平滑舌 へいかつぜつ
varnished tongue

糸状乳頭，茸状乳頭が萎縮および消失し，舌表面が平滑になった状態を乳頭萎縮といい，乳頭が完全に萎縮した状態を平滑舌という．平滑になった舌面は乾燥し光沢を有する．熱感，疼痛をともなうことが多く，裂溝をともなうこともある．萎縮性舌炎は，Plummer-Vinson症候群（鉄欠乏性貧血）や悪性貧血の口腔内症状の特徴であり，悪性貧血において起こる萎縮性舌炎をHunter舌炎という．

1041 平滑面齲蝕 へいかつめんうしょく
smooth surface caries

齲蝕の発生部位の解剖学的形態に着目した分類の1つである．頬側面・舌側面・近心面・遠心面のいずれの面にも発生する．歯頸部や隣接面に生じることが多い．病巣は一般的に表面が広く，内部に進むほど狭くなるのが特徴である．平滑面齲蝕を有する患者は，齲蝕活動性が高いと考えられる．

1042 閉鎖型歯列弓 へいさがたしれつきゅう
closed type dental arch

発育空隙や霊長空隙がまったく存在しない歯列弓をいう．上顎より下顎に多くみられる．空隙のまったくない乳歯列弓は少ない．

1043 Beckwith-Wiedemann症候群
べっくうぃずうぃーでまんしょうこうぐん
Beckwith-Wiedemann syndrome
同義語 EMG症候群

新生児期の臍帯ヘルニア，巨舌，巨体を3徴候とする過成長症候群．日本では10万人に7人の頻度．特異顔貌（前頭部の線状隆起，小頭，眼窩下縁の低形成，ギョロ目），腎臓，膵臓，肝臓など各臓器肥大がみられる．知能は一般に異常はない．口腔所見としては巨舌による舌突出，新生児期の呼吸障害，哺乳障害，舌の咬傷，歯列不正，開口，反対咬合などが報告されている．

1044 Bednarアフタ べどなーあふた
Bednar aphtha

乳幼児の口蓋や歯槽堤の口腔粘膜に表在性，対称性にみられる潰瘍．原因は哺乳瓶などの硬い乳首などから哺乳した場合，機械的刺激により外傷が生じたことにより起こる．有痛性のため，授乳困難になることもあるが，原因となる刺激を除去すること

により自然に治癒する．

1045 ペリクル ぺりくる
pellicle
同義語 獲得被膜

口腔内で，歯のエナメル質表面に形成される厚さ0.1～1.0μmの薄い被膜．唾液中の糖タンパクなどが選択的にエナメル質に付着して形成される．ペリクルには口腔細菌が吸着するため，歯垢形成の初段階，齲蝕発生の始まりとして考えられている．しかし，ペリクルの存在はエナメル質への酸の浸透を低下させ，脱灰部位からのカルシウムやリンの拡散を阻止し，再石灰化に有利に働くという説もある．

1046 Hertwig上皮鞘 へるとうぃっひじょうひしょう
Hertwig epithelial sheath

歯胚の上皮性構造物の1つで，歯根部象牙質形成を促し歯根を形成する．エナメル質と象牙質の形成が進み，次に歯根の形成が起こるころ，内・外エナメル上皮の鞘状の上皮板をHertwig上皮鞘といい，内・外エナメル上皮だけからなる．中間層とエナメル髄は存在しない．この上皮鞘がしだいに下方に成長して，歯根部象牙質を形成していく．歯根が完成すると上皮鞘は萎縮し，歯根膜内にMalassez上皮遺残として，その名残りをとどめる．

1047 ヘルパンギーナ へるぱんぎーな
herpangina

発熱，倦怠，筋肉痛および口腔粘膜の水疱を特徴とするウイルス性疾患．乳幼児に多く，夏と秋に流行しやすい．原因はおもにコクサッキーウイルスAによる．口腔では軟口蓋扁桃弓に水疱が形成され，すぐに壊れて潰瘍となり咽頭痛や嚥下困難をともなう．対症療法を行い，1週間程度で治癒する．

1048 ヘルペス性口内炎 へるぺせいこうないえん
→ヘルペス性歯肉口内炎（1049）

1049 ヘルペス性歯肉口内炎
へるぺせいしにくこうないえん
herpetic gingivostomatitis
同義語 ヘルペス性口内炎，疱疹性口内炎，
疱疹性歯肉口内炎

おもに単純疱疹ウイルス（HSV-1）の初感染時に出現する口内炎である．多くの小児では無症状の不顕性感染であるが，一部の小児ではヘルペス性歯肉口内炎を生じる．不機嫌，発熱，扁桃痛が数日続いた後，高熱とともに口腔粘膜や舌に小水疱が多発する．小水疱はすぐに破れ，びらんとなり，疼痛，流涎が著明となる．痛みで食物摂取をいやがることがあり，水分と栄養の補給が重要となる．

1050 Hellmanの咬合発育段階
へるまんのこうごうはついくだんかい
→ Hellmanの歯齢（1051）

1051 Hellman の歯齢　へるまんのしれい
Hellman dental age
同義語 Hellman の咬合発育段階
　Hellman が America Indian に関する研究において咬合の発育段階を分類し，顔面成長の分析を行った研究から用いられるようになった．咬合の発育段階を無歯期から永久歯列が完成するまで大きく5段階に分けて評価している．生理的年齢である歯齢の1つであり，歯の萌出状態から判断する歯の萌出年齢である．ⅠA：乳歯未萌出期（無歯期），ⅠC：乳歯咬合完成前期，ⅡA：乳歯咬合完成期，ⅡC：第一大臼歯および前歯萌出開始期，ⅢA：第一大臼歯萌出完了，前歯萌出中または完了期，ⅢB：側方歯群交換期，ⅢC：第二大臼歯萌出開始期，ⅣA：第二大臼歯萌出完了期，ⅣC：第三大臼歯萌出開始期，ⅤA：第三大臼歯萌出完了期．

1052 偏位　へんい
deviation
　下顎の正常な閉口運動を妨げるような上下顎歯列間の咬合接触，早期接触や咬頭干渉により，それまでの円滑な閉口路から下顎が側方や前方あるいは後方へずれ込んで咬頭嵌合位にいたる状態をいう．さらに，下顎骨，顎関節の形態的，機能的異常や咀嚼筋異常により，顔面形態に対して咬頭嵌合位における下顎の正中が一致しない状態の表現にも用いられる．

1053 辺縁性歯肉炎　へんえんせいしにくえん
marginal gingivitis
　炎症が辺縁性歯肉（臨床的には歯間乳頭炎を含む）に限局し，歯槽骨や歯根膜に波及していない歯周疾患である．小児の場合，①萌出性歯肉炎，②不潔性歯肉炎，③思春期性歯肉炎，④口呼吸による肥厚性歯肉炎がみられる．また，全身疾患によるものとして，①壊血病性歯肉炎，②ペラグラ性歯肉炎，③糖尿病性歯肉炎，④抗痙攣薬ジフェニルヒダントインによる増殖性歯肉炎などがある．

1054 便宜形態　べんぎけいたい
convenience form
　窩洞形成に際して，修復操作での技術的要求のために窩洞に付与する形態をいう．治療用器材を窩洞内に直達できるように，および直視を容易にすることを目的に隣接面窩洞において唇頬舌面側や近心側に外形を拡大するなどの際に付与される窩洞である．

1055 変形　へんけい　→奇形（219）
1056 変色歯　へんしょくし
discolored tooth
　狭義には歯髄内の出血，壊死などによって歯質の色が褐色から黒色に変化したもの．広義には外因性ならびに内因性の原因による着色歯と同じ．→着色〔歯の〕（822）

1057 偏心咬合　へんしんこうごう
eccentric occlusion
　咬頭嵌合位から上下歯の接触関係を維持しながら下顎を水平的に移動させたときの状態をいう．咀嚼時には機能的状態として偏心咬合位をとる．

ほ

1058 蜂窩織炎　ほうかしきえん
cellulitis
　疎性結合組織において，びまん性に進行する急性化膿性炎症の総称．初期感染はレンサ球菌，ブドウ球菌により発症し，炎症の極期から寛解期に嫌気性菌が関与する．体温の上昇とともに悪寒戦慄をともない，高熱を発する．局所はびまん性腫脹，発赤，熱感，圧痛とともに進行拡大する．病勢悪化の場合は血栓性静脈炎を併発し，敗血症を起こす．歯科領域では，歯性化膿性炎，顎下腺管内唾石，外傷創の感染などにより口腔底にみられる．→口腔底蜂窩織炎（339）

1059 縫合〔骨の〕　ほうごう
suture
　骨の結合様式のうちの結合組織性結合の一種で，頭蓋骨の大部分はこの結合による．骨の結合縁の形態によって3種類に分けられる．①鋸状縫合：縫合線が鋸の歯に似ている（矢状縫合，冠状縫合，ラムダ縫合）．②鱗状縫合：両方の骨が互いに魚の鱗のように重なり合っている（側頭骨と頭頂骨の縫合）．③直線（平滑）縫合：両方の骨縁がほぼ直線状をなす縫合（両側の鼻骨間の結合）．

1060 防湿　ほうしつ
exclusion of moisture
　歯科処置時に口腔内の乾燥状態を維持するとともに，器具や修復物などの誤飲や誤嚥を防止し，唾液の流入や口唇，舌などの接触による感染を防止するための手段．通常は歯にラバーダムシートを固定して治療対象とする歯を隔離するラバーダム防湿法が用いられる．ガーゼやコットンだけによる簡易防湿法が用いられることもあるが，ラバーダム防湿法に比べて防湿効果が不完全で，歯内療法時の無菌操作も不十分となり，洗浄液や消毒液の口腔への飛散，漏洩，あるいは汚染物質や手用器具の口腔内への落下による誤嚥や誤飲防止に対する効果も不十分である．

1061 萌出　ほうしゅつ
eruption
同義語 生歯
　顎骨内部で成長発育した歯が顎骨外に出て，歯肉

から口腔内に現れた状態．個々の歯により萌出時期が異なり，ほぼ一定の萌出順序をもつ．萌出時期が大幅に早い場合を早期萌出といい，遅い場合を萌出遅延という．全身的あるいは局所的要因により，萌出時期や位置の異常が起こることがある．

1062 萌出性歯肉炎 ほうしゅつせいしにくえん
eruption gingivitis

歯の萌出にともなって起こる歯肉の炎症．歯冠の萌出により，歯肉の形態が変化することで，歯垢が付着したり食物残渣が停滞することが原因となる．ブラッシングによるプラークコントロールにより改善が認められ，一過性で歯の萌出とともに治癒する．

1063 萌出性囊胞 ほうしゅつせいのうほう
eruption cyst

歯の萌出時に歯肉が萌出部を覆うように腫脹し，囊胞様を呈した状態．内容液は半透明で，機械的刺激により内部に出血をともなう場合は青紫色を示し，萌出性血腫という．乳歯および永久歯でみられるが，乳臼歯に多い．無痛性に経過し，歯の萌出とともに消失するので経過観察とすることが多い．

1064 萌出性腐骨 ほうしゅつせいふこつ
eruption sequestrum

大臼歯の咬頭頂が粘膜を破って萌出してくる直前あるいは直後に，歯冠上に残存する小さい骨片．主として，第一，第二大臼歯の萌出期にみられる．原因は不明だが，骨の吸収不全と考えられている．歯の萌出が進むと，腐骨片は粘膜から排除され，脱落することが多い．

1065 萌出前期 ほうしゅつぜんき
pre-eruptive phase

歯胚が顎骨の成長に対応しながら，将来萌出する位置へ移動を開始し，周囲組織が変化する時期．乳歯胚が口腔粘膜上皮に近接し，歯槽堤から永久歯胚方向に線維の増殖がみられる．この時期，歯胚は急激に成長を始め，叢生状態を呈するが，その後の顎骨の成長にしたがい叢生状態は解消される．

1066 萌出遅延 ほうしゅつちえん
retarded eruption

歯が平均的な萌出時期よりも遅く萌出する場合をいう．全身的な原因には甲状腺機能低下症や下垂体機能低下症などの内分泌異常，軟骨異栄養症などの栄養障害，発育障害，Down 症候群などがある．局所的な原因として，外傷による歯根形成障害，歯肉の肥厚，先行乳歯の早期抜去による歯槽骨の緻密化などがある．

1067 萌出熱 ほうしゅつねつ
eruptive fever

同義語 生歯熱

乳歯の萌出にともなって起こる全身的な発熱．下痢，不機嫌，食欲不振，睡眠障害および痙攣などをともなうこともあり，乳歯の萌出による歯肉の炎症が原因と考えられてきた．しかし，この時期は離乳期にあたり，乳児の先天免疫が低下する時期で，上記の症状が発症しやすく，歯の萌出が直接の原因であることは証明されていない．

1068 萌出年齢 ほうしゅつねんれい
eruption age

乳歯や永久歯の口腔内萌出状態，つまり歯の発育段階を基準にした歯齢をいう．一般に広く用いられているのは Hellman の歯齢で，乳歯萌出前から第三大臼歯萌出完了までを 10 段階に分けて評価するものである．

1069 萌出誘導 ほうしゅつゆうどう
eruption guidance

顎と歯の大きさの不調和，過剰歯，その他の原因で後継永久歯の萌出阻害，萌出方向の悪化が強いられている場合に，その原因を除去し，正常な萌出位置に導くこと．埋伏歯の誘導には開窓術や牽引，異所萌出の誘導にはリガチャーワイヤーや弾線を用いて萌出方向を正常に誘導する処置が行われる．

1070 萌出余地 ほうしゅつよち
available arch space for eruption

歯が萌出してくるための歯槽堤上の空隙．萌出余地の不足により，異所萌出や歯の埋伏など，萌出異常が起こりやすい．永久歯の側方歯群長を予測し，萌出余地の有無を診断する方法には，混合歯列分析があり，下顎あるいは上顎の永久4前歯が萌出した時期の混合歯列期に適用される．

1071 萌出余地回復装置 ほうしゅつよちかいふくそうち
space regainer →スペースリゲーナー（668）

1072 萌出力 ほうしゅつりょく
eruptive forces

顎骨内から歯が移動し，歯肉，口腔粘膜を破り，口腔内に萌出する力．歯の萌出力は，すでに歯列上に排列している歯に対して影響をおよぼす．とくに，上下顎の第一大臼歯は第二乳臼歯の遠心面に接し，その後の歯列弓の形態に関与する要因の1つである．

1073 帽状期 ほうじょうき
cap stage

歯の発育過程で歯胚エナメル器が帽子状にみえる時期を帽状期という．歯の発育過程を歯胚の形態学的特徴から分類したもので，ほかに蕾状期，鐘状期，歯冠形成期，歯根形成期などがある．

1074 疱疹性口内炎 ほうしんせいこうないえん
→ヘルペス性歯肉口内炎（1049）

1075 疱疹性歯肉口内炎 ほうしんせいしにくこうないえん
→ヘルペス性歯肉口内炎（1049）

1076 ポートワイン母斑 ぼーとわいんぼはん
port wine mark
同義語 火焔状母斑
　新生児の1～2%にみられる，皮表より隆起しない境界鮮明な紅斑で，体中どの部位にもみられるが，通常は片側性に分布する．真皮毛細血管の局局性発育異常が原因とされる．自然消退することはほとんどないが，前額中央，眼瞼，項部に生じる赤色斑は自然消退することもある．

1077 保隙 ほげき
space maintenance
　乳歯列期や混合歯列期において，乳歯の早期喪失や幼若永久歯の欠損によって生じる近遠心的および垂直的な空隙が，歯の移動によって閉鎖することを防止し，後継永久歯の萌出や補綴処置が行われるまでの一定期間空隙を保持することをいう．使用される装置には，固定式，可撤式の2タイプがあり，歯齢，欠損部位や歯数によって使い分けられる．

1078 保隙装置 ほげきそうち
space maintainer
　乳歯列期や混合歯列期に，乳歯あるいは永久歯が早期に喪失した症例において，喪失歯が占有していた空隙を近遠心的あるいは垂直的に保持することを目的として使用される装置．支台歯に装置が固定されているものを固定保隙装置といい，クラウン（バンド）ループ保隙装置，ディスタルシュー保隙装置，舌側弧線装置，Nanceのホールディングアーチなどがある．患児が自由に着脱することができる床型保隙装置は可撤保隙装置という．

1079 Pog〔セファロ分析の〕ぽごにおん
Pogonion
　ポゴニオン．頭部エックス線規格写真（側面頭部エックス線規格写真）の計測で用いる計測点の1つであり，下顎骨オトガイ隆起部の最突出点と定義され，Pogと表記する．欧米人ではフランクフルト平面からの垂線が下顎正中部に接する最前方点をいうが，日本人ではオトガイ隆起が乏しいため，下顎下縁平面からの垂線がオトガイ隆起前縁に接する点をいう．

1080 拇指吸引癖 ぼしきゅういんへき
thumb sucking
　吸指癖のうちとくに親指を吸うものをいう．吸指癖の原因としては，吸啜反射の影響で吸い始めた生理的な指しゃぶりが習慣化したものや，心理的欲求不満，精神的緊張の解消などがあげられている．

1081 保持形態 ほじけいたい
retention form
　修復物が直接外力などによって，窩洞から脱離しないように窩洞形成を行う場合に付与する形成方法で，保持・維持をよくするために行う術式である．保持力を増強するために鳩尾形，溝，階段，添窩，穿下，保持孔，ピンの付加，小窩，髄腔などの形成を行う．

1082 保定 ほてい
retention
　矯正治療によって移動させた歯および顎の治療が終了した後に，すべてのその周囲組織が新しい条件に適応するように，構造，機能的変化が終了するまでその状態を保持しておくことをいう．保定は矯正治療のうちのもっとも大切な最終処置であり，この保定の成否が矯正治療の成否を決定するともいえ，自然保定と器械的保定（永久保定を含む）に分けることができる．

1083 保定期間 ほていきかん
retaining period
　一律に決定することは難しく，患者の年齢，不正咬合の種類，不正咬合の原因，動的処置の期間などにより差がある．一般的に，高年齢者では保定期間が長く必要であり，口唇癖や舌癖を抑制できない場合には，無制限の保定が必要になることもある．

1084 保定装置 ほていそうち
retainer appliance
　動的治療終了時には，ほとんどの症例において器械的保定を行ってから自然保定へ移行する．この器械的保定に使用する装置を保定装置という．保定装置は可撤式保定装置と固定式保定装置に大別される．可撤式には，Hawleyタイプ，Beggタイプ，トゥースポジショナー，バイオネーター，などがあげられる．固定式保定装置では長期にわたって固定する装置として犬歯―犬歯間保定装置，バンドおよびスパーによる保定装置が，永久保定として，連続インレー，連続舌面ピンレッジなどがあげられる．

1085 母乳栄養 ぼにゅうえいよう
breast feeding
　母親が栄養として新生児あるいは乳児に対して母乳を授乳させる行為．現在，乳児に栄養を与える手段として栄養面，感染防御面に優れ，簡便で，経済的で，母と子の精神的満足が得られるなどもっとも好ましい方法とされ，とくに女性の乳房の乳首を直接乳児に吸わせることが望ましいとされている．

1086 哺乳瓶齲蝕 ほにゅうびんうしょく
nursing bottle caries
　乳幼児を寝かしつけるために，哺乳瓶に糖質を含む飲料を入れて与える習慣のある幼児に認められる特徴的な齲蝕．初発症状は上顎乳切歯の口蓋側歯面の脱灰像で，放置すると，この習慣を止めるまでに萌出する上顎乳歯，通常は乳中切歯から第一乳臼歯までが，多歯面にわたる重度の齲蝕に侵される．こ

の習慣を止めることにより，さらなる進行を防止することができる.

1087 Po〔セファロ分析の〕ぽりおん

Porion

ポリオン．頭部エックス線規格写真における骨外耳道上縁中点をいう．実際には頭部エックス線規格写真撮影時のイヤーロッド（左右）影像上縁の中点.

1088 Bo点〔セファロ分析の〕ぽるとんてん

Bolton point（Bo）

ボルトン点．頭部エックス線規格写真における後頭窩後縁最陥凹点をいう.

1089 ボルトン・ナジオン平面〔セファロ分析の〕
ぽるとんなじおんへいめん

Bolton-Nasion plane

Broadbent が側面頭部エックス線規格写真からの顎顔面の形状について各年代の推移による発育変化を比較評価するために用いた基準平面．頭部エックス線規格写真におけるボルトン（Bo）とナジオン（N）を結んだ直線から得られる.

1090 ポルフィリン症 ぽるふぃりんしょう

porphyria

ポルフィリン代謝異常により起こる疾患で，急性型と慢性型が知られており，いずれも遺伝性のものが大部分を占める．ポルフィリンの生合成は，肝臓と骨髄赤血球系細胞で行われており，肝性ポルフィリン症と骨髄性ポルフィリン症に分けられる．赤色尿，皮膚光線過敏症，腹部症状，溶血性貧血，脾腫，精神神経系症状などがみられる．誘因を避けること，および対症療法が行われる.

ま

1091 埋伏過剰歯 まいふくかじょうし

impacted supernumerary tooth

埋伏している過剰歯をいう．約70%の過剰歯は顎骨内に埋伏している．過剰歯は上顎前歯部の発現頻度が高く，前歯部歯列不正の原因となることが多い．とくに正中部の過剰歯（正中歯）は，正中離開の原因となることがある．なんらかの障害をもたらす場合には，年齢や歯の発育状態を考慮して抜歯する.

1092 埋伏歯 まいふくし

impacted tooth

萌出時期を過ぎても歯冠の全体あるいは一部が萌出せず口腔粘膜下や顎骨内に存在する歯をいう．一部が口腔内に萌出している不完全埋伏歯と，全体が顎骨内に存在する完全埋伏歯がある．永久歯は乳歯よりも発現頻度が高く，第三大臼歯と犬歯が多い.

1093 マウスガード まうすがーど

mouth-guard

マウスピースあるいはマウスプロテクターともよばれ，顎口腔領域の外傷から歯や粘膜を保護するための口腔内装置である．機能は，直接的外力からの歯の保護，口唇，舌，頬に対する歯による損傷の防止，下顎から上顎へ伝わる衝撃の緩衝，顎関節を介しての脳への衝撃による脳振盪や脳へのダメージの防止などである．厚さは唇側部で3mm程度，軟性材料が使われる．成人だけでなく，成長期の小児が参加するコンタクトスポーツにおいても，装着の義務化が推奨されている.

1094 膜性骨化 まくせいこつか

connective tissue growth

同義語 結合性骨化

骨の成長形式の1つ．線維性結合組織から直接骨が形成されることを膜性骨化，軟骨組織内での骨細胞の新生増殖によって骨組織が形成されることを軟骨内骨化という．結合組織内に骨芽細胞ができ，新生骨が形成される．頭蓋，顔面の縫合部での成長の多くはこの形式をとる．→軟骨内骨化（907）

1095 麻疹 ましん

measles

麻疹ウイルスによる急性発疹性伝染病で，小児期の罹患が多い．はしかともいい，一度罹患すると終生免疫を獲得する．潜伏期は10〜12日．2〜3日間の前駆期あるいはカタル期には，38℃前後の発熱，咳嗽，鼻汁増加，目やに，羞明などの上気道炎と結膜炎の症状が出る．頬粘膜に Koplik 斑と粘膜疹がみられるのが本症の特徴で診断上重要である．ついで，1週間程度の発疹期を経て，回復期に入る．カタル期から発疹期への移行期に発熱は一度下降するが，発疹期にふたたび39〜40℃の高熱となる．カタル期の初めから発疹期3日までは隔離とする．
→ Koplik 斑（417）

1096 McCune-Albright 症候群
まっきゅーんおるぶらいとしょうこうぐん

McCune-Albright syndrome

同義語 多骨性線維性骨異形成症

20番染色体の遺伝子異常による疾患．全身の骨に線維性骨異形成が生じ非対称となる．おもに仙骨・臀部の皮膚に色素沈着（カフェオレ斑）がみられ，思春期早発症により小児期は高身長で成人では低身長となる．上下顎，口蓋の非対称，不正咬合がみられる.

1097 末端肥大症 まったんひだいしょう

acromegaly

成長ホルモン（GH）の分泌過剰により，手足の肥大や顔貌の変化を示す疾患である．発育期に発症

して身長が著しく伸びたものを巨人症とよぶが，思春期を過ぎ，骨の成長が止まってから発症すると，手足が大きくなり（末端肥大症），特有な顔や体形を示す．末端肥大症の大部分は，成長ホルモンを産生する下垂体の腫瘍によって引き起こされる．

1098 マトリックス まとりっくす
matrix →隔壁（173）

1099 麻痺 まひ
paralysis
　四肢などが完全に機能を喪失しているか，あるいは感覚が鈍ったり完全に失われた状態をいう．麻痺には，運動神経が障害される運動麻痺と，感覚神経が障害される感覚麻痺（知覚麻痺）がある．運動の麻痺や感覚の麻痺は，身体のどの部分が障害を受けているかによって，さまざまな出現の型がある．麻痺の分布により，片麻痺，対麻痺，単麻痺，四肢麻痺などに分類される．

1100 Marfan 症候群 まるふぁんしょうこうぐん
Marfan syndrome
同義語 クモ状指趾症
　やせ型で身長が高く，骨格異常（クモ指，長い四肢，皮下脂肪と筋肉の乏しい発育），眼症状（水晶体脱臼，近視），心血管系の異常（大動脈根部の拡張，解離性大動脈瘤，僧帽弁閉鎖不全など）を主徴とする先天性結合組織疾患．15 番染色体 q21-1 に位置する fibrillin-1（FBN1）の遺伝子異常で，常染色体優性遺伝をとるが，遺伝歴のない偶発例もある．予後は不良で，死因の 93％は心血管系合併症といわれる．

1101 慢性齲蝕 まんせいうしょく
chronic caries
　齲蝕の進行速度に着目した分類の1つである．一般に高齢者の根面や露出象牙質に生じやすく，進行が遅いのが特徴である．齲蝕の深さは浅く，茶褐色や暗褐色のような濃い着色を呈する．軟化象牙質の量は少なく硬めであり，齲蝕円錐は比較的明瞭である．

1102 慢性潰瘍性歯髄炎 まんせいかいようせいしずいえん
chronic ulcerative pulpitis
　感染性歯髄炎の臨床診断名の1つである．病理組織学的には，慢性化膿性歯髄炎であり，齲窩と歯髄腔が交通し，歯髄が露出し，化膿病巣から貯留した膿汁が排膿され，同部に潰瘍が形成された歯髄炎である．臨床的には自発痛や温度刺激に対する疼痛はほとんど認められない．齲窩に食物が圧入されると一過性の疼痛を訴えることもある．潰瘍の形成部位によって，歯髄切断法または抜髄法で処置される．

1103 慢性顎骨骨髄炎 まんせいがっこつこつずいえん
chronic osteomyelitis of the jaw
　下顎骨の膨隆と排膿が数年間繰り返され，エックス線ではびまん性の骨硬化と骨吸収が認められる．治療には病巣部に相当する頬側の皮質骨を除去して骨髄内の腐骨，不良肉芽を除去し洗浄を行う．

1104 慢性骨髄性白血病 まんせいこつずいせいはっけつびょう
chronic myelogenous leukemia
　造血器の骨髄内で白血球幹細胞が増殖し，末梢血に移行して白血球の増多をきたした悪性疾患が骨髄性白血病であり，癌細胞の保持する分化能により急性と慢性に分類される．前者は「芽球」とよばれる未分化の細胞のまま骨髄中にとどまるが，後者は分化能を維持したまま，限りなく増殖する．フィラデルフィア（Ph）染色体という特異な染色体を有する．本疾患が急性転化期にいたると脾臓肥大や骨およびリンパ節腫瘤，歯肉出血をきたす．

1105 慢性根尖性歯周炎 まんせいこんせんせいししゅうえん
chronic apical periodontitis
　根尖部歯周組織の慢性炎症性病変で，最初から慢性の経過をたどるものと急性炎症から移行する場合とがある．通常，自覚症状はなく，患歯に違和感・挺出感がある．ときに，根尖部圧痛・腫脹・瘻孔痕跡などがみられる．エックス線写真では根尖部や根分岐部に透過像を認めるが，その境界は不規則で明瞭でない．

1106 慢性歯槽骨炎 まんせいしそうこつえん
chronic alveolar osteitis
　齲蝕の続発症である根尖性歯根膜炎からの感染，抜歯窩の感染，骨折，創傷からの感染，身体各部位の炎症巣からの血行性感染などを原因とする急性歯槽骨炎が慢性化したもの．自覚症状はないか，あっても軽度である．原因歯が存在する場合は，感染根管治療（保存療法）または抜去を行う．

1107 慢性増殖性歯髄炎 まんせいぞうしょくせいしずいえん
chronic hyperplastic pulpitis
同義語 歯髄ポリープ
　感染性歯髄炎の臨床診断名の1つである．露出歯髄面から齲窩内に開放性に形成された歯髄息肉であり，血液供給良好な環境にある乳歯や根未完成永久歯に多く，表面は上皮で被覆され，内部は毛細血管充血と幼若肉芽組織からなる．治療法としては，局所麻酔下での歯内療法（断髄法もしくは抜髄法）が適用である．

1108 慢性フッ素中毒症　まんせいふっそちゅうどくしょう
chronic fluorosis

歯のフッ素症（斑状歯）と骨硬化症（骨フッ素症）が代表的な症状である．歯のフッ素症は2ppm以上の高濃度フッ素飲料水の飲用で中等度から重度の症状がみられるようになる．骨硬化症は約8ppm以上を長期間飲用した報告例が確認されている．

み

1109 未熟児　みじゅくじ
immature infant

以前は，出生体重2,500g未満の児を意味し，低出生体重児と同義として用いられていた．体重や在胎期間のいかんに問わず，身体の発育が未熟のまま出生した児をさしても「未熟児」とよばれてきたが，最近では用いられない傾向にある．→低出生体重児（856）

1110 みにくいあひるの子の時代
みにくいあひるのこのじだい

ugly duckling stage

上顎切歯の萌出の際，正中離開や歯軸の遠心傾斜などがみられるが，犬歯の萌出とともに正常となる．このように，一時的に異常にみえる時期をアンデルセンの童話にちなんで「みにくいあひるの子の時代」という．Broadbentが提唱した．上顎前歯の正中離開の原因は，ほかに過剰歯や上唇小帯の肥厚など複数あり，鑑別が必要である．

1111 ミニマルインターベンション
みにまるいんたーべんしょん　→MI（82）

1112 未萌出歯　みほうしゅつし
unerupted tooth

一定の萌出期間内において正常な萌出途上でありながら，いまだ萌出しない歯をいう．乳歯と永久歯の平均萌出時期は個体差があり，差は永久歯のほうが乳歯より，またあとから萌出する歯種ほど大きい．性差は，乳歯より永久歯に顕著で，女子のほうが早い．また，体格の優れたもののほうが早く萌出する傾向がある．

1113 味蕾　みらい
taste bud

味細胞を含む味覚の受容器官で，舌乳頭や口蓋・咽頭粘膜に存在する．舌尖と舌外側縁にある茸状乳頭（鼓索神経支配），舌外側縁の葉状乳頭および分界溝に配列する有郭乳頭（舌咽神経支配）に味蕾は存在する．口蓋・咽頭部の味蕾は舌咽神経と迷走神経支配である．味蕾は数十個の細胞からなり，味細胞，支持細胞，基底細胞が混在する．1個の味細胞は多種類の味刺激に反応することから，味質は中枢神経系で統合受容されると考えられる．

む

1114 無カタラーゼ血症　むかたらーぜけっしょう
acatalasia

同義語 高原氏病

過酸化水素を分解する酵素を先天的に欠失している常染色体劣性遺伝による全身疾患で，歯科的には歯周炎の発症をみる．細菌の産生する過酸化水素によって口腔粘膜の潰瘍や深部組織の破壊が生じる．

1115 無顆粒球症　むかりゅうきゅうしょう
→好中球減少症（372）

1116 無顆粒細胞症　むかりゅうさいぼうしょう
agranulocytosis
→好中球減少症（372）

1117 無汗型外胚葉異形成症
むかんがたがいはいようけいせいしょう

anhidrotic ectodermal dysplasia

外胚葉由来組織の形成不全を本態とする先天異常で，無汗症，発毛不全，無歯症を三主徴とする．伴性劣性遺伝形式をとるものがほとんどで，圧倒的に男性に多く発現する．完全無歯症と部分性無歯症があるが，歯が存在しても矮小歯，円錐歯のような形態異常を示す．保因者の女性では軽度な異常所見をみる．→外胚葉異形成症（128），無歯症（1120）

1118 無菌的処置　むきんてきしょち
aseptic procedure

ヒトを取り巻く環境には，無数の細菌が存在している．医療行為を行う際に，これら細菌が生体内に混入しない条件下で処置すること．

1119 無歯期　むしき
predental period

歯列・咬合の発育段階で，出生から乳歯の萌出が始まる7〜8か月ころまでをいう．Hellmanの歯齢ではIA期に相当する．この時期の上下顎歯槽堤は第一乳臼歯部でもっとも高く豊隆し，正中部に向かって低くなっているため，前方からみると前歯部に間隙ができる．これを顎間空隙とよぶ．

1120 無歯症　むししょう
anodontia

先天的に歯胚が欠如したため，歯数が不足した状態．一部の歯がない部分性無歯症（partial anodontia）と，すべての歯が欠如する完全無歯症（total anodontia）がある．乳歯では永久歯に比べ少ない．少数歯の先天性欠如は系統発生学的な退化現象によるものが多く，多数歯の場合は無汗型外胚葉異形成症など遺伝性疾患で起こりやすい．

1121 無小柱エナメル質　むしょうちゅうえなめるしつ
prismless enamel

歯の歯頸部や裂溝部のエナメル質において小柱構

造が認められずに横紋のみが存在するものをいう.
通常のエナメル質は，アパタイト結晶で構成される
円柱状エナメル小柱と，それを囲む小柱鞘とから
なっている．乳歯においてもエナメル質の外層に無
小柱エナメル質の存在することが明らかにされてい
る.

1122 無髄歯 むずいし
pulpless tooth
歯髄を除去された歯，あるいは歯髄を失った歯を
いう．無髄歯には，根尖歯周組織の病変をともなっ
ているものと，感染根管治療・根管充填が適切にな
され，根尖歯周組織の病変を起こすことなく，歯が
健全に保存され，機能的にも問題ないものとに分け
られる.

め

1123 Meckel 軟骨 めっけるなんこつ
Meckelcartilage
線維性の軟骨膜に覆われた円柱状の硝子軟骨で，
胎児の下顎の一次的な構造である．左右の Meckel
軟骨は正中線上で薄い間葉組織によって隔てられて
おり，癒合しない．Meckel 軟骨の外側で，軟骨外
骨化が起こり，下顎骨が形成され，Meckel 軟骨は
その大部分が消失する．しかし，その背方端でツチ
骨とキヌタ骨となり，Meckel 軟骨の軟骨膜は前ツ
チ骨靱帯と蝶下顎靱帯となる.

1124 免疫 めんえき
immunity
生体の恒常性を維持するため，自己と非自己を識
別し，非自己を排除する機構である．おもに感染時
に生体が引き起こす防御反応である．免疫応答の種
類には，液性抗体が関与する液性免疫と T 細胞が
関与する細胞性免疫がある.

1125 Me〔セファロ分析の〕 めんとん
Menton
メントン．頭部エックス線規格写真におけるオト
ガイ部の下顎骨断面像の最下縁点をいう.

も

1126 Moyers の混合歯列分析法
もいやーすのこんごうしれつぶんせきほう
Moyers mixed dentition analysis
混合歯列分析法の１つで，すでに萌出した下顎の
永久４切歯の歯冠幅径から未萌出側方歯の排列に必
要な空隙量を予測する分析法をいう.

1127 蒙古斑 もうこはん
mongolianspot
出生後まもなく，仙骨および尾骨部の皮膚に出現
する青色で隆起のない色素斑．東洋人の大多数およ

び黒色人種やポリネシア系人種にも認められる．真
皮内にメラニン細胞が増殖することにより起こる.
色素沈着はしだいに減少し，10 歳前後で消失する
ことが多い.

1128 Moro 反射 もろーはんしゃ
Moro reflex
新生児から乳児期初期にみられる原始反射の１
つ．新生児を仰臥位で頭と背中を支えながら，10
cm 程度もちあげ，頭だけを30° 程度急に下げると，
両上肢を伸展外転させ，手指を開く．ついでただち
に，両上肢を内転させ胸前で合わせるようにする反
射をいう．この反射は出生直後に始まり，3〜4か
月ころ消失する.

や

1129 薬疹 やくしん
drug eruption
薬剤が原因で生じた発疹．大半はアレルギー性で
あるが，過剰投与や菌交代現象などでも生じること
がある.

1130 薬物性歯肉増殖症
やくぶつせいしにくぞうしょくしょう
drug-influenced gingival hyperplasia
薬物の服用が誘因となって，歯肉が増殖する疾患.
薬物性歯肉増殖症を引き起こす代表的薬剤として，
抗痙攣薬のフェニトイン，高血圧治療に用いられる
カルシウム拮抗薬のニフェジピン，臓器移植後やア
レルギー治療に用いられる免疫抑制薬のシクロスポ
リンなどがある．歯肉の増殖には歯垢の蓄積による
刺激が誘因となるので，プラークコントロールは予
防上重要である.

1131 薬物療法 やくぶつりょうほう
medication
医薬品を使って病気を治療すること．小児の薬用
量は成人量から換算して算出されているが，発育に
ともなう特有の生理機能の変化を十分考慮する必要
がある．また低年齢児では服薬拒否や，服薬が困難
であることも多いので，投与法や剤形を工夫するこ
とも必要である.

1132 夜尿症 やにょうしょう
nocturnal enuresis
排尿の自立が可能になった年齢後も，睡眠中に尿
失禁する状態をいう．乳幼児期から継続しているも
のを一次性といい，一度排尿抑制機構を獲得した後
で起こるものを二次性という．原因は，排尿調節機
構の発達の遅れや異常，心理的因子および尿路感染
症など多因子的である.

ゆ

1133 有隙型歯列弓　ゆうげきがたしれつきゅう
spaced type dental arch
　発育空隙や霊長空隙，またはその両方を有する乳歯列弓．両方がある乳歯列が過半数で，次に霊長空隙のみの乳歯列が多く，発育空隙のみは少ない．

1134 有鉤骨　ゆうこうこつ
hamate bone
　手掌の構成する短骨で，8個ある手根骨の1つ．近位列の最内側に位置する．→手根骨（551）

1135 有髄歯　ゆうずいし　→生活歯（670）

1136 有頭骨　ゆうとうこつ
capitate bone
　手掌を構成する短骨で，8個ある手根骨の1つ．近位列の有鉤骨と小菱形骨の間に位置する．→手根骨（551）

1137 遊離エナメル質　ゆうりえなめるしつ
free enamel
　齲蝕の進行や窩洞形成時に生じる象牙質によって支持されていないエナメル質をいう．象牙質の裏打ちがないため，非常にもろく欠けやすい．窩洞形成時に遊離エナメル質を残すと，二次齲蝕の原因となる．エナメル質はエナメル小柱に沿って欠けるので，エナメル小柱の走行に留意する必要がある．

1138 癒合歯　ゆごうし
fused teeth
　発育過程にある近接する歯胚同士が接触して癒合した結果，エナメル質および象牙質が結合した状態で完成した歯をいう．多くの場合，歯根部歯髄腔が1つになっているが，歯冠部歯髄腔は2つに分かれているものが多い．象牙質は結合しているが，歯髄腔がそれぞれ独立して形成されている場合も少なくない．これらの変異は歯胚の接触する部位と時期によって生じると考えられている．

1139 癒着歯　ゆちゃくし
concrescent teeth
　近接する歯が互いにセメント質で接着した状態の歯をいう．

よ

1140 幼児期　ようじき
preschool age
　生後1年から小学校に就学するまで（6歳）の時期をいう．身体発育のみならず，精神発達も著しい時期である．とくに，運動機能の発達や言葉の発達が顕著であり，5歳ころには発音機能や情動の分化が完了する．3歳ころまでに乳歯列は完成し，後半は乳歯列咬合安定期となる．

1141 幼若永久歯　ようじゃくえいきゅうし
immatured permanent tooth
　口腔内に萌出して間もない永久歯は，①歯根が完成していない，②咬合関係が安定していない，③エナメル質の萌出後成熟が十分ではない，④歯髄腔が大きい，⑤象牙細管が太い，⑥化学的の反応性が高い，などの特徴を有しており，臨床上特別な配慮が必要になる．

1142 翼状捻転　よくじょうねんてん
winging
　上顎の両側中切歯の遠心面が唇側に捻転し，上顎両側中切歯があたかも翼のような形態にみられる状態をいう．

1143 抑制具　よくせいぐ
restrainer
　抑制治療に用いる各種の身体拘束装置．ネット式のものや，ベルト，さらしなどにより身体の抑制をはかる．また，身体の抑制の必要な患児では，開口器やバイトブロックを用いて開口を保つ必要も出てくる．

1144 抑制治療　よくせいちりょう
restraint treatment
　行動変容法の使用が不可能な乳幼児や，言語によるコミュニケーションがとれない精神遅滞をともなう障害児・者，あるいは精神遅滞がなくとも不随意運動により確実な歯科治療ができない障害児・者が適応となり，人手による身体抑制（徒手抑制）や各種の抑制具を用いて治療を行う．

1145 翼突口蓋縫合　よくとつこうがいほうごう
pterygopalatine suture
　蝶形骨翼状突起と口蓋骨錐体突起との縫合をいう．口蓋骨錐体突起が介在することで，蝶形骨と上顎骨は接触していない．鼻上顎複合体には，骨の成長に重要となる前頭上顎縫合，頬骨上顎縫合，頬骨側頭縫合と翼突口蓋縫合の4つの縫合がある．頭蓋を側面からみたとき，これらの縫合は互いにほぼ平行であり，脳頭蓋底に対して横断方向に直交しているので，すべて前上方から後下方へと走る．したがって，縫合部での骨成長によって，鼻上顎複合体は一塊として前下方へと発育する．→縫合（1059）

1146 横磨き法　よこみがきほう
horizontal method
　ブラッシング法の1つ．毛先を使う方法で，歯面に対し90°に歯ブラシを当て，小さいストロークで近遠心方向に前後運動（水平微振動）を行う．清掃効果が高く，咬合面の清掃によいが，楔状欠損を起こしやすいため注意が必要である．

1147 予測模型 よそくもけい
cast for diagnostic set up

　口腔模型上にて個々の歯を１本ずつ分割して個性正常咬合や患者の希望に応じ移動，再排列を行ったもので，診断用予測模型と作業用予測模型の２つがある．

1148 予防拡大 よぼうかくだい
preventive preparation

　歯冠修復のための窩洞形成に際し，齲蝕による罹患歯質を除去するのみならず，齲蝕の再発を予防する目的で，比較的齲蝕に罹患しにくい位置まで窩洞外形を拡大することをいう．正常な歯列での窩洞形成では自浄作用の行われにくい齲蝕の好発部位や食物残渣が停滞しやすい不潔域を含む予防拡大を必要とする．

1149 予防矯正 よぼうきょうせい
preventive orthodontics

　小児の口腔機能発育に関し，生理的，心理的環境を整えながら不正咬合を未然に防ぐこと．

1150 予防投薬 よぼうとうやく
prophylactic administration
同義語 予防与薬

　術後の合併症を予防するために，術前に薬剤を投与すること．歯科領域では，先天性心疾患などで感染性心内膜炎のリスクが高い場合や，白血病，臓器移植後など免疫抑制状態にある患者の治療前に，感染予防のための抗菌薬の予防投与がされている．

1151 予防与薬 よぼうよやく　→予防投薬（1150）

ら

1152 蕾状期 らいじょうき
bud stage

　歯の発育過程で歯胚エナメル器が蕾状にみえる時期を蕾状期という．歯の発育過程を歯胚の形態学的特徴から分類したもので，歯胚発育の最初の段階である．ほかに帽状期，鐘状期，歯冠形成期，歯根形成期などがある．

1153 Russell-Silver 症候群
らっせるしるばーしょうこうぐん
Russell-Silver syndrome
同義語 Silver-Russell 症候群

　低出生体重，低身長，逆三角形の顔貌を３徴候とし，第５指内彎，とくに下肢，顔の左右非対称を併発する．多くは散発で約60％は原因不明．3,000～10万人に１人の頻度．乳児期には摂食障害，運動発達の遅れがみられる．知的障害はないが，1/3に学習障害がある．相対的大頭，前頭部突出，下顎は小さい．口腔所見として，顔面骨の発育不全，小下顎症，狭窄歯列弓，叢生が報告されている．

1154 ラバーダム らばーだむ
rubber-dam

　ラバーダムシートを用いて歯科治療目的歯を術野に露出させることで，舌，頬粘膜，口唇，歯肉などが離絶され保護される．そのうえ，治療操作が容易にかつ正確に行えるようになる．そして，唾液汚染から隔離され，施術目的歯の防湿，乾燥，施術野の明視，歯科治療術式の合理化，歯科治療器具の嚥下・誤飲の防止などの利点がある．

1155 ラバーチップ らばーちっぷ
rubber tip

　歯ブラシの柄の端に取りつけられた円錐形のゴム．専用のホルダーに取りつけたものもある．歯間部の清掃と歯肉への適度なマッサージ効果を期待する歯間清掃器具であるが，小児は歯間に歯肉退縮などによる空隙はほとんどないため，小児に用いられることはない．

1156 ラムダ縫合 らむだほうごう
lambdoid suture
同義語 人字縫合

　頭蓋冠を構成する骨のうち，後頭骨と左右の頭頂骨とを連結する縫合をいう．縫合線は矢状縫合の後端から左右に分かれ，ギリシャ文字のラムダ（λ）状にみえる．また漢字では（人）状にみえるので，このようによばれる．骨の連結様式から鋸状縫合に分類される．乳児期ではこの部に小泉門があり，縫合部は開大している．

1157 Langerhans 細胞組織球症
らんげるはんすさいぼうそしききゅうしょう
Langerhans cell histiocytosis
同義語 ヒスチオサイトーシス X

　表皮の Langerhans 細胞と同じマーカーをもった組織球が増殖することにより，いろいろな臓器や組織に多様な症状を引き起こす疾患．おもに小児に起こる希少性の疾患．成人でも発症する．原因不明．伝染も遺伝もしない．腫瘍ではないが，副腎皮質ステロイド薬と抗癌剤を組み合わせた治療や，放射線療法が行われる．再発を繰り返す場合は骨髄移植が適応となる．個人差があり，難治性の場合は慢性化する一方，自然治癒の場合もある．

　原因不明の組織球の増殖に対して Lichtenstein は，病変，症状の違いから① Letterer-Siwe 病，② Hand-Schuller-Christian 病，③骨好酸球肉芽腫の３疾患を総称してヒスチオサイトーシス X と命名した．しかし，増殖する細胞には例外なく表皮の Langerhans 細胞が認められることから，Langerhans 細胞組織球症という疾患名で呼称するように国際的に統一された．→ Letterer-Siwe 病（1183），Hand-Schüller-Christian 病（979），骨好酸球肉芽

腫（402）.

1158 ランパントカリエス らんぱんとかりえす
　　　rampant caries
　MasslerとSchourの齲蝕罹患型分類の1つ．きわめて重度に侵された広汎性で急進性の齲蝕で，歯髄感染をともなうことが多い．通常，齲蝕になりにくい下顎前歯部まで侵されるのが特徴である．

り

1159 リーウェイスペース りーうぇいすぺーす
　　　leeway space
　乳歯側方歯群（乳犬歯，第一乳臼歯，第二乳臼歯）の歯冠近遠心幅径の総和は，永久歯側方歯群（犬歯，第一小臼歯，第二小臼歯）の歯冠幅径の総和より大きく，この差をリーウェイスペースという．平均的には下顎約3mm，上顎約1mmで，乳歯列から永久歯列に交換する際に有効に利用され，排列の調整が行われる．

1160 リウマチ熱 りうまちねつ
　　　rheumatic fever
　A群β溶血レンサ球菌による感染症に続発して発症し，心炎・多関節炎を主症状とする炎症性疾患である．心炎はリウマチ熱の50〜60%にみられ，本症の重要な症状であるとともに予後を左右する因子となる．関節炎は80%にみられ，急性期の早期によくみられる．5〜15歳の小児に好発し，性差はみられない．

1161 Riga-Fede病 りがふぇーでびょう
　　　Riga-Fede disease
　下顎乳切歯の早期萌出（先天歯や新生児歯）などの刺激や損傷により生じる舌下部の潰瘍．形態は円形あるいは楕円形で，表面は灰白色である．原因の除去として，切縁の削除やレジンによる切縁の被覆を行う．症状が消退しない場合や，疼痛のために哺乳・摂食困難に陥ったり母体の乳房を傷つけるようであれば抜歯を行う．

1162 リクワイアードアーチレングス
　　　りくわいあーどあーちれんぐす
　　　required arch length
　両側第一大臼歯の間にすべての永久歯（中切歯，側切歯，犬歯，第一小臼歯，第二小臼歯）を排列するのに必要な距離，つまり，両側中切歯から両側第二小臼歯までの歯冠幅径の総和である．日本語では，必要歯列弓長という．

1163 リコール りこーる
　　　recall
　治療を完了したあと，治療後の状態を長期に維持（メインテナンス）するためには，患者自身のセルフコントロールと，歯科医師が健康管理する定期的な再診察がある．後者を一般にリコールとよぶ．すなわち治療完了後，患者を定期的に来院させて診察し，その結果異常がなければ次回のアポイントメントをするが，再発していれば再治療を行う．また，歯周疾患治療では，ホームケアの主体となるプラークコントロールが100%確実になされていることはありえない．したがって，リコール時にホームケアでは達成できないプラークコントロールを補足することが必要となる．→定期健診（853）

1164 裏層 りそう
　　　lining
　歯の修復にあたって，修復物のもっている物理的化学的刺激を遮蔽する，あるいは，失われた象牙質の代替層を設けることによって保持形態を強化する目的で，露出象牙質をセメント類で覆うことをいう．裏装という言葉も用いられるが，補綴における床の裏装と混同されやすいため，近年では裏層と表現される．

1165 流行性耳下腺炎 りゅうこうせいじかせんえん
　　　epidemic parotitis
　6〜8歳の小児に好発し，多くは唾液からのムンプスウイルスの飛沫感染によって起こる．潜伏期は2〜3週間である．初め片側の耳下腺が腫脹し，ついで反対側におよぶことが多く，おたふくかぜとよばれる．ときには顎下腺も侵される．初期は歯性の疼痛との鑑別が必要となる．睾丸，副睾丸，卵巣，膵臓，脳，髄膜などに病変を生じることもまれではない．予後は良好で終生免疫を得る．7〜10日程度で腫脹が消退するまでは隔離する．

1166 両側小臼歯間距離
　　　りょうそくしょうきゅうしかんきょり
　　　interpremolar width
　歯列石膏模型分析を行う際，歯列弓幅径の距離的計測における計測項目の1つ．両側小臼歯間距離は，各研究者により設定部位が種々あるが，第一小臼歯舌側歯頸部最深点間の距離を用いた歯列弓幅径（interpremolar lingual，IPL）の計測が一般的に用いられている．

1167 両側大臼歯間距離
　　　りょうそくだいきゅうしかんきょり
　　　intermolar width
　歯列石膏模型分析を行う際，歯列弓幅径の距離的計測における計測項目の1つ．両側大臼歯間距離は，各研究者により設定部位が種々あるが，第一大臼歯舌側歯頸部最深点間の距離を用いた歯列弓幅径（intermolar lingual，IML）の計測が一般的に用いられている．

1168 両側大臼歯中央窩間距離
りょうそくだいきゅうしちゅうおうかかんきょり

intermolar central fossa width
　歯列石膏模型分析を行う際，歯列弓幅径の距離的計測における計測項目の1つ．両側大臼歯中央窩間距離は，左右第一大臼歯の裂溝の中央小窩間の距離を用いた歯列弓幅径（intermolar central，IMC）の計測が一般的に用いられている．

1169 リンガルアーチ　りんがるあーち
　→舌側弧線装置（707）

1170 隣在歯　りんざいし
adjacent tooth
　歯列内において隣り合った2つの歯が相接する歯をいう．

1171 輪状齲蝕　りんじょううしょく　→環状齲蝕（205）

1172 鱗状縫合　りんじょうほうごう
squamous suture
　頭蓋冠を構成する骨のうち，側頭骨鱗部と頭頂骨とを連結する縫合をいい，左右側1対ある．また，骨と骨の連結様式を意味するだけの場合もある．いずれにせよ，両方の骨縁が魚類の鱗のように互いに重なり合っているので，このようによばれる．

1173 隣接面齲蝕　りんせつめんうしょく
proximal caries
　齲蝕の発生部位の解剖学的名称に着目した分類の1つである．平滑面齲蝕の1つであり，とくに隣接面に生じる齲蝕をいう．歯垢の生じやすい不潔域である接触点直下の歯肉側に発生する．

1174 リンパ型〔Scammonの発育曲線の〕　りんぱがた
lymphoid type
　Scammonの発育曲線の1つで，免疫力を向上させる扁桃，リンパ腺などのリンパ組織の発育をみたものである．生後から12〜13歳までにかけて急激に成長し，成人の約2倍になるが，思春期過ぎから縮小して成人のレベルに戻る．例：胸腺，リンパ腺，内分泌腺．

1175 リンパ管腫　りんぱかんしゅ
lymphangioma
　リンパ管の先天的形成異常とされ，組織学的には良性ではあるが，しばしば周囲組織へ浸潤性に発育し，その発生部位や大きさにより，血管腫と同様に治療に難渋することも少なくない疾患である．好発部位は頸部，顎下部などである．好発年齢は生下時から認められるものが多く，ほとんどが2歳までに顕在化するが，成人に生じることもある．

る

1176 累年資料　るいねんしりょう　→経年資料（297）

1177 類皮嚢胞　るいひのうほう
dermoid cyst
　外胚葉の陥入によって生じる嚢胞で，嚢胞壁が皮膚様組織，すなわち表皮付属器官（脂腺，汗腺，毛髪，毛嚢）からなるものをいい，単なる表皮の被覆を有するものを類表皮嚢胞という．

1178 類母斑基底細胞癌症候群
るいぼはんきていさいぼうがんしょうこうぐん
　→基底細胞母斑症候群（222）

れ

1179 霊長空隙　れいちょうくうげき
primate space
　乳歯列にみられる生理的空隙のうち，上顎乳側切歯と乳犬歯の間，下顎乳犬歯と第一乳臼歯の間にある空隙．この空隙は，ヒト以外の霊長類の歯列内にも認めることから，この名称がつけられた．上顎では乳切歯より歯冠が大きい永久切歯を受け入れるための調整役を果たし，下顎では第一大臼歯の近心移動を促し，その咬合関係に関与する．

1180 暦年齢　れきねんれい
chronological age
　出生した時点からの経過時間で表現する年齢．誕生日，就学，成人など多くの社会的行事や法律で規定される年齢でもある．しかしながら，成長発育現象は個人差が大きく，小児歯科などの医学領域では，骨年齢，歯齢，第二次性徴年齢などの生理的年齢が用いられることが多い．

1181 レジンジャケット冠　れじんじゃけっとかん
resin jacket crown
　一般的には歯冠色のアクリルレジンを用いて製作する全部被覆冠をいう．乳歯のレジンジャケット冠は乳前歯の全部被覆歯冠修復にレジンを使用するもので，クラウンフォームをマトリックスとし，接着性コンポジットレジンによって製作する方法が代表的である．

1182 Lesch-nyhan症候群
れっしゅないはんしょうこうぐん
Lesch-nyhan syndrome
　本症候群は，伴性劣性遺伝を示し，男子に限って発症する先天性プリン代謝異常である．乳幼児期から血漿・尿中の尿酸が異常に増加し，四肢の痙性麻痺，舞踏病，アテトーゼ様運動ならびに口唇，手指を発作的に噛む自傷行為，精神遅滞を示す．自傷は1語文の獲得期にほぼ一致し，2歳前後から突然に始まるが，知覚認知は正常である．歯科的には手指，下口唇を発作的に噛んでしまうので，なんらかの抑制をしなければ手指の切断や口唇の欠損を招く．

1183 Letterer-Siwe 病 れったらじーべびょう
Letterer-Siwe disease
　Langerhans 細胞組織球症の１つで, 劇症型で, 多くは３歳以下で発症し, 予後不良で死亡することが多い. →Langerhans 細胞組織球症（1157）

1184 連続抜去法 れんぞくばっきょほう
serial extraction method
　混合歯列期において, 歯列と顎との間に不調和が認められるとき, 計画的な抜歯により, 永久歯の萌出を望む方向に誘導する方法. もっとも一般的な連続抜去の方法は, まず, 乳犬歯の抜去により側切歯を誘導し, 次に第一乳臼歯の抜去により第一小臼歯の早期萌出誘導を行い, 第一小臼歯の抜去により犬歯の同部位への萌出誘導を行う. ディスクレパンシーを解消すると同時に, 正常な永久歯咬合を期待するものである.

ろ

1185 瘻孔 ろうこう
fistula
　組織内部から粘膜または皮膚面へ連絡しているある長さ（または深さ）をもった管状の組織欠損を瘻といい, その粘膜または皮膚の開口部を瘻孔という. 先天性に生じたもの以外には, 瘻は一般には化膿性病変の膿瘍の自潰や排膿路として生じることが多い. →歯瘻（618）, 内歯瘻（891）, 外歯瘻（124）

1186 弄舌癖 ろうぜつへき
tongue thrusting
　舌を不必要にもてあそび, 常習的に歯列弓の一部に舌圧を加える習慣をいう. その力の加わり方, 加わる部位により, さまざまな不正咬合を引き起こす.

1187 ろう着 ろうちゃく
soldering
　歯科用の金属間の接合法の一種で, 金属冠とワイヤーとの接合など, 接合物の隙間にろうを溶融し, 接合物へのぬれと流れを利用して接合する方法. 矯正装置のろう付けにおける自在ろう着と, ブリッジやクラスプのろう付けにおけるろう付け用埋没材で固定する埋没ろう着法などがある.

1188 ローリング法 ろーりんぐほう
rolling method
　ブラッシング法の１つ. 毛の脇腹を使う方法で, 歯に沿わせて歯軸に平行に歯ブラシを当て, 毛先は付着歯肉部で圧をかけたままゆっくりと根尖方向から歯冠方向に回転運動させる. 上顎は上から下へ, 下顎は下から上へ歯ブラシを歯面から離さないようにして, 毛先を押さえつけながら回転させる. 一般成人向けで, 歯頸部歯垢が除去しにくい.

1189 Rohrer 指数 ろーれるしすう
Rohrer index
　成長過程の身体発育を評価するパラメータの１つである. 身長・体重を組み合わせた指数であり, 学童期以降の小・中学生に適用される. ローレル指数＝体重(g)/身長(cm)^3×10^4 から算出され, 160 以上を太り過ぎ, 160～145 を太っている, 145～115 を正常, 115～100 をやせ型と判定する.

1190 露髄 ろずい
pulp exposure
　歯髄腔を閉鎖している象牙質が齲蝕や外傷が原因で欠損し, 歯髄組織が露出している状態をさす. 窩洞形成や支台歯形成において健全象牙質の切削過程で非感染の健康歯髄を誤って露出させたものを偶発露髄とよび, 髄腔壁象牙質が菲薄となり, 組織学的に歯髄と外界が交通している状態を不顕性露髄とよぶ. また, 肉眼的に歯髄の露出が確認できないが, 齲蝕が歯髄腔にまで波及し, 齲蝕象牙質で齲窩と歯髄腔が隔てられている症例も組織学的には露髄状態である.

1191 Robin シークエンス ろばんしーくえんす
Robin sequence
同義語 Pierre-Robin 症候群
　小下顎, 下顎後退, 舌根沈下および吸気性上気道閉塞を特徴とし, 多くの場合, 口蓋裂をともなう先天性疾患. 精神発達は問題なく, 知能障害はない. 原因として遺伝の関与が考えられているが, 明らかではない. 乳児期は気道管理が必要であり, また, 小下顎症にともなう不正咬合が多く, 歯科的な管理が必要である.

1192 濾胞性歯嚢胞 ろほうせいしのうほう
→含歯性嚢胞（203）

わ

1193 矮小歯 わいしょうし
microdont
　大きさが正常範囲を超えて, 著しく小さい歯をいう. 矮小歯がある状態を microdontia という. 下垂体性小人症で口腔内のすべての歯が矮小歯である場合があるが, きわめてまれである. ほとんどが１～数歯である. 歯群のなかで退化傾向にある側切歯や第二小臼歯, 第三大臼歯に現れやすく, 過剰歯はほとんどが矮小歯になっている. これらの場合には円錐状, 栓状, 蕾状の形態をとることが多い.

1194 ワイヤークラスプ わいやーくらすぷ
wire clasp
　ワイヤーを曲げてつくったクラスプ. 床タイプの矯正装置の維持のために使用される. また, 可撤保隙装置の維持のために用いられることがある.

わ

和文索引

・ページに代えて用語番号で示した.
・見出し用語およびその同義語が解説されている用語番号
　は色ゴチックで示した.

あ

い

き

ふ

欧文索引

infancy	920
infant	919
infected root canal treatment	209
infective endocarditis	211
infective heart disease	210
infiltration anesthesia	633
inflammation of the mouth floor	338
informed consent	31
infraoccluded deciduous teeth	851
initiation stage	121
inlay restoration	33
insulin dependent diabetes mellitus	24
intelligence quotient	820
intelligence test	821
intercanine width	312
intercuspal position	376
interdental brush	465
interdental papilla	464
interdental space	463
intermaxillary anchorage	172
intermaxillary space	155
intermediate meals	207
intermolar central	1168
intermolar central fossa width	1168
intermolar lingual	1167
intermolar width	1167
internal dental fistula	891
internal resorption	894
internal root resorption	475
inter-occipital synchondrosis	379
interocclusal relation	344
interpremolar lingual	1166
interpremolar width	1166
inter-sphenoidal synchondrosis	831
intracellular fluid	445
intradermal reaction test	991
intraoral method	385
intravenous sedation	599
intrusion	212
inversion	226
inverted teeth	227
involuntary movement	1018
iontophoresis	19
IPL	1166
IQ	820
iron deficiency anemia	861
isthmus	23

J

jacket crown	543
jaundice	98
Johnson	395

juvenile periodontitis	542

K

Kabuki syndrome	192
Kaup index	131
Kawasaki disease	200
Klinefelter syndrome	281
Koplik spots	417
Kuhnanemic zome	256

L

labial arch appliance	640
labial surface	646
lambdoid suture	1156
lamina dura	505
Langerhans cell histiocytosis	1157
lateral expansion	766
lateral fontanel	765
lateral teeth	767
lateral x-ray cephalogram	769
LD	160
Le Fort	184
learning disavility	160
learning disorder	160
leeway space	1159
Lesch-nyhan syndrome	1182
Letterer-Siwe disease	1183
leukemia	962
Lichtenstein	1157
Licklider	105
light-cured composite resin	984
linear measurement	267
lingual arch appliance	707
lingual frenulum	702
lingual movement	706
lining	1164
lip biting habit	364
lip sucking	236
local anesthesia	263
local anesthetics	264
longitudinal material	297
longitudinal study	298
low birth weight infant	856
lower labial frenulum	178
Ludwig's angina	339
lues	947
Lundstrom	503
luxation	801
lymphangioma	1175
lymphoid type	1174

M

N

X

Y

Z

小児歯科学専門用語集　第2版　　　　ISBN978-4-263-45845-7

2008年 5月25日　第1版第1刷発行
2020年 2月20日　第2版第1刷発行

編　集　公 益 社 団 法 人
　　　　日本小児歯科学会

発行者　白 石 泰 夫

発行所　医歯薬出版株式会社

〒113-8612 東京都文京区本駒込1-7-10
TEL. (03)5395-7638(編集)・7630(販売)
FAX. (03)5395-7639(編集)・7533(販売)
https://www.ishiyaku.co.jp/
郵便振替番号 00190-5-13816

乱丁，落丁の際はお取り替えいたします　　印刷・教文堂／製本・榎本製本
© Ishiyaku Publishers, Inc., 2008, 2020. Printed in Japan